Über den Autor:

Wolfgang Höhn, geboren 1940 im Bodenseeraum, arbeitete nach dem Philologiestudium 15 Jahre lang als Deutschlektor in Japan, dem Iran und China. Seit seiner Studienzeit beschäftigte er sich intensiv mit fernöstlicher Philosophie, mit Bewegungskünsten und Energieübungen. Während der achtziger Jahre leitete er Kurse in diesen Gebieten und ließ sich zum Gesundheitstrainer und Fastenkursleiter ausbilden. Innerhalb von fünf Jahren wuchs und reifte seine Beschäftigung mit Früchten von einer bescheidenen Broschüre zum vorliegenden Buch.

Wolfgang Höhn

Heilfasten
mit Früchten

Energie und Gesundheit
für Körper und Seele

Unter Mitwirkung
von Dr. Natalie Calame

Knaur

Besuchen Sie uns im Internet:
www.droemer-knaur.de

Vollständige Taschenbuchausgabe Januar 1999
Droemersche Verlagsanstalt Th. Knaur Nachf., München
Dieser Titel erschien bereits unter der Bandnummer 76109.

Umschlaggestaltung: Vision Creativ, München
Umschlagillustration: Mauritius/Mallaun, Mittenwald
Gesamtherstellung: Ebner Ulm
Printed in Germany
ISBN 3-426-72232-1

5 4 3 2 1

Inhalt

Zur Beachtung

Dieses Buch ersetzt keine ärztliche Diagnose und keine Therapie. Verfasser und Verlag geben weder direkt noch indirekt medizinische Ratschläge, noch verordnen sie die Anwendung des Früchte- oder Saftfastens als Behandlungsform für Krankheiten ohne medizinische Beratung. Den Lesern sollen Mittel aufgezeigt werden, um die Gesundheit zu pflegen und Beschwerden vorzubeugen. Natürlich steht Ihnen das Recht zu, die vorliegenden Informationen im Sinne einer Selbstbehandlung anzuwenden, doch sollten Sie beim Auftreten von Krankheitssymptomen unbedingt einen Arzt konsultieren. Die Ratschläge in diesem Buch sind vom Verfasser und vom Verlag sorgfältig geprüft worden; eine Garantie kann dennoch nicht übernommen werden. Eine Haftung für irgendwelche Schäden ist ausgeschlossen.

»Solange du nicht bereit bist, dein Leben zu ändern, kann dir nicht geholfen werden.«

Hippokrates

«Die Nahrung mit dem maximalen Wirkungsvermögen, dem höchsten Heilwert und überraschenden Nährwert aber ist eine richtig zusammengestellte und zubereitete pflanzliche Rohkost. Ihre Heilwirkung grenzt ans Wunderbare. Sie ›heilt‹ nicht die Krankheit, sondern den Gesamtorganismus, dem sie die Kraft gibt, alles Krankhafte zu überwinden, so es nicht zu spät ist …

Sie führt dem Körper nicht nur alle Nährstoffe, Vitamine und Mineralstoffe in einem harmonischen Gleichgewicht zu, sondern auch die höchsten Organisationswerte …, den höchsten Sonnenlichtwert. Deshalb ist die Rohkost die Heilnahrung par excellence, und deshalb kommt sie auch bei jeder Krankheit, heiße sie, wie sie wolle, als Heilmaßnahme ersten Ranges zur Anwendung.«

Bircher-Benner,
Vom Werden des neuen Arztes

Teil I

Fasten mit Früchten

»Nehmen wir eine Frucht als Beispiel. Ganz abgesehen von ihrem Geschmack, ihrem Duft und ihrer Farbe ist sie von Sonnenstrahlen durchdrungen …

Die Nahrung ist ein Liebesbrief, den uns der Schöpfer schreibt und den wir entziffern müssen. Meiner Ansicht nach ist sie die mächtigste und vielsagendste Botschaft, die es gibt …

Während wir essen, spricht die Nahrung zu uns, denn sie ist kondensiertes Licht und kondensierter Ton … Das Licht singt, das Licht ist Musik … Man muß so weit kommen, die Musik des Lichts zu hören; es spricht und singt, es ist das Wort Gottes …

Die Nahrung hat die Strahlungen des ganzen Kosmos erhalten; die Sonne, die Sterne und die vier Elemente haben ihr … alle möglichen Teilchen, Kräfte und Energien gegeben …

Auch die Nahrung öffnet oder verschließt sich je nach unserem Verhalten ihr gegenüber. Wenn sie sich öffnet, schenkt sie uns ihre reinsten, göttlichen Energien.«

M. O. Aivanhov,
Yoga der Ernährung

Warum mit Früchten fasten?

Im 13. Jahrhundert hat der englische Mönch und Naturforscher Roger Bacon in seiner Schrift »Zur Verhütung der Alterserscheinungen« drei Hauptgesichtspunkte formuliert, um die Allgemeinwirkungen des Fastens zu beschreiben: *Reinigung* (»purgatio«), *Umstimmung* (»alteratio«) und *Regeneration* (»regeneratio«). Auch für das Fasten mit Früchten gilt dies ohne Einschränkung, denn es ist in seiner praktischen Durchführung und in seinen Ergebnissen durchaus mit dem strengen Fasten vergleichbar, trotz eines gewissen Widerspruchs zur »klassischen« Definition des Fastens, zu dem wesentlich der bewußte Verzicht auf feste Nahrung gehört. Obwohl Obst eine Form von fester Nahrung darstellt, wird es beim Fasten mit Früchten, wie in diesem Buch dargestellt, auf eine Weise angewendet und verzehrt, welche diese Bezeichnung rechtfertigt. Auch bei dieser Art des Fastens wird Verzicht geübt:

1. Wir verzichten dabei auf die gewohnte Zivilisationskost und alle Genußmittel, das heißt auf jegliche Nahrung in fester Form außer frischem Obst, das im Durchschnitt zu 85% aus reinstem Zellwasser besteht.
2. Es ist unser Ziel, beim Früchte-Fasten mit möglichst wenig auszukommen und das übliche Übermaß an konzentrierter, denaturierter Nahrung durch ein notwendiges Mindestmaß an lebendiger »Sonnenkost« zu ersetzen.
3. Wir wollen uns auch beim Früchte-Fasten von schädlichen und gedankenlosen Eßgewohnheiten lösen, um

durch den bewußten Genuß frischer Früchte in eine neue Verbindung mit dem Leben zu treten.

Da es in diesem Buch vor allem um die Fasten-Praxis geht, soll hier nicht weiter auf diese grundsätzlichen Fragen eingegangen werden. Die Literatur zum Thema Fasten ist umfangreich, doch findet sich darin kaum ein Hinweis auf das Fasten mit Früchten. Anscheinend sind die nährenden und heilenden Kräfte der Früchte bei uns in Vergessenheit geraten, denn das Thema Obstkuren wird im deutschen Sprachraum stiefmütterlich behandelt. Doch läßt sich das Fasten mit Früchten zu Recht in das breite Spektrum der Fastenkuren einordnen: als besondere Form des »modifizierten Heilfastens« und der strengen Ernährungstherapie (Diätetik), die im wesentlichen durch Nährstoffe in Form von Kohlenhydraten sowie durch Vitalstoffe in Form von Mineralstoffen, Vitaminen, Enzymen und anderen Pflanzeninhaltsstoffen ergänzt wird.

Ein mildes, aber wirksames Fasten

Das Fasten mit Früchten ist eine sanfte Art des Heilfastens. Durch totalen Verzicht auf jegliche andere Nahrung und unter Mitwirkung der in den Früchten reichlich vorhandenen Flüssigkeit wird das Körpergewebe auf schonendste Weise gründlich gereinigt. Gleichzeitig werden durch den hohen Anteil an organischen Mineralstoffen, Vitaminen, Spurenelementen und Enzymen Vitalstoffmängel beseitigt, das Immunsystem gestärkt und der Selbstheilungsprozeß aktiviert. Nach den bisherigen Erfahrungen vermag das Früchte-Fasten durchaus die Wirkungen des Saft- und Teefastens zu erreichen. Außerdem sind die segensreichen Wirkungen zahlreicher Früchte und Gemüse in der Volksmedizin schon seit Jahrtausenden bekannt. Das gilt an erster Stelle für die Weintraube, über die ein so reicher Erfahrungsschatz vorliegt, daß den Traubenkuren der zweite Teil dieses Buches gewidmet werden soll.

Immer genug Energie

Der Genuß von Früchten verhindert, daß die Energiezufuhr und -produktion des Organismus in dem Maße abnimmt wie beim strengen Fasten, und mildert so das Absinken des Energie-Stoffwechsels und der Leistungsfähigkeit. Vor allem die leicht aufnehmbaren Zuckerstoffe in den Früchten fördern die Wärmeerzeugung und den Fettstoffwechsel. Ferner üben die verschiedenen Wirkstoffe der Früchte eine anregende Wirkung auf den gesamten Organismus aus und sorgen dafür, daß die einzelnen Organe optimal arbeiten. Trotz aller individuellen Schwankungen lassen sich bei längerem Früchte-Fasten zwei Phasen unterscheiden:

In den ersten 14 Tagen ist der Organismus damit beschäftigt, in verstärktem Umfang *auszuscheiden* (purgatio) – das heißt, vor allem zu entgiften, zu entschlacken und zu entsäuern und sich dabei allmählich auf ein neues *Gleichgewicht des Inneren Milieus* (alteratio) umzustimmen. Die zweite Phase, die im allgemeinen nach der zweiten Fastenwoche beginnt, dient hauptsächlich den gesteigerten *Oxydations- und Umbildungsvorgängen* im Zellbereich (alteratio und regeneratio). Dabei erleben die Fastenden oftmals eine Zunahme intuitiver Fähigkeiten und eine wachsende geistige Offenheit, Klarheit und Aufnahmebereitschaft.

Der wichtigste Heilfaktor

Beim Früchte-Fasten ergänzen und summieren sich die Wirkungen des Fastens, der Früchte-Monokost und der unterstützenden Maßnahmen zu einer Gesamtwirkung, die es den *Selbstheilungskräften* des Organismus ermöglicht, sich in optimaler Weise zu entfalten. Dieses Wirken des *Inneren Arztes* sollten wir mit allen Kräften der Seele und des Geistes unterstützen. Zweifellos können bestimmte Substanzen in den einzelnen Obstarten diese Selbstheilungsprozesse wirksam fördern. Neben dem Fasten kennt unser Körper nur noch eine zweite natürliche Heilmethode: das Fieber. Fieber ist um so wirksamer, wenn es durch Fasten und Früchte unterstützt wird. Denn bei erhöhten Körpertemperaturen werden weniger Verdauungssäfte ausgeschieden, so daß die normale Nahrungszufuhr den geschwächten Organismus eher zusätzlich belastet, als ihm Energie zuzuführen. Geeignete frische Früchte dagegen belasten die Verdauungsorgane nicht und bilden ein ausgezeichnetes Mittel, um dem Körper Flüssigkeit, Wirkstoffe und Energie zu spenden und ihm so bei seinen Reinigungs- und Heilungsprozessen zu helfen.

Keine Angst mehr vor dem Fasten

In einer Zeit, da sich die ernährungsabhängigen (chronischen) Stoffwechsel- und Zivilisationskrankheiten epidemisch ausbreiten und der Siegeszug denaturierter Nahrungsmittel-Präparate unaufhaltsam voranschreitet, wächst zugleich die Zahl der Menschen, die selbst Verantwortung für ihre Gesundheit übernehmen und auf eine *Umstellung* ihrer krankmachenden Ernährungs- und Lebensgewohnheiten hinarbeiten. Doch weil wir uns schon allzuweit von einer einfachen, naturgemäßen Lebensführung entfernt und unseren Organismus über Jahrzehnte durch Überernährung, Giftstoffe und Stoffwechselschlacken belastet haben, bleiben diese Erneuerungsbemühungen ohne eine *gründliche Reinigung* in den meisten Fällen fruchtlos. Die einfachste, beste und bewährteste Methode zur Reinigung von Körper, Seele und Geist ist das Fasten, doch offensichtlich schrecken die meisten Menschen vor dem strengen Fasten (mit Wasser und Säften) zurück. Dagegen ist das Fasten mit Früchten hervorragend geeignet, den Menschen die Ängste vor dem Fasten zu nehmen, eine rasche und gründliche Reinigung des Organismus zu bewirken, unseren natürlichen Nahrungsinstinkt wieder zu wecken und einen angenehmen Einstieg in eine erfolgversprechende Ernährungs- und Lebensumstellung zu ermöglichen. Für diese Art des Fastens spricht weiterhin, daß es wesentlich einfacher durchzuführen ist als das strenge Fasten, so zum Beispiel auch während der normalen Arbeit. Denn die köstlichen Früchte verschaffen uns nicht nur echte Gaumenfreuden, sondern versorgen uns in ausreichendem Maße mit allen lebenswichtigen Nähr- und Vitalstoffen, sowie mit der nötigen Energie. Die verschiedenen Fastenmethoden stehen aber nicht in einem Konkurrenzverhältnis, sondern können sich ergänzen.

Erfahrungen mit dem Früchte-Fasten

Seit 1991 hat das Samariter-Werk *Fasten mit Früchten* in sein Programm aufgenommen und bietet es heute in seinen Häusern in Deutschland sowie in Hotels auf Madeira und in Deutschland an. Auch wenn dabei bis jetzt noch keine so genauen Untersuchungen wie bei dem *Großen Traubenkur-Experiment in Frankreich* (siehe Teil II, Seite 147) durchgeführt wurden, so haben die Erfahrungen mit weit über 2000 TeilnehmerInnen und eine erste Auswertung von rund 350 Teilnehmer-Fragebögen ermutigende Ergebnisse erbracht. So betrug die durchschnittliche Gewichtsabnahme beim zwölftägigen Früchte-Fasten auf Madeira 4 kg; das Maximum lag bei 10 kg. Das zeigt, daß das Früchte-Fasten bei der Ausscheidung und Reinigung, den Hauptzielen aller TeilnehmerInnen, genau so wirksam ist wie die strengeren Formen des Fastens.

Die üblichen anfänglichen Fastenkrisen, die sich bei rund einem Drittel der TeilnehmerInnen zeigten, waren leichter und kurzlebiger als beim reinen Fasten und beschränkten sich im großen und ganzen auf Kopfweh, Gelenk- und Rückenschmerzen, Kreislaufschwankungen und Müdigkeit. Wie beim französischen Traubenkur-Experiment scheint es auch hier in keinem Fall zu einer ernsthaften Krise gekommen zu sein. Zusammen mit der erwünschten Gewichtsabnahme und Reinigung führte das Früchte-Fasten in dieser Form zu erhöhtem Wohlbefinden, gesteigerter Vitalität und Leistungsfähigkeit und deutlicher Besserung bei einer Vielzahl von Beschwerden, wie Bluthochdruck, Gelenkschmerzen, Rheuma, Hautproblemen, Herz- und Kreislaufbeschwerden, Migräne und Asthma. Einige TeilnehmerInnen konnten oft schon nach einer Woche einen Teil der Medikamente absetzen und sich das Rauchen, den übermäßigen Kaffeegenuß sowie andere schädliche Konsumgewohnheiten abgewöhnen. Durch die positiven Erfahrungen mit reiner Frisch- und Früchtekost in Verbindung mit Ernährungsvorträgen wurde in vielen Fällen der Wunsch nach einer (dauerhaften) Umstellung der Ernährungs- und Lebensgewohnheiten geweckt. Während viele davon sprachen, daß sie durch das Früchte-Fasten wieder zu sich und zur Natur zurückfinden konnten, waren die meisten von dieser neuen Form des Fastens so angetan, daß sie ihr den Vorzug vor den klassischen Fastenmethoden gaben und eine Wiederholung planten.

Noch besser als auf Madeira waren im Durchschnitt die Resultate bei den (nur) fünftägigen Radtouren mit Früchte-Fasten um den Bodensee. Die Kombination von lebendiger Frischkost, ausgiebiger Bewegung und Tiefatmung an der frischen Luft und einem abwechslungsreichen Programm scheint die Reinigung, Umstellung und Regeneration von Leib und Seele in geradezu idealer Weise zu fördern. Als Beleg dafür nur zwei Beobachtungen: Die TeilnehmerInnen nahmen in fünf Tagen im Schnitt knapp 3 kg ab, und bei vielen verschob sich das Stoffwechselmilieu schon in 2–3 Tagen vom sauren in den basischen Bereich (siehe auch »Übersäuerung und Basenpulver«, Seite 118).

Zusammenfassend läßt sich feststellen, daß die bisherigen Erfahrungen mit dem Früchte-Fasten im großen und ganzen den Ergebnissen der französischen Studie entsprechen. Nur im Fall von Verdauungsstörungen (vor allem Verstopfung) ist eine Trauben-Monokost einer gemischten Früchte- und Frischkost eindeutig überlegen. Im Vergleich zu den klassischen Formen des Fastens hat sich gezeigt, daß das Früchte-Fasten (auch zu Hause und bei der Arbeit) wesentlich einfacher durchzuführen ist und daß dabei Energiemangel, Fastenkrisen und andere Beschwerden fast völlig ausbleiben, während die Reinigungs- und Heilwirkungen sowie die Gewichtsabnahme nicht hinter dem strengen Fasten zurückstehen.

Fasten mit Früchten hilft

Geht man dem Geheimnis der wunderbaren Fastenwirkungen auf den Grund, so kommt man schließlich auf vier Faktoren, die bei allen Arten des Fastens die Hauptrolle spielen und in dieser Reihenfolge zum Tragen kommen:

1. *Autolyse:* das heißt Selbst-Auflösung und Verbrennung von krankem Gewebe und abgelagerten Giftstoffen und Stoffwechselschlacken;
2. *Ausscheidung:* Förderung der Ausscheidungsfunktionen durch Entlastung und Anregung aller Ausscheidungsorgane;
3. *Reinigung* und *Umstimmung* im Zell-Stoffwechsel-Bereich;
4. *Regeneration* der Zellen.

Fasten ist bei den verschiedenartigsten Beschwerden deshalb so wirkungsvoll, weil es bei den tieferen Ursachen ansetzt und nicht bei den oberflächlichen Symptomen. Viele Naturheilkundige sehen in der Vergiftung des Organismus (Toxämie) die einzige Ursache, auf die bei physiologischer Betrachtungsweise letztlich alle Krankheiten zurückzuführen sind. Fasten setzt genau an diesem entscheidenden Punkt an, und das erklärt seine umfassende Wirksamkeit.

Auch als vorbeugende Maßnahme dürfte das Fasten mit Früchten kaum hinter dem Saft- und Teefasten zurückstehen. Erstaunlich ist, welche Vielzahl von Wirkungen mit dieser einfachen Methode der »Generalüberholung« erzielt werden kann:

- Abbau und Ausscheidung kranker und überflüssiger Substanzen unter Schonung des gesunden Gewebes
- Entlastung, Entgiftung, Entschlackung, Entsäuerung, Entspeicherung und Entstauung der Körpergewebe und des Stoffwechsels

und in Verbindung damit

- Verbesserung der Fließeigenschaften des Blutes sowie
- Abbau zahlreicher Risikofaktoren, wie erhöhte Cholesterin-, Fett-, Zucker- und Harnsäurewerte (im Blut), Genußmittel- und Medikamentenmißbrauch, Übergewicht und Streß
- Entlastung und Anregung der Verdauungsorgane und der Ausscheidungsfunktionen
- Gewichtsabnahme und dadurch Entlastung des Bewegungsapparates
- Zunahme der Leistungsfähigkeit (von Herz, Lunge …)
- Stärkung der Abwehrkräfte
- Erneuerung der Gewebe und Zellen, Straffung des Bindegewebes und innere Kosmetik für die Haut
- allgemeine Gesundheitspflege; das heißt Vorbeugung, Besserung und Heilung bei zahlreichen Zivilisationskrankheiten und Alterserscheinungen
- Steigerung des Wohlbefindens für Körper, Seele und Geist.

Auch im *psychosomatischen Bereich* zeigt sich eine positive seelisch-geistige Umstimmung: Nicht nur der Körper, sondern auch Geist und Seele kommen zur Ruhe. Das Fasten vertreibt trübe Stimmungen und wirkt vor allem entspannend, beruhigend und lösend (bei Krämpfen, Ängsten, Streß, Aggressionen …).

Die folgende Liste der *Beschwerden,* bei denen die Kombination von Fasten und Früchten Linderung und Besserung bewirken kann, umfaßt das ganze Spektrum der (ernährungsbedingten) Stoffwechsel- und Zivilisationskrankheiten:

- Herz- und Kreislauferkrankungen (Gefäßkrankheiten, Atherosklerose)
- Stoffwechselkrankheiten (wie Fettsucht, Zuckerkrankheit, Gicht, Leberschäden, Steinleiden)
- Krankheiten des Bewegungsapparates (rheumatische Beschwerden wie Arthritis, Arthrose, Rückenbeschwerden)
- Krankheiten der Verdauungsorgane und chronische Verstopfung
- akute und chronische Infektionskrankheiten, Entzündungen und Vergiftungserscheinungen
- Hautkrankheiten und Allergien
- Atemwegserkrankungen
- Nieren- und Blasenbeschwerden
- Frauenkrankheiten
- Erschöpfungszustände
- organische Störungen des Nervensystems (keine Geisteskrankheiten)
- Augenkrankheiten
- Zahnkrankheiten
- Mangelerscheinungen
- Altersbeschwerden

Generelle *Gegenanzeigen* (Kontraindikationen) scheint es beim Früchte-Fasten nicht zu geben, und bei den Experten finden wir in dieser Frage keine Übereinstimmung: so zum Beispiel bei Diabetes (Zuckerkrankheit), wo man eigentlich erwartet, daß ein Fasten mit süßen Früchten verboten sein müßte. Bedenkt man jedoch die Vielzahl der Früchte, der Anwendungsformen und der individuellen Faktoren, so versteht man auch, daß hier nur von Fall zu Fall entschieden werden kann. Bei der Beschreibung der Früchte in Teil III werden Hinweise auf Gegenanzeigen für die einzelnen Obstarten gegeben und Vorsichtsmaßnahmen erklärt. Wer mit Früchten fasten will, sollte seinem Instinkt vertrauen, das Obst mit größter Sorgfalt auswählen und sein Befinden und seine körperlichen Reaktionen stets sorgfältig beobachten. Allerdings gibt es zwei Gruppen von Personen, denen grundsätzlich vom Früchte-Fasten abzuraten ist:

1. Menschen mit erheblichen *Schwäche- und Mangelzuständen*: Wenn die Vitalstoff- und Energiereserven unter einem gewissen Minimum liegen, ist beim Früchte-Fasten mit seinem reduzierten Nachschub zu befürchten, daß die Reserven infolge der vermehrten Ausscheidung noch mehr absinken oder nicht mehr ausreichen, um die notwendigen Katalysatoren für die Stoffwechselvorgänge zu liefern.

2. Menschen mit *Säureproblemen*: Auch wenn die natürlichen Fruchtsäuren grundsätzlich basisch verstoffwechselt werden, gibt es im Zeitalter der chronischen Übersäuerung des Organismus immer häufiger Fälle, bei denen dies nicht mehr gewährleistet ist. Wenn die Verdauungsorgane und der Stoffwechsel nicht mehr in der Lage sind, Fruchtsäuren vollständig zu verarbeiten, werden die Mineralstoffreserven im Körper angegriffen, um den Säureüberschuß zu neutralisieren. In solchen Fällen ist vor allem bei sauren Früchten Vorsicht am Platze. Außerdem ist zu bedenken, daß der Organismus zu Beginn jeder Fastenkur in erhöhtem Maße Säuren freisetzt, die erst einmal neutralisiert und ausgeschieden werden müssen (siehe »Übersäuerung und Basenpulver« Seite 118).

Früchte – ein Liebesbrief des Schöpfers

Um den vollen Segen der Früchte zu empfangen, sollten wir das Obst beim Früchte-Fasten in meditativ-andächtiger Weise genießen. Dazu gehört vor allem, daß wir jegliche Form von Unruhe und Zerstreuung ausschalten und Stille walten lassen, um uns mit achtsam-frohem Sinn dem rechten Genuß der Früchte zu widmen. Während der Zeit des Früchte-Fastens bietet sich uns die Gelegenheit, unsere mechanischen, gedankenlosen und schädlichen Eß- und Trinkgewohnheiten zu überprüfen und uns davon zu lösen; denn sind nicht gerade die Früchte ein *Liebesbrief des Schöpfers*, den wir mit Achtung, Aufmerksamkeit, Dankbarkeit und Freude lesen sollten? Nur wenn wir mit unserer Nahrung in Einklang stehen, werden wir auch die feinen Substanzen, Energien und Anregungen aufnehmen, die sie uns übermitteln will.

Für die Früchte gilt in ganz besonderem Maße, daß sie nicht nur den Leib, sondern den ganzen Menschen nähren. Wenn wir uns beim Essen mit Geschwätz und Ablenkungen zerstreuen, stören wir die grundlegende Harmonie zwischen unserer Nahrung, unserem Organismus und unserer Umwelt. Gerade beim Früchte-Fasten dürfen wir uns Ruhe und Muße gönnen, denn es geht uns neben der Aufnahme von Nährstoffen und Kalorien besonders um die Lebendigkeit, die wir in Verbindung mit diesen Stoffen empfangen. Wo sollten diese lebendigen Schwingungen besser gespeichert sein als in lichtgetränkten, sonnengereiften Früchten? Diese lebendige Information wird schon von den Augen aufgenommen, und unser Gaumen wartet nur darauf, mit dem Leben in direkte Berührung zu kommen.

Unerschöpfliche Vielfalt

Unser heutiges Obst ist sowohl Natur- als auch Kulturprodukt. Sicherlich haben die Menschen in grauer Vorzeit die Früchte von Wald und Flur genauso geschätzt wie wir, doch dürften Auswahl, Geschmack und Qualität in den gemäßigten Klimazonen ziemlich bescheiden gewesen sein. Im Aussehen ebenso wie in Geschmack und Nährwert unterscheiden sich jene *ursprünglichen Wildfrüchte* deutlich von den Obstsorten, die heute in paradiesischer Vielfalt unsere Sinne erfreuen. Es bedurfte jahrtausendelanger geduldiger Bemühungen, bis sich durch Züchtung, Auslese und Veredelung aus wenigen wilden Obstarten das bunte Spektrum des weltweiten Früchteangebots entwickelt hatte. Während Obst in früheren Zeiten und in anderen Kulturen eher als Luxus galt, ist es bei uns in den letzten Jahrzehnten zum festen Bestandteil des Speisezettels geworden.

Für die Praxis hat sich folgende Einteilung der Früchte eingebürgert:

Beerenobst: Unter diesem Oberbegriff werden im allgemeinen kleine, weiche, saftig-aromatische Früchte wie Brombeere, Erdbeere, Heidelbeere, Himbeere, Johannisbeere und Weintraube zusammengefaßt. Echte Beeren sind in botanischer Hinsicht Einzelfrüchte, die mehrere Samenkörner enthalten und deren Schale bei der Reife nicht aufspringt (z. B. Heidelbeeren). Wenn sich in Beeren zahlreiche Samen mit ihren Fruchtwänden zu einer Frucht ver-

einigen, spricht man auch von Sammelfrüchten (z. B. Erdbeeren, Himbeeren). Einheimisches Beerenobst gehört zu
den köstlichsten Obstsorten, ist aber kaum lagerfähig und
verdirbt sehr rasch, doch läßt es sich gut einfrieren. Manche
Zitrusfrüchte und auch Gemüsefrüchte wie Tomaten, Gurken und Kürbisse gehören ihrem Fruchtbau nach zu den
Beerenfrüchten. Viele Beerenarten zeichnen sich durch
einen relativ hohen Vitamin-C-Gehalt aus. Mit einem Bee-
rentag können Sie Ihren Tagesbedarf an Mineralien und
Vitaminen decken. Beerenobst besitzt große Reinigungs-
kräfte und hat positive Wirkungen auf die Leber, die endo-
krinen Drüsen und die Lymphdrüsen.

Kernobst: Typische Vertreter sind die heimischen Äpfel und
Birnen, die botanisch gesehen ebenfalls als Sammel- und
Scheinfrüchte zu gelten haben. Charakteristisch für diese
Früchte ist ein hoher Pektingehalt, der aus den Zellwänden
stammt und besonders dem Apfel hervorragende Heilwirkungen bei allen Störungen des Verdauungssystems verleiht. Äpfel und Birnen wurden in Europa am längsten und
intensivsten kultiviert und haben sich in einer ungeheuren
Sortenvielfalt über die ganze Erde ausgebreitet.

Steinobst: Alle europäischen Steinobstarten, wie Aprikose,
Kirsche, Pflaume, Schlehe usw., gehören zur Rosazeen-Gat-
tung (rosaceae/Rosengewächse) der Pflaumenbäume (prunus). Die kultivierten Arten sind alle aus dem Orient über
Rom zu uns gelangt und gelten als kulinarische Köstlichkei-
ten. Wegen seiner saftig-weichen Konsistenz läßt sich das
dünnhäutige Steinobst ebenso schlecht lagern wie die Beerenfrüchte. Da es außerdem kaum nachreift, muß es unmittelbar vor der Genußreife geerntet und möglichst rasch
verwertet werden. Der Verzehr von zu viel Steinobst belastet

Leber und Bauchspeicheldrüse. Da Steinobst im Darm oft Gärungen hervorruft, ist dringend davon abzuraten, unreifes Steinobst zu essen oder gar Wasser dazu zu trinken. Steinobst eignet sich sehr gut zum Trocknen; in dieser Form gibt es auch keine Lagerungs- und Verdauungsprobleme. Viele Steinobstarten liefern außerdem nußähnliche Kerne, die vielseitig verwendbar sind.

Schalenobst: Dazu gehören all roh genießbaren Samenkernarten, wie Mandeln, Nüsse, Erdnüsse, Pistazien und Maronen. Die Samenkerne dieser Früchte sind von einer harten Schale umschlossen. In getrocknetem Zustand zeichnen sie sich aus durch einen sehr geringen Wassergehalt und hohe Anteile an hochwertigen Fetten (bis zu 65%), Eiweißstoffen (15–20%), Vitaminen, Mineralstoffen und Lezithin. Damit gehören sie zu den kalorienreichsten und wertvollsten Lebensmitteln (100 g Nüsse liefern bis zu 700 kcal) und sind in ihren aufbauenden und stärkenden Eigenschaften jedem anderen konzentrierten Lebensmittel überlegen, jedoch in der Verdauung vermehrt belastend.

Südfrüchte: Außer Bananen und Ananas gelten vor allem die *Zitrusfrüchte* als die typischen Vertreter der Südfrüchte; sie werden auch als Agrumen (»säuerliche Früchte«) bezeichnet. Die Gattung »citrus« gehört zur Familie der Rautengewächse (rutaceae/Rutazeen). Die heute im Mittelmeerraum angebauten Arten stammen ursprünglich aus Ostasien, wo sich die Chinesen schon seit Jahrtausenden mit der Zitruskultur beschäftigt haben. Ihre Früchte bilden mehrfächerige Beeren, in deren saftig-aromatischem Fruchtfleisch die weißen Samenkerne eingebettet sind. Die erfrischenden Zitrusfrüchte sind ausgezeichnete Vitamin-C-Spender, die in ihren erneuernden und heilenden Wirkungen kaum zu übertreffen sind und dank eines hohen Anteils an Bioflavonoiden sogar zum Gefäßschutz und zur Krebsvorbeugung beitragen. Ihre festen Außenschalen enthalten hohe Anteile an Aromastoffen und ätherischen Ölen (Schalenöl), die den Früchten das typische Zitrusaroma verleihen und vielfältig genutzt werden.

Exotische Früchte / Tropenfrüchte: Diese aus den Tropen und Subtropen stammenden Früchte sind erst in den letzten Jahren bei uns auf dem Markt erschienen. Doch finden wir bei uns nur eine kleine Auswahl aus dem üppigen Obstsegen der tropischen Regionen. Exotische Früchte werden bei uns meist wegen ihrer aromatischen Vielfalt und ihres dekorativen Aussehens gekauft. Inzwischen schätzt man auch ihren besonders reichen Gehalt an Enzymen und Vitaminen. Manche Exoten wie Kiwis und Avocados sind in den letzten Jahren in Israel und Südeuropa heimisch geworden.

Auch wenn diese Früchte noch so wertvoll und verführerisch sein mögen, sollten wir bei der Auswahl unseres Obstes an die ökonomischen und ökologischen Folgen unseres Konsumverhaltens denken. Je exotischer das Obst, desto weniger wissen wir über seine Herkunft und die Umstände seiner Erzeugung, seiner Lagerung und seines Transports. Wir müssen damit rechnen, daß Tropenfrüchte häufig in unreifem Zustand geerntet werden und zahlreichen Behandlungen (teilweise mit bei uns verbotenen hochgiftigen Chemikalien) ausgesetzt waren, bevor sie auf unserem Tisch landen. Deshalb sprechen in erster Linie gesundheitliche Argumente dagegen, solches Obst beim Früchte-Fasten zu verwenden. Auch der übertriebene Transportaufwand und die katastrophalen sozialen und ökologischen Folgen des einseitigen Obst-Monokultur-Anbaus in der dritten Welt sollten für uns Gründe genug sein, weitgehend auf exotische Früchte zu verzichten. Bei Aufenthalten in tropischen Ländern können Sie dagegen nichts Besseres tun, als diese faszinierenden Früchte nach Herzenslust zu genießen.

Wildfrüchte: Mit diesem Sammelbegriff bezeichnet man eine Reihe wildwachsender, genießbarer Früchte, zu denen bei uns Brombeeren, (Wald-)Erdbeeren, Hagebutten, Heidelbeeren, wilde Himbeeren, Holunderbeeren, Preiselbeeren, Sanddornbeeren, Schlehen und Vogelbeeren gehören. Sie zeichnen sich meistens durch größere Geschmacksintensität, hohe Vitalstoffanteile, entsäuernde und verjüngende Wirkungen sowie besondere Heilkräfte aus. Deshalb sind sie dem Kulturobst auf jeden Fall vorzuziehen. Wir sollten uns im Sommer und Herbst wie in früheren Zeiten wieder ans Sammeln machen, um diese unverfälschten und wertvollen Gaben der Natur nicht achtlos verkommen zu lassen.

Früchte für jeden Geschmack

Da Nüsse und bestimmte Gemüsearten botanisch gesehen ebenfalls zu den Früchten gehören, kann man Früchte in geschmacklicher Hinsicht zunächst in zwei große Gruppen unterteilen:

1. süße Früchte (Obst im weitesten Sinn)
2. *nicht-süße Früchte:* Zu denen sind alle Nußarten, Eßkastanien (Maronen) und samenhaltige Gemüsefrüchte zu rechnen, wie Avocados, Gurken, Kürbisse, Paprika, Peperoni, Squash, Tomaten und Zucchini.

Je nach dem Grad der Süße läßt sich süßes Obst in vier Gruppen einteilen:

a) süßes Obst
b) halbsüßes Obst
c) saures Obst
d) Melonen
Trockenobst wird zu den süßen Früchten gezählt.

Die Grenzen zwischen diesen Gruppen sind fließend, denn einen objektiven Maßstab für diese Einteilung gibt es nicht. Sie basiert auf Erfahrungswerten mit ausgereiften Früchten. Da es bei manchen Obstarten Hunderte von Sorten gibt, Früchte eine Vielzahl von verschiedenartigen Substanzen enthalten und unter natürlichen Bedingungen selbst zwei Früchte von ein und demselben Baum niemals völlig identisch sind, kommen dabei einfach zu viele Faktoren ins Spiel. Maßgeblich für unser Geschmacksempfinden ist jedoch ein ausgewogenes Verhältnis von Fruchtzuckern, Fruchtsäuren und Aromastoffen, den charakteristischen Bestandteilen des Obstes, Früchte sind auch nach der Ernte bei der Nachreifung und Lagerung noch ständig enzymatischen Umwandlungsprozessen unterworfen, die sich besonders auf die Zucker-Säure-Anteile auswirken. Beim Fasten mit Früchten kommt es darauf an, die Früchte so auszuwählen und zusammenzustellen, daß es selbst bei einer mehrwöchigen Kur weder zu Unverträglichkeit noch zu Überdruß kommt und die Grundversorgung mit Vitalstoffen gewährleistet ist.

a) süße Früchte

Banane	Kaki (vollreif)
Cherimoya	Weintraube
Dattel	(*Trockenfrüchte*)

b) halbsüße Früchte

Apfel	Melone
Aprikose	Mispel (Japanische M.)
Baumtomate	Nektarine
Birne	Papaya
Feige (frisch)	Passionsfrucht
Kaktusfeige	Pfirsich
Kirsche	süße Pflaume
Mango	

c) saure Früchte

grüner Apfel	Grapefruit
Ananas	Holunder
Apfelsine/Orange	Guave
Beerenfrüchte wie	Kiwi
Brombeere, Erdbeere,	Mandarine
Heidelbeere, Himbeere,	saure Pflaume
Johannisbeere, Preiselbeere,	Sauerkirsche
Sanddorn, Stachelbeere	Schlehe
Clementine	Tangerine
Granatapfel	Zitrone

d) Melonen

Eine Gruppe für sich bilden die verschiedenen Melonensorten, weil sie von allen Früchten den höchsten Wasseranteil haben und am schnellsten verdaut werden.

e) Trockenfrüchte

Das Trocknen ist sicher die älteste und bei entsprechenden Temperaturen auch die schonendste Methode, um Früchte haltbar zu machen. Für eine große Anzahl von Früchten stellte das Trocknen über viele Jahrhunderte die einzige Möglichkeit der Konservierung dar und ist bis heute eines der besten und beliebtesten Verfahren geblieben. In manchen Kulturen gehörten die nahrhaften Trockenfrüchte seit dem Altertum zu den Grundnahrungsmitteln; so waren Rosinen im alten Rom so wertvoll, daß zwei Schüsseln gegen einen Sklaven getauscht werden konnten. Im Vergleich zum Frischobst reduziert sich der Wasseranteil beim Trocknen auf ein Viertel bis ein Fünftel; im selben Verhältnis verringern sich auch Volumen und Gewicht: 4–5 kg Trauben ergeben 1 kg Rosinen. Wie bei einem Konzentrat zu erwarten, steigen alle anderen Werte zum Teil ganz erheblich an: so zum Beispiel Brennwert (250–300 kcal) und Zuckergehalt (55–70 g) um das Fünf- bis Siebenfache. Mit Ausnahme von Vitamin C gilt das ebenfalls für die Vitamin- und Mineralstoffgehalte (siehe hinten Tabelle II).

In ihren Eigenschaften und Wirkungen entsprechen die Trockenfrüchte im allgemeinen den frischen Ausgangsprodukten. Einige dieser leckeren Sonnenpralinen zeichnen sich außerdem durch spezifische Heilwirkungen aus. Trotzdem eignen sie sich nicht für längere Kuren oder als Monokost, weil sie zu konzentriert sind und vor allem zu viel Zucker (in Form von Saccharose) enthalten. Je nach Herkunft und Obstart gibt es auch ganz erhebliche Unterschiede bei den Herstellungsverfahren, die natürlich ein sorgfältiges, hygienisches und schonendes Arbeiten erfordern. Kaufen Sie deshalb nach Möglichkeit luft- und sonnengetrocknete, unbehandelte Ware aus kontrolliert biologischem Anbau, und achten Sie genau auf einwandfreie Qualität! Normale Handelsware ist nämlich nur allzu oft einer Reihe von schädlichen und wertmindernden Behandlungen ausgesetzt, wie künstliche Trocknung, Sterilisation, Pressung mit Wasserdampf, Verzuckerung, Schwefelung, Begasung und so weiter.

Welche Früchte passen zusammen?

Kenntnis und Anwendung harmonischer Lebensmittelkombinationen führen dazu, daß sich die Verdauung normalisiert, daß bei den enzymatischen Vorgängen im Darm weniger Giftstoffe entstehen (und ins Blut gelangen) und daß dem Organismus mehr lebendige Nährstoffe zugeführt werden. Die richtige Zusammenstellung unserer Nahrung ermöglicht es uns, die wahre Hungerempfindung und die Freude an gesunder, belebender und maßvoller Kost wiederzuentdecken, den Stoffwechsel zu entlasten und zu dauerhaftem Wohlbefinden zu gelangen.

Beim Fasten mit Früchten ist zu empfehlen, sich möglichst an das Prinzip der *Monokost* (Mono-Diät) zu halten: das heißt, pro Mahlzeit (oder pro Tag) nur eine Obstsorte zu verzehren. Beim reinen Früchte-Fasten kann man sich auch mehrere Tage oder Wochen lang ausschließlich von einer Sorte ernähren, doch erfordert dies ein gewisses Maß an Disziplin und Erfahrung bei der Durchführung sowie eine sorgfältige Auswahl bei den verwendeten Obstsorten. Frische, reife und unbehandelte Früchte der Saison eignen sich im Prinzip allesamt für ein mehrtägiges Früchte-Fasten. Für die erfolgreiche Durchführung eines solchen Fastens ist es von großer Bedeutung, daß wir uns mit einigen *Grund- und Erfahrungsregeln der Früchtekombination* vertraut machen:

1. Süßes Obst paßt am besten zu süßem oder halbsüßem Obst. Dagegen verhindert der hohe Fruchtsäureanteil in saurem Obst die schnelle Verdauung der Zuckerstoffe in süßen Früchten, was zu schädlichen Gärungsprozessen in Magen und Darm führen kann.
2. Halbsüße Früchte lassen sich gut mit süßem oder mit saurem Obst kombinieren.

37

3. Saures Obst können Sie am besten mit halbsüßem Obst kombinieren.
4. Vermeiden Sie aber Zusammenstellungen mit *Früchten aus allen drei Gruppen* zusammen!
5. Melonen als Obst mit dem größten Wasseranteil werden am schnellsten verdaut. Deshalb sollten Melonen für sich allein oder etwa 20–30 Minuten *vor* anderen Obstsorten verzehrt werden. Die verschiedenen Melonensorten dürfen Sie natürlich kombinieren.
6. Trockenfrüchte gehören zu den süßen Früchten. Sie sollten aus unbehandeltem, ungeschwefeltem Obst ohne Konservierungsmittel hergestellt sein. Da sie sehr konzentriert sind (hoher Zuckeranteil bei geringem Wassergehalt), sollten sie nur in geringen Mengen genossen und vor dem Verzehr längere Zeit eingeweicht werden.
7. Gemüsefrüchte passen gut zu allen Gemüsen und zu sauren Früchten. Gemüsefrüchte sollten nicht gekocht werden. Dies gilt vor allem für Avocados, Gurken und Tomaten. So wirken gekochte Tomaten im Stoffwechsel stark säurebildend. Gemüsefrüchte können beim Früchte-Fasten eine Alternative zu süßem Obst bilden, wenn Sie Lust auf saftige, nicht-süße Nahrung bekommen.
8. Nüsse und Samen (Kerne) sind eine konzentrierte Form von Fett- und Eiweißnahrung, die zahlreiche essentielle Fett- und Aminosäuren sowie relativ viel Kalzium enthält. Deshalb empfiehlt es sich, nicht zu viele Nüsse auf einmal zu essen und auf geröstete und gesalzene Nüsse (vor allem Erdnüsse) möglichst ganz zu verzichten, denn diese sind im Stoffwechsel stark säurebildend. Getrocknete Nüsse und Kerne (ohne Schale) sollten Sie vor dem Verzehr ein paar Stunden in Wasser einweichen, um den starken Wasserverlust beim Trocknen (Dehydrierung) teilweise rückgängig zu machen und die Keimung anzu-

regen. Zu einer Nuß-Mahlzeit passen keine anderen konzentrierten Lebensmittel. Nüsse passen aber gut zu sauren Früchten (Zitrusfrüchten) und zu Gemüsefrüchten wie Tomaten.

Tabelle der Früchtekombinationen*

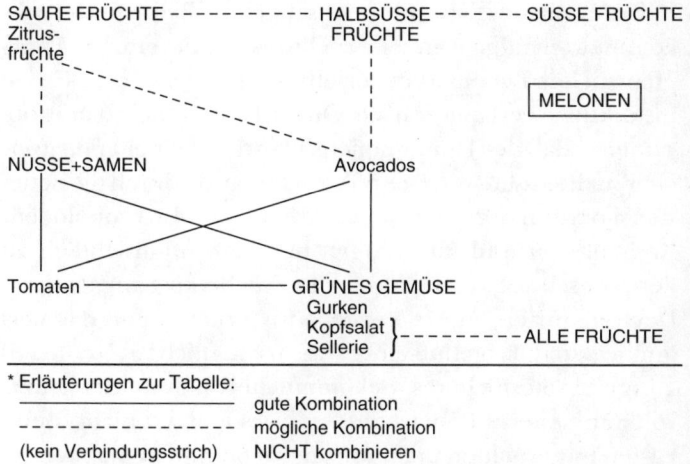

SAURE FRÜCHTE - - - - - - - - - - HALBSÜSSE - - - - - - - SÜSSE FRÜCHTE
Zitrus-   FRÜCHTE
früchte

MELONEN

NÜSSE+SAMEN   Avocados

Tomaten ─────────────── GRÜNES GEMÜSE
                        Gurken
                        Kopfsalat }
                        Sellerie } - - - - - - - - ALLE FRÜCHTE

* Erläuterungen zur Tabelle:
─────────────────── gute Kombination
- - - - - - - - - - - - - - - mögliche Kombination
(kein Verbindungsstrich) NICHT kombinieren

Früchte – ein vollkommenes Lebensmittel

Beginnen wir mit einem Gedankenexperiment: Sie befinden sich in einem Raum, in dem eine reiche Auswahl aller heutigen Nahrungsmittel im Naturzustand, einschließlich lebendiger Tiere, Vögel, Fische und so weiter, für Sie vorbereitet ist. Was würden Sie auswählen, und was könnten Sie im Rohzustand verzehren, wenn Ihnen nur Ihre beiden Hände und Ihre Kauwerkzeuge zur Verfügung stünden?

Und fragen Sie sich weiter: Welche Nahrung spricht alle Sinne am meisten an, verspricht die schönsten Gaumenfreuden und bietet die größte Abwechslung? Was erfrischt, belebt und versorgt uns am besten, und was wird vom Organismus am schnellsten und am effektivsten verwertet?

Um mit T. C. Fry, einem führenden Vertreter der »Natürlichen Gesundheitslehre«, zu antworten: »Ganz gleich, nach welchen Kriterien Sie urteilen, Früchte stellen die einzige Nahrung dar, welche die menschlichen Bedürfnisse vollkommen erfüllen kann.« Früchte sind die einzige Form pflanzlichen Lebens, die speziell als Nahrung wächst. Unser instinktives Verlangen nach Obst ist wesentlich damit begründet, daß der Homo sapiens ursprünglich ein *Frugivore*, ein Früchteesser, war. Diese Tatsache wurde durch die neuesten Forschungsergebnisse von Biologen, Anthropologen, Archäologen und Physiologen bestätigt, offensichtlich ist der Mensch seit Jahrmillionen an Früchtekost angepaßt.

Doch bedürfen unsere Vorliebe für Früchte und das Vergnügen am Obstgenuß einer wissenschaftlichen Rechtfertigung? Ein köstlicheres, bekömmlicheres, gesünderes und vollkommeneres Lebensmittel gibt es einfach nicht. Beim Fasten mit Früchten üben wir uns im bewußten und genußvollen Umgang mit unserer Idealnahrung, und das sollte uns zu einer Neubesinnung auf eine naturgemäße und harmonische Ernährungs- und Lebensweise anregen.

Das Geheimnis lebendiger Früchtekost

Der Garten Eden war ein Obstgarten. Seine Früchte sind wahre Schatzkammern, die mit Tausenden von verschiedenen Inhaltsstoffen angereichert sind und sich durch spezifische Nähr- und Heilwirkungen auszeichnen. An erster

Stelle ist hier der relativ hohe Gehalt an Fruchtzuckern, Vitalstoffen (Vitaminen, Mineralstoffen usw.) und sekundären Pflanzeninhaltsstoffen zu nennen. Obst und Gemüse sind die Lebensmittel mit der höchsten Dichte an Mineralstoffen und Vitaminen, deren Bedarf wir zum allergrößten Teil aus frischer Pflanzenkost decken können. Weitere Vorteile sind der hohe Faserstoff- und Wassergehalt sowie der geringe Kaloriengehalt bei hohem Sättigungswert. Außer Vitaminen und Mineralstoffen sind für uns in den Früchten außerdem Enzyme, Fruchtsäuren, Duft- und Aromastoffe, Farb- und Gerbstoffe sowie Pektine auf vielfältige Weise nützlich und heilsam. Im Obst scheint die Natur ihr Meisterstück vorgelegt zu haben, denn in den meisten Früchten liegen diese Inhaltsstoffe in denjenigen Formen und Verbindungen vor, die den Bedürfnissen und den Reaktionsabläufen des menschlichen Organismus in geradezu idealer Weise entsprechen.

Als Beleg für den verschwenderischen Reichtum der Natur mögen die *Früchtetabellen* am Ende des Buches dienen. Trotz der eindrucksvollen Fülle von Daten und Fakten muß an dieser Stelle auch auf die Ungenauigkeit und Unvollständigkeit solcher Zahlenspiele hingewiesen werden. Denn bei allen Meßwerten handelt es sich um Durchschnitts- und Richtwerte, die zum Teil ganz erhebliche Schwankungen aufweisen: So kann zum Beispiel der Vitamin-C-Gehalt in verschiedenen Apfelsorten um das Zehnfache variieren, und wenn Sie ferner bedenken, daß es weltweit rund 20 000 Apfelsorten gibt …

Bei der Analyse lebendiger Substanzen dürfen wir keine absoluten Werte erwarten, denn die biochemische Zusammensetzung der Früchte hängt von vielen Faktoren ab. Selbst noch so genaue analytische Untersuchungen müssen trotz der unglaublichen Präzision moderner Analyseverfahren unvollständig bleiben, da wir es bei Früchten mit echten Lebensmitteln, das heißt mit lebendigen Ganzheiten, zu tun haben, bei denen die Geheimnisse universeller Lebensgesetze ins Spiel kommen.

Doch hat in den letzten Jahren sogar die Naturwissenschaft nachgewiesen, daß Ernährung mehr als ein Umwandlungs- und Energieprozeß von toter Materie ist. Um zu funktionieren, bedarf jede lebende Zelle der Zufuhr des Lebensprinzips. Dieses ist gekoppelt an lebendige makromolekulare Substanzen und zeigt sich im Zellbereich in subtilen Schwingungs- und Strahlungsvorgängen, mit deren Hilfe die einzelnen Zellen Informationen austauschen, um so ihre komplexe Ordnung aufrechtzuerhalten. So sprach schon M. Bircher-Benner vom *(Sonnen-)Lichtwert* der Lebensmittel; E. Schrödinger definierte Leben als Information und Ordnung; und dem Biophysiker F. A. Popp gelang es schließlich in jüngster Zeit, diese Licht- und Ordnungswerte in lebenden Zellen in der Form von *Biophotonen,* einer meßbaren ultraschwachen Strahlung, nachzuweisen. Diese Erkenntnisse führen zu dem überzeugenden Schluß, daß die *Lebendigkeit der Nahrung* allen anderen Faktoren und Werten übergeordnet ist.

So gesehen kommt den Früchten ein besonderer Rang vor allen anderen Lebensmitteln zu. Denn können Sie sich eine Nahrung vorstellen, die mehr Licht und Leben in ihren Zellen gespeichert hat? In ihrem monatelangen stillen Wachstums- und Reifungsprozeß, der zum Beispiel bei einer Dattel sechs Monate und über 6000 Sonnenstunden dauert, absorbiert eine Frucht die Substanzen und Kräfte der Erde, die Strahlen der Sonne und die Schwingungen des Kosmos, um sie in das großartige Ordnungsgefüge ihres eigenen Lebens umzuwandeln. Mehr noch als Nährstoffe und Kalorien bedarf das menschliche Leben komplexer, lebendiger

Substanzen und Informationen aus der Nahrung, und diese kann sich unser Organismus am besten aus lebendiger Früchtekost holen. Grenzt es nicht ans Wunderbare, daß jede der unzähligen Zellen unseres Körpers die Fähigkeit zu besitzen scheint, diese Lebensbotschaft zu entziffern und zu verwerten? Wie könnte man sich sonst die krassen Unterschiede in den Nähr- und Heilwirkungen von frischer, lebendiger Pflanzenkost und derselben Lebensmittel in bearbeiteter, denaturierter, isolierter und toter Form erklären?

Die Heilwirkung der Früchte

Auch bei der Frage nach den (physiologischen) Eigenschaften und Wirkungen der Früchte gilt das ganzheitliche Lebensprinzip: Die Gesamtwirkung geht über die Summe aller Einzel- und Wechselwirkungen der verschiedenen Inhaltsstoffe hinaus. So bestehen zum Beispiel bei Obst und Gemüse besonders enge und differenzierte Beziehungen zwischen Vitaminen, Spurenelementen und Enzymen. Wenn ein Mensch eine Frucht verzehrt, kommt es auf allen Ebenen des Organismus zu einer Vielzahl von unvorstellbar komplizierten Reaktionen und Lebensprozessen – in einer Zelle laufen gleichzeitig bis zu etwa 10 000 Stoffwechselvorgänge ab! Dies sollte uns dazu anregen, die Augen für das Schöpfungswunder der Früchte zu öffnen und das Früchte-Fasten mit echtem Forschergeist durchzuführen.

Auf jeden Fall liegt in den Früchten ein reiches und größtenteils ungenutztes *arzneiliches Potential*. Die Heilwirkung einer reinen Früchtekost dürfte in erster Linie damit zu erklären sein, daß es sich dabei um eine leichte, eiweiß- und fettarme, wasser- und vitalstoffreiche Nahrung handelt, die ohne nennenswerte Rückstände und ohne großen Energieaufwand vom Körper verwertet werden kann. Dadurch wird der Organismus so sehr entlastet, daß die Selbstheilungskräfte ungehindert in Aktion treten und ihr reinigendes, entgiftendes und entsäuerndes Werk verrichten können. Von entscheidender Bedeutung ist dabei die Selbstreinigung der Zellen, die sich auf diese Weise vor allem von den schädlichen Ablagerungen aus dem Eiweiß- und Fettstoffwechsel befreien. Nach dieser *Generalreinigung* erfolgt die *Generalüberholung,* bei der die Wirkstoffe der Früchte zur Umstimmung, Normalisierung und Regeneration des Zellstoffwechsels beitragen. Natürlich haben einzelne Inhaltsstoffe und bestimmte Kombinationen auch ihre besonderen Heilwirkungen, doch sind diese Vorgänge so kompliziert, daß unsere Kenntnisse kaum über den Rahmen der Volks- und Erfahrungsmedizin hinausgehen. Zu diesen unbestreitbaren Erfahrungen zählt, daß wir bei hochwertiger Früchtekost bis zu 50% weniger Kalorien als üblich benötigen und unsere Gesundheit auf optimale Weise fördern. Gerade beim Fasten mit Früchten dürfen Sie darauf vertrauen, daß der innere Arzt alles aufs beste besorgt.

Eine Auswahl der Besten

Um wenigstens einen knappen Überblick über die größten Schätze aus der Obstkammer zu vermitteln und die Auswahl geeigneter Arten für Monokost und längeres Früchte-Fasten zu erleichtern, werden in diesem Abschnitt die *12 Besten* mit ihren wichtigsten Heilwirkungen vorgestellt. Damit sind nicht unbedingt die qualitativ besten Früchte gemeint, sondern vor allem diejenigen, die in unseren Breiten gedeihen und in Naturheilkunde und Ernährungstherapie seit langem ihren festen Platz haben. Besonders über die ersten acht Früchte liegt ein reiches Erfahrungswissen vor, das in der letzten Zeit immer mehr durch wissenschaftliche Untersuchungen bestätigt und erweitert wird. Ausführliche Erklärungen zu den Eigenschaften und Wirkungen von 50 Früchten finden Sie in Teil III dieses Buches.

Traube

Der Königin der Früchte gebührt als Lebens-, Heil- und Genußmittel sowie in ihrer weltwirtschaftlichen Bedeutung der erste Rang unter den Früchten. Die Liste ihrer Eigenschaften und Indikationen umfaßt nahezu alle Punkte, die in dem einleitenden Abschnitt über die Allgemeinwirkungen des Früchte-Fastens genannt wurden. Durch ihre harmonische Zusammensetzung wirken Trauben in ganz besonderem Maße aufbauend und regenerierend, ausscheidend, anregend und ausgleichend für den gesamten Stoffwechsel, keimtötend sowie vorbeugend und heilend (sogar bei Krebs). Zahlreiche Autoren berichten auch von wahren Wunderheilungen mit Trauben. Traubenkuren gelten als das klassische Vorbild und Muster für alle Arten von Obstkuren. Das Material zu diesem Thema ist so umfangreich, daß den Trauben der 2. Teil dieses Buches gewidmet ist.

Apfel

Die Frucht der Früchte mit weltweit etwa 20 000 Sorten ist ein vollständiges Lebensmittel und ein ausgezeichneter Energiespender. Die hervorragenden Wirkungen des Apfels bei Störungen des Verdauungssystems (wie Durchfall, Magen-/Darmentzündungen und -infektionen, Verstopfung) bei Stoffwechselstörungen (vor allem Diabetes und erhöhter Cholesterinspiegel) und bei Herz- und Gefäßkrankheiten sind in der Volksmedizin seit alters her bekannt. Äpfel wirken entgiftend und keimtötend und tragen zur Lösung und Ausscheidung von Harnsäure bei.

Erdbeere

Diese gesunde und wohlschmeckende Beerenfrucht wirkt vor allem reinigend und entgiftend, entwässernd, abführend und keimtötend. Sie zeichnet sich aus durch einen hohen Enzym- und Vitalstoffanteil sowie einen wirksamen Gehalt an Salizylsäure (gegen Rheuma und Gicht). Erdbeeren helfen bei Leber- und Gallenbeschwerden sowie bei Nieren- und Blasenstörungen; sie tragen zur Senkung des Cholesterin-Spiegels und zur Vorbeugung gegen Krebs bei.

Kirsche

Kirschen von jeder Sorte sind gute Mineralstoffspender und Alkalibildner (gegen Übersäuerung); sie wirken in erster Linie verdauungsfördernd, reinigend und entgiftend, entwässernd und harntreibend. Ferner tragen sie zur Regeneration des Organismus bei und haben sich bei Verdauungs- und Stoffwechselstörungen (wie Übergewicht und Fettsucht, Leber- und Gallenleiden, Rheuma, Gicht und Steinleiden) gut bewährt.

Melone

Die durstlöschenden und leichtverdaulichen Wasser- und Zuckermelonen (mit einem Wasseranteil von 95%) stehen in ihren Heilwirkungen kaum hinter den Trauben zurück. Mit ihrem geringen Zuckergehalt (bei relativ hohem Fruktose-Anteil) sind sie für Diabetiker gut geeignet. (Längere) Melonenkuren sind bei allen Zivilisationskrankheiten zu empfehlen. Hervorzuheben sind vor allem die harntreibenden, abführenden, blutreinigenden und blutverdünnenden Eigenschaften dieser Kürbisgewächse. Melonen helfen bei Nieren-, Blasen- und Harnwegsleiden, bei rheumatischen Beschwerden und Gicht und bei Hämorrhoiden. Zuckermelonen enthalten wie die meisten anderen gelben oder roten Früchte einen beachtlichen Anteil von Carotinoiden, die sich durch krebshemmende Eigenschaften auszeichnen.

Orange

Diese goldene Sonnenfrucht hat relativ hohe Anteile an Fruchtsäuren und Vitalstoffen (Vitamin C und Kalzium), doch sollte man den Vitamin-C-Gehalt von Zitrusfrüchten allgemein nicht überbewerten. In ihrer Zusammensetzung und Wirkung sind die verschiedenen Zitrusarten vergleichbar, doch gilt vor allem die Orange als wahres Lebenselixier. Orangen regulieren und fördern die Verdauungstätigkeit, enthalten gefäßschützende Substanzen, stärken das Immunsystem und erneuern Zellen und Nerven. Zu empfehlen sind Apfelsinen vor allem bei Erschöpfungszuständen, bei erhöhtem Cholesterinspiegel, bei Atherosklerose, bei fiebrigen Erkältungen und Infektionen und als Schutz gegen (Magen-)Krebs.

Zitrone

Trotz des hohen Fruchtsäuregehalts gehört die Zitrone zu den besten Alkalibildnern im Stoffwechsel und hat sich beim Fasten als gutes Mittel gegen Übersäuerung (Azidose) bewährt. Sie gilt als ausgezeichneter Schutz vor Infektionen und als bestes natürliches Lösungs- und Entgiftungsmittel. Besonders hervorzuheben sind ihre keimtötenden und desinfizierenden Eigenschaften. Zitronen verdünnen das Blut und tragen zur Krebsvorbeugung bei. Sie helfen vor allem bei Skorbut, Gicht und Rheuma, Steinleiden und Bluthochdruck. Die umfangreiche Liste ihrer Wirkungen und Indikationen läßt sich nur noch mit der Traube vergleichen. Bei Stoffwechselstörungen (Säureproblemen) ist vor extremen Zitronensaft-Kuren (zum Beispiel mit Ahornsirup und Cayenne-Pfeffer zum schnellen Abnehmen) zu warnen.

Tomate

Manche Arten von Gemüsefrüchten eignen sich durchaus für Monodiäten und längere Kuren. Der »Liebesapfel« ist in dieser Hinsicht bei uns eine verkannte Frucht, trotz seiner guten Wirkungen bei Mangelerscheinungen, Verdauungs- und Stoffwechselbeschwerden, Gicht und Rheuma, Nieren- und Blasenleiden (auch Steinleiden), Herz- und Gefäß- krankheiten, Entzündungen und Infektionen. Die Tomaten versorgen den Organismus mit wichtigen Mineralstoffen und Vitaminen und wirken vor allem erfrischend, verjün- gend, alkalibildend, verdauungsfördernd und vorbeugend gegen Krebs.

Die genießbaren *Wildfrüchte* sind in jeder Hinsicht den Kul- turpflanzen vorzuziehen, denn ihr Gehalt an Vitalstoffen und sekundären Pflanzeninhaltsstoffen kann um ein Mehr- faches höher als bei den entsprechenden kultivierten Arten liegen. Das gilt für Walderdbeeren und für die beiden folgenden Beispiele. Die meisten Wildfrüchte eignen sich jedoch nicht für längere Kuren.

Achten Sie beim Sammeln von Wildfrüchten darauf, die Pflanzen nicht zu verletzen! Reife Wildfrüchte müssen mög- lichst rasch verzehrt oder verarbeitet werden, da sie schnell verderben und viele Vitamine licht- und sauerstoffempfind- lich sind. Wegen der hohen Schadstoffbelastung sollten Sie an stark befahrenen Straßen und in Industriegebieten keine Wildfrüchte sammeln.

Heidelbeere

Heidelbeeren gehören zu den nützlichsten und heilkräftigsten Früchten und sollten deshalb in frischer oder getrockneter Form, als Saft oder Tinktur in keinem Haushalt fehlen. Sie enthalten vier Fruchtsäuren und hohe Anteile von Pektinen (bis zu 30%), Gerbstoffen (bis zu 10%) und dunklen Farbstoffen, die sich durch Schutz- und Heilwirkungen auf Blutgefäße, Darm, Leber und Bauchspeicheldrüse auszeichnen. Bekannt und bewährt sind ihre zusammenziehenden und desinfizierenden Eigenschaften. Ein besseres Naturheilmittel gegen alle Arten von Durchfall und Darmkrankheiten scheint es bei uns nicht zu geben.

Holunder

Holunderbeeren sind besonders reich an Fruchtsäuren, Mineralstoffen, Vitaminen, Farb- und Aromastoffen. Früher wurden sie in der Volksmedizin so sehr geschätzt, daß man sie als »Herrgotts Apotheke« bezeichnet hat. Die Beeren dürfen nur in vollreifem Zustand roh gegessen werden; meist findet Holunder in Form von Saft oder Tabletten Verwendung. Holunder zeichnet sich durch belebende und erfrischende, entwässernde und schweißtreibende, schleimlösende und reinigende Wirkungen aus. Er hat sich unter anderem bei Erkältungen, Fieber und Atemwegsbeschwerden, bei Gicht und Rheuma, bei Wassersucht und Nieren-Blasen-Leiden sowie bei Fettsucht gut bewährt. Zur Gewichtsreduktion und zur inneren Reinigung wird eine 7tägige Holunder-Saft-Kur empfohlen.

Bei uns sollten Sie möglichst nur in Ausnahmefällen zu *Tropenfrüchten* greifen. In den Erzeugerländern selbst können Sie natürlich nichts Besseres tun, als diese »Enzymbomben« reichlich zu genießen. Besonders *Ananas, Papaya,*

Mango und *Kiwi* enthalten so beachtliche Mengen an eiweißspaltenden und verdauungsfördernden Enzymen, daß die
Stoffwechsel- und Verbrennungsvorgänge in den Zellen
kräftig aktiviert werden.

Ananas

Es scheint vor allem das eiweißspaltende Enzym Bromelin
zu sein, das diese Frucht zu einem »Allheilmittel« bei Ver-
dauungs- und Stoffwechselstörungen macht, doch trifft das
natürlich nur für frische, reife Früchte zu. Ananas sind
nahrhaft, erfrischend, gut verdaulich und magenfreundlich, sie wirken vor allem entwässernd und entgiftend. Der
frische Saft stellt eine Art von natürlichem Magensaft dar.
Bei Verdauungsproblemen aller Art, Vergiftungen, Atherosklerose, Rheuma und Menstruationsbeschwerden ist
zum reichlichen Verzehr von Ananas zu raten.

Banane

Die für uns wichtigste, wertvollste und vielseitigste Tropenfrucht zeichnet sich aus durch einen hohen Nähr- und
Brennwert (von 90 kcal/100 g) sowie durch hohe Anteile an
Vitaminen (der B-Gruppe) und Mineralstoffen (vor allem
Kalium). In Bananen hat man unter anderem geschwürhemmende sowie gehirn- und nervenstärkende Substanzen
nachgewiesen. In ihrem Wert als aufbauendes und stärken-
des Lebensmittel ist sie unter den Früchten höchstens noch
mit der Avocado zu vergleichen. Bei Ermüdungs- und Mangelerscheinungen, bei Magen- und Darmbeschwerden (mit
Durchfallneigung) haben sich Bananen bestens bewährt.
Durch ihre entwässernde und harnsäurelösende Wirkung
helfen Bananen ferner bei Stoffwechselstörungen, rheumatischen Beschwerden und Kreislaufschäden.

In der Literatur über Obstkuren und Frischkost-Therapie finden sich zahlreiche Erfahrungsberichte und Fallgeschichten von erstaunlichen Heilerfolgen, die manchmal an Wunderheilungen grenzen. Aber braucht es nach diesem Blick in die Schatzkammer des Schöpfers noch Beweise, um Sie zum Fasten mit Früchten zu ermuntern und Ihr Vertrauen in die Lebenskräfte der Natur zu wecken? In einem Zeitalter der lebensbedrohenden Verschmutzung, Vergiftung und Zerstörung tun wir gut daran, uns auf die Natur zu besinnen und uns auf allen Seinsebenen mit dem Leben zu verbinden. Das Früchte-Fasten kann Ihnen dabei eine wertvolle Hilfe leisten. Der Liebesbrief des Schöpfers liegt vor Ihren Augen: Sie brauchen ihn nur zu lesen.

Inhaltsstoffe von Früchten
und ihre Wirkungen[*]

Vorbemerkung

Früchte zeichnen sich aus durch eine spezifische Zusammensetzung und besondere Nähr- und Heilwirkungen, die sie deutlich von anderen Lebensmitteln unterscheiden. Sie enthalten Tausende von verschiedenen Inhaltsstoffen. Im Gegensatz zum Tier verfügt die Pflanze im Bereich der Photosynthese und des Stoffwechsels über eine so unvorstellbare Leistungsfähigkeit, daß demgegenüber die Kapazität des modernsten Chemielabors wie ein Kinderspiel anmutet. Allein die Pflanze ist in der Lage, aus wenigen anorganischen Verbindungen alle Molekültypen des Grundstoffwechsels und darüber hinaus noch eine Fülle von sekundären (d. h. nicht lebensnotwendigen) Inhaltsstoffen herzustellen. Ein Blick auf die *Früchtetabellen* (am Ende des Buches) gibt uns einen Eindruck von der wunderbaren Fülle pflanzlichen Lebens.

Auf die großen Schwankungen bei diesen Zahlenangaben wurde schon hingewiesen, denn bei der Untersuchung lebendiger Substanzen dürfen wir keine festen Analysewerte erwarten. Die biochemische Zusammensetzung der Früchte ist:

[*] Alle *Mengenangaben* im Text beziehen sich auf den eßbaren Teil von 100 g Früchten

1. *variabel* (je nach Obstsorte und Unterart, deren Zahl unübersehbar ist);
2. *modifizierbar* (abhängig von Bodenbeschaffenheit, Klima, Anbauweise usw.);
3. *heterogen* (unterschiedlich bei derselben Frucht je nach Grad der Reifung und Alterung);
4. *labil* (schwankend nach der Ernte durch Transport, Lagerung, Verarbeitung usw.).

Beim gegenwärtigen Stand unserer Kenntnisse über die Zusammensetzung der Früchte dürfen wir deshalb davon ausgehen, daß der Forschung noch viel zu entdecken bleibt. Die Frage nach den Eigenschaften und Wirkungen dieser Inhaltsstoffe stellt die Forschung vor noch schwierigere Rätsel. Auch hier gilt das ganzheitliche Lebensprinzip, daß die Gesamtwirkung, die von Bircher als »Integral« bezeichnet wurde, über die Summe aller Einzelwirkungen hinausgeht. Die Wirkung jedes Einzelbestandteils darf nicht für sich allein betrachtet werden, sondern in ihren komplexen Beziehungen und Wechselwirkungen mit den verschiedenen Substanzen und Stoffgruppen, die an den Stoffwechselvorgängen, einer bestimmten Frucht und des sie verzehrenden Individuums beteiligt sind. So bestehen zum Beispiel bei Obst und Gemüse besonders enge und differenzierte Beziehungen zwischen Vitaminen, Spurenelementen und Enzymen. Aber trotz dieser einschränkenden Vorbemerkungen kann es beim Fasten mit Früchten nützlich und hilfreich sein, sich mit diesen biochemischen und physiologischen Fragen und Fakten zu beschäftigen.

Wasser

Wasser bildet mit Anteilen zwischen 80 und 95% den Hauptbestandteil aller Früchte und Gemüse; nur bei Bananen (75%) und natürlich bei Trockenfrüchten (etwa 25%) liegen diese Werte deutlich darunter. Dieser hohe Wasseranteil ist ein ganz wesentliches Merkmal dieser Lebensmittel. Auch der menschliche Körper besteht zu etwa zwei Dritteln aus diesem wichtigsten Lebensstoff. Wasser bildet das Medium aller Lebensvorgänge. Es bildet auch den Hauptbestandteil aller Körperflüssigkeiten (Blut, Lymphe, Gewebe- und Zellflüssigkeit, Verdauungssäfte) und dient als Lösungs- und Transportmittel. Nur im wäßrigen Milieu können die enzymatischen Stoffwechselvorgänge ablaufen.

Das im Obst assimilierte Pflanzenwasser wird zu Recht als pflanzliches Blut bezeichnet, denn es besitzt dank seiner Reinheit und Lebendigkeit eine besondere biologische Wertigkeit. Intrazelluläres Pflanzenwasser ist in erhöhtem Maße *strukturiertes Wasser*, das heißt Träger von subtilen elektromagnetischen Strukturen, Schwingungen und Energien. Früchte sind nicht nur die biologischen Systeme mit dem größten Wasseranteil, sondern auch die beste Quelle für strukturiertes Wasser, das vor allem durch die lange Sonnenbestrahlung während der Reifezeit aufgeladen wird. Gerade beim Früchte-Fasten trägt dieses strukturierte Wasser in den Früchten dazu bei, den Organismus zu reinigen und die Vitalstoffe besser in den Zellen zu verteilen. Wasser spielt deshalb eine ganz entscheidende Rolle bei der Heilwirkung einer (reinen) Früchte- und Frischkosternährung. Je nach verzehrter Menge nehmen wir beim Fasten mit Früchten und bei reiner Frischkost Wasser in optimaler Form und in ausreichender Menge zu uns, und dadurch wird das normale Flüssigkeitsbedürfnis reduziert. Wenn Sie beim Früchte-Fasten täglich etwa zwei Kilo Obst verzehren, trinken Sie praktisch schon 1,5 Liter und werden kaum noch Durst empfinden.

Hauptnährstoffe

Auffällig ist der sehr geringe Gehalt der Früchte an *Eiweiß (Proteinen)* und *Fetten,* der außer bei Nüssen, Mandeln, Avocados und Maronen unter 1 g pro 100 g bleibt. Doch liegt gerade in diesem Mangel ein wichtiger Vorteil des Fastens und der Obstkuren, da unsere übliche Zivilisationskost zu viel tierisches Eiweiß und Fett enthält und wir infolge dieser ständigen Überfütterung an zahlreichen (chronischen) Stoffwechselkrankheiten zu leiden haben. Bei einer reinen Obstkur oder beim Fasten werden Verdauung und Stoffwechsel weitgehend entlastet. Trotz der minimalen Fett- und Proteinzufuhr sind selbst bei mehrwöchiger Dauer für den gesunden Menschen keinerlei Nachteile oder Mangelerscheinungen zu befürchten.

Obst enthält zwar kaum *Eiweiß,* doch hat man alle (acht) essentiellen *Aminosäuren,* die Bausteine des Lebens, sowie eine Vielzahl wertvoller *Enzyme,* hochwirksame Stickstoffverbindungen, in den Früchten nachweisen können. Ähnliches gilt für die *Fette.* Obwohl nur ein minimaler Anteil an Fetten im Obst enthalten ist, fehlt es aber nicht an essentiellen *Fettsäuren,* aus denen der Körper höhere Fettverbindungen aufzubauen vermag. Diese Fettsäuren braucht der Organismus vor allem bei der Antikörperbildung, bei der Aufrechterhaltung der Hautfunktion sowie beim Leber- und Cholesterinstoffwechsel. Wesentlich höhere Anteile an Fetten finden sich in den Samen (Kernen) vieler Früchte: So enthalten Traubenkerne 8–15 g des hochwertigen Traubenkernöls. Allerdings ist fraglich, in welchem Umfang diese Fette und Öle bei der Verdauung aus den Kernen herausgelöst und resorbiert werden können.

Der *Kohlenhydrat*-Anteil im Obst schwankt zwischen 2–20% und setzt sich im wesentlichen zusammen aus Einfachzukkern (Monosaccharide) und Zweifachzuckern (Disaccharide) sowie aus verschiedenen Arten von Polysacchariden (Stärke, Zellulose, Hemizellulose, Pektine usw.). Dabei gilt allgemein, daß bei der Reifung und zum Teil noch bei der Nachreife der Stärkegehalt abnimmt und der Zuckergehalt zunimmt. Der *Stärke*-Anteil fällt deshalb nur im unreifen Obst ins Gewicht. Die meisten Früchte enthalten einen ausreichenden Anteil an *Zuckerstoffen.* Dabei überwiegen Einfachzucker wie *Fruktose* (Fruchtzucker) und *Glukose* (Traubenzucker) sowie deren natürliche Mischung, der *Invertzucker*, während der Zweifachzucker *Rohrzucker* (Saccharose) erst an dritter Stelle kommt. Fruktose und Glukose werden direkt im Stoffwechsel resorbiert und in Energie umgewandelt. Fruktosereiche Früchte sind besonders für Diabetiker geeignet, da dieser Zucker mit seiner starken Süßkraft aufgenommen wird, ohne den Insulin-Haushalt zu belasten, während der Glukose-Gehalt im Blut (von etwa 0,1%), die sogenannte Glykämie, vom Insulin geregelt wird. Aus der Früchtetabelle geht hervor, daß vor allem Äpfel einen überdurchschnittlichen Fruktosegehalt aufweisen, während süße Kirschen, Feigen, Heidelbeeren und Weintrauben Glukose und Fruktose in größeren Mengen enthalten. Nennenswerte Anteile an Rohrzucker finden sich vor allem in Ananas, Äpfeln, Bananen, Birnen, Mandarinen, Mangos, Melonen, Pfirsichen und Pflaumen. In diesem Zusammenhang ist noch der Zuckeraustauschstoff *Sorbit* zu erwähnen, ein zuckersüßer sechswertiger Alkohol, der den Zuckern nahesteht und in manchen Früchten vorkommt.

Die Anteile schwanken zwischen 0,4 g bei Äpfeln und bis zu 7,5 g bei Kirschen.

Auf die zahlreichen Funktionen der Zuckerstoffe im Stoffwechsel und beim Zellaufbau braucht an dieser Stelle nicht eingegangen zu werden. Der Anteil dieser Stoffe im Obst ist der entscheidende Faktor für den Brennwert und Energiegehalt, der bei einzelnen Früchte durchaus beachtliche Werte erreicht (z. B. bei süßen Früchten wie Bananen und bei Trockenobst). Auch wenn bei längerem Früchte-Fasten im Vergleich zur Kalorienzufuhr bei Normalkost nur ein Drittel bis die Hälfte an Kalorien zugeführt wird, so spendet Obst doch ausreichend Energie für die Muskelernährung und zur Aufrechterhaltung aller wichtigen Lebensfunktionen. Beim Fasten mit Früchten stellt dieser Kalorienmangel einen wichtigen Heilfaktor dar.

Den lebenden Beweis dafür, daß man auch über Jahre und Jahrzehnte ausschließlich von Früchten leben kann, ohne Mangel zu leiden oder Schaden zu nehmen, liefern die *Fruitarier* (Frugivoren, Früchte-Esser). Die Anhänger dieser besonderen Richtung der reinen Frischkost-Ernährung (Vitalkost, Sonnenkost) vertreten die Auffassung, daß allein die Früchte die ideale, naturgegebene und vollkommene Nahrung des Menschen bilden und empfehlen beispielsweise eine Kost aus 75% Frischobst, 20% Frischkost (Gemüse) und 5% Nüssen, Mandeln oder Keimen.

Vitamine und Mineralstoffe

Obst und Gemüse enthalten eine reiche Palette von (essentiellen) Mineralstoffen und *Vitaminen*, die wesentlich zur Heilwirkung von Obstkuren beitragen. In manchen Gemüse- und Obstsorten ist der Anteil bestimmter Mineralstoffe und Vitamine so hoch, daß der Verzehr eines Stücks bereits einen erheblichen Prozentsatz des Tagesbedarfs decken kann. Es würde hier zu weit führen, die nahezu vollständig im Obst enthaltenen Vitamine und Provitamine aufzuzählen und ihre Wirkungsweise im einzelnen zu erklären. So ist zum Beispiel die Vitamin-B-Gruppe in Obst und Gemüse in aller Mannigfaltigkeit vertreten, während bei den fettlöslichen Vitaminen in erster Linie *β-Carotin* (Provitamin A, eine Vorstufe des Vitamin A) zu nennen ist. Den höchsten Carotin-Anteil weisen Mangos auf, gefolgt von anderen gelb-roten Früchten wie Aprikosen, Honigmelonen und Kakis. Als das repräsentative Obst-Vitamin gilt das *Rohkostvitamin C*, dessen Anteil zum Beispiel in Guaven extrem hoch sein kann (bis zu 1 g) und das in Kiwis, Erdbeeren und Zitrusfrüchten reichlich enthalten ist. Wildfrüchte, wie Hagebutten und Sanddorn, enthalten zum Teil mehrfach höhere Vitalstoff-Anteile als das Kulturobst.

Beim Fasten (mit Früchten) kommt es im allgemeinen zu einem Absinken des Vitaminbedarfs, da der Stoffwechsel weitgehend entlastet wird. So sinkt auch der Vitamin-C-Spiegel im Blut, während durch Früchtekost zugeführtes überschüssiges Vitamin C ausgeschieden wird. Beim Fasten werden die Vitamine besser resorbiert und entfalten daher stärkere Wirkungen als bei Normalkost. Am Beispiel des Vitamin C soll hier gezeigt werden, welche Fülle von Funktionen und Wirkungen dieses Früchtevitamin par excellence aufweist. In Verbindung mit Fruchtsäuren und Fruchtenzymen, die es zum Teil vor Oxydation schützen, erzeugt es die anregende Geschmackswirkung zahlreicher Obstsorten. Vitamin C erhöht die Leistungsfähigkeit, regt die Stoffwechselvorgänge an, verbessert die Resorptionsfähigkeit des Darms, hemmt Entzündungen, steigert vor allem in Verbindung mit *β-Carotin* die Immunabwehr, unterstützt die Blutbildung sowie die Abdichtung der Gefäße und verstärkt die Wirkung anderer Vitamine und Enzyme.

Bei den *Mineralstoffen* ist zu unterscheiden zwischen (lebensnotwendigen) Mengenelementen und (essentiellen) Spurenelementen. Beide Stoffgruppen sind in Obst und Gemüse vollzählig und zum Teil in beachtlichen Anteilen vertreten. Die Mineralstoffe in den Früchten liegen zum größten Teil in organisch gebundener Form vor, das heißt in vielfältigen Verbindungen, die vom Organismus gut resorbiert werden können. Bei den *Mengenelementen* steht Kalium (mit Anteilen bis zu 400 mg) im Obst mit Abstand an erster Stelle, gefolgt von Magnesium, Kalzium, Phosphor, Natrium und Chlor. Vor allem der hohe Kalium-Gehalt ist ein spezifisches Kennzeichen lebendiger Früchte- und Gemüsenahrung. Bis heute sind 14 essentielle *Spurenelemente* (Mikroelemente) ermittelt worden; ihr Anteil im Obst liegt im allgemeinen unter 0,5 mg; ihr wichtigster Vertreter ist Eisen.

Was den Bedarf und die Zufuhr von Mineralstoffen bei Obstkuren angeht, so gilt generell das zu den Vitaminen Gesagte. Beim Fasten mit Früchten dürfte es auch zu keinen größeren Veränderungen im Spurenelement-Stoffwechsel kommen: Insgesamt kann man in diesem Bereich mit einer ausreichenden Zufuhr und guten Wirkungen rechnen. Von entscheidender Bedeutung für die Heilwirkung dieser Kuren ist der im Gegensatz zu anderen Lebensmitteln sehr hohe *Kalium*-Anteil (60–400 mg) bei gleichzeitig minimalem Natrium-Gehalt (1–20 mg). Kalium spielt unter anderem eine entscheidende Rolle beim Zellstoffwechsel, bei der neuromuskulären Erregung und bei der Steuerung von Herz- und Nebennierenfunktionen; es regt die Muskel- und Drüsentätigkeit an; es wirkt wasser- und harntreibend und ist in Verbindung mit anderen Mineralien eng beteiligt an der Regulation des Wasserhaushalts. Dadurch fördert Kalium in besonderem Maße die ausscheidenden, reinigenden und entgiftenden Wirkungen von Obst- und Fastenkuren. Da dabei auch kein Kochsalz mehr zugeführt wird, hat der Körper die Möglichkeit, überschüssige Natrium-, Chlor- und Säure-Anteile auszuscheiden. Bei diesen durch das Früchte-Fasten verstärkten Ausscheidungsvorgängen kommt es zu gewissen Wasser- und Mineralverlusten, denen jedoch beim Obstfasten im allgemeinen eine so hohe Zufuhr gegenübersteht, daß in vielen Fällen sogar eine Remineralisierung des Organismus erfolgt.

Entscheidende Bedeutung kommt dem hohen Kalium-Anteil auch bei der *Basenbildung* im menschlichen Körper zu. Aus den Früchtetabellen geht hervor, daß in Obst und Gemüse ein deutlicher Überschuß der basischen Valenzen (Ionen) Kalium, Kalzium, Magnesium und Natrium gegenüber den sauren Valenzen Phosphor, Chlor und Schwefel besteht. Bis auf Preiselbeeren und die drei Sonderfälle mit negativen (d. h. sauren) Werten – Marone, Walnuß und Mandel – am Ende der Rubrik »basische Wirkung« (in Tabelle I) zeigen alle Früchte im Stoffwechsel basische Wirkungen. Das gilt nahezu ausnahmslos für alle in frischem Zustand verzehrten Obst- und Gemüsearten, während andere Nahrungsmittel im allgemeinen säurebildend wirken. Vor allem unsere bearbeitete, zerkochte, denaturierte, tote Zivilisations- und Fabriknahrung führt im Laufe der Jahre und Jahrzehnte zu einer starken Übersäuerung des inneren Milieus, mit allen möglichen negativen Folgen für unsere Gesundheit.

Um das leicht basische Stoffwechselmilieu aufrechtzuerhalten, wird von einigen Autoren empfohlen, daß der basenbildende Anteil in unserer Nahrung 70–80% betragen sollte. Das würde bedeuten, daß über die Hälfte unserer Nahrung aus lebendiger Obst- und Frischkost bestehen sollte. Unter der Voraussetzung, daß die FasterInnen nicht von vornherein an starker Übersäuerung oder anderen Stoffwechselproblemen leiden, können selbst sauer schmeckende Früchte wie die Zitrusfrüchte (mit hohem Fruchtsäure-Anteil) ohne Bedenken und mit besten Wirkungen verzehrt werden. Auch wenn manche Fachleute in diesem Zusammenhang vor dem Obstverzehr warnen, ist doch eindeutig erwiesen, daß sich gerade saure Früchte im Stoffwechsel als ausgezeichnete Basenbildner erweisen. Wie alle lebendige Frischkost tragen sie in besonderem Maße dazu bei, die im Stoffwechsel entstehenden Säuren zu neutralisieren und auszuscheiden und damit der schleichenden Vergiftung (Toxämie) und Übersäuerung (Azidose) wirksam zu begegnen.

Faserstoffe (Ballaststoffe)

Unter Faserstoffen (oder Ballaststoffen) versteht man die wasserunlöslichen und mehr oder minder unverdaulichen Nahrungsbestandteile, zu denen in Obst und Gemüse *Zellulose, Hemizellulose, Pektin, Pflanzenschleime* und *Lignin* zu rechnen sind. Bis auf die Holzsubstanz Lignin handelt es sich bei diesen Stoffen um polymere (hochmolekulare) Kohlenhydrate, die aus langen Ketten von Monosaccharid-Molekülen aufgebaut sind. Zellulose, Hemizellulose und Lignin bilden die faserigen und holzigen Bestandteile der Zellwände und kommen hauptsächlich in Gemüse und Getreide vor, während es sich bei Pektinen, Pflanzenschleimen und -gummen um Zellkitt und Umwandlungsprodukte der Zellwände handelt, die eher in Früchten zu finden sind. Zellulose wird auch als Rohfaser bezeichnet; ihr Anteil an der Gesamtmenge der Faserstoffe beläuft sich auf rund 30–50%.

Beim Reifungsvorgang von Früchten sind diese Substanzen vielfältigen Umwandlungsprozessen unterworfen. So werden zum Beispiel die in unreifem Obst (besonders in Äpfeln und Beerenfrüchten) reichlich vorhandenen Pektine allmählich zu gallertartigen Stoffen abgebaut.

Pektine zeichnen sich durch gute Quellfähigkeit aus und sind deshalb bei zahlreichen Beschwerden des Verdauungssystems und bei der Regulierung der Darmtätigkeit von größtem Nutzen. Unter allen Früchten ist hier besonders der Apfel hervorzuheben, der einen Anteil von 1,5–2,3 g (auf 100 g) an Faserstoffen enthält. Davon bildet das Apfelpektin den wichtigsten Bestandteil. Dieser natürliche Quellstoff kann bis zum 100fachen seines Eigengewichts in Form von Wasser binden; dabei werden im Darm auch giftige Zersetzungsprodukte aufgenommen. Im Gegensatz zu den anderen Faserstoffgruppen werden Pektine durch die Darmflora fast vollständig, Lignin dagegen nur zu 0–5% abgebaut.

Faserstoffe sind keine echten Nährstoffe, obwohl davon auszugehen ist, daß sie im Dickdarm von Bakterien und Nahrungsenzymen teilweise zerlegt werden. Sie bilden aber auch keineswegs bloßen Ballast: Diese abwertende Bezeichnung stammt noch aus den Zeiten, als man den Wert der Nahrung nur in Kalorien bemessen hat. Seit den 70er Jahren haben Ernährungswissenschaft und Medizin diese Substanzgruppe wiederentdeckt und damit begonnen, ihre zahlreichen physiologischen Wirkungen mit modernen Methoden zu untersuchen. Im gesamten Verdauungstrakt haben diese Pflanzenfasern großen Einfluß auf Verdauung und Stoffwechsel. Drei physikalisch-chemische Eigenschaften sind es, die den Faserstoffen ihre überraschend vielfältigen, positiven Wirkungen verleihen (nach UGB-Forum 6/92, S. 317):

1. Die *Faser-Struktur* sorgt für längere Kautätigkeit, größeren Speichelfluß, erhöhte Magenfüllung und verstärktes Sättigungsgefühl.
2. Durch chemische Reaktionen wie *Ionen-Austausch* und *Adsorption* (Anbindung) bewirken die Faserstoffe eine Pufferung der Magensäure, eine Senkung des Cholesterinspiegels, eine Verminderung der Gallensäure-Ausschüttung und eine Bindung von Schadstoffen.
3. Durch die *Quellfähigkeit* (Wasserbindung) kommt es zur Verzögerung der Magenentleerung, der Dünndarmpassage und der Resorption von Nährstoffen; zu verringertem Gallensäureabbau, kürzerer Passagezeit, geringerem Dickdarmkontakt, größerem Stuhlvolumen und leichterem Absetzen des Stuhles.

Da faserstoffreiche Lebensmittel gründlich gekaut werden müssen, dienen sie der Zahnfleischmassage und Zahnerhaltung. Sie tragen zur Verhinderung der Überernährung bei, weil sie schneller sättigen und dabei weniger Energie enthalten.
Besonders wichtig sind diese Stoffe im Verdauungskanal: Dort regen sie durch Aufquellen die Peristaltik an und verhindern so die ernährungsbedingte Verstopfung mit all den Krankheitsfolgen, von denen hierzulande Millionen betroffen sind. Durch Bindung von Wasser entstehen weiche, voluminöse Stühle, die leicht abgehen. Auch Schadstoffe und Gallensäuren werden durch Anbindung an Faserstoffe vermehrt ausgeschieden. Faserstoffe tragen zur Senkung des Blutcholesterin- und Blutfettspiegels bei; sie verhindern größere Schwankungen des Blutzuckerspiegels und damit eine Überlastung des Insulinhaushalts. Sie bilden einen guten Nährboden für viele physiologisch wichtige Darmbakterien und enthalten außerdem eine Fülle von Mineralien,

die der Organismus nach einer gewissen Gewöhnungszeit auch resorbieren kann.

Heute findet man keine Ernährungsempfehlung mehr, in der nicht zu einer erhöhten Faserstoffzufuhr geraten wird. Denn aus diesen Feststellungen ergibt sich, daß wir bei der Nahrungsauswahl größten Wert darauf legen sollten, dem Körper genügend Faserstoffe in ihrer ganzen Vielfalt zuzuführen. Einer der größten Mängel der heutigen Zivilisationskost liegt jedoch gerade in der ständigen Unterversorgung mit diesen Substanzen; das führt zu den bekannten katastrophalen Folgen für die Gesundheit des modernen Menschen. Der ausreichende Faserstoffanteil im Obst trägt wesentlich zu den Heilwirkungen des Früchte-Fastens bei, unter der Voraussetzung, daß die Früchte richtig verzehrt und gründlich gekaut werden.

Fruchtsäuren

Wie schon der Name sagt, bilden die Fruchtsäuren einen wichtigen und charakteristischen Bestandteil aller Früchte. Es handelt sich um freie oder gebundene organische Säuren, die auch als Genußsäuren bezeichnet werden und mit Anteilen zwischen 0,3 und 6 g vertreten sind. Sie verursachen im wesentlichen den sauren Geschmack und die niedrigen pH-Werte (von etwa 3–4) von Obst. Ihre Hauptvertreter sind die Zitronen-, Apfel- und Weinsäure; ferner finden sich in Obst und Gemüse noch über 10 andere Säuren. Apfelsäure ist die Hauptsäure in Kern- und Steinobst sowie in Bananen, Zitronensäure in Beerenobst und Zitrusfrüchten, Weinsäure in Weintrauben. Wegen seines therapeutischen Nutzens ist noch der geringe, aber wirksame *Salizylsäure-Gehalt* in Erdbeeren und Himbeeren erwähnenswert.

Bei den Reife- und Nachreifeprozessen unterliegt der Säureanteil großen Schwankungen. So nimmt in Trauben, Äpfeln und Pflaumen der Säuregehalt bei der Reife ab, während gleichzeitig der Zuckeranteil steigt. Bei anderen Obstarten steigen Säure- und Zuckergehalt bei der Reife gleichzeitig. Nach der Ernte geht bei der Nachreife besonders bei Äpfeln immer Säure verloren.

Vor allem die Zitronensäure sorgt für den fruchtig-frischen, anregenden Geschmack des Obstes und trägt so in Verbindung mit anderen Substanzen maßgeblich zur Geschmacksbildung bei. Das subjektive Geschmacksempfinden gibt allerdings kaum konkrete Hinweise auf die inhaltliche Zusammensetzung: So kann eine Frucht sauer schmecken und trotzdem nur einen relativ niedrigen Säureanteil enthalten, wobei entgegen allen Erwartungen ein hoher oder niedriger Zuckeranteil überhaupt keine Rolle spielt. Genau so wenig läßt sich aus dem zuckersüßen Geschmack einer Frucht folgern, daß sie wenig Fruchtsäure und viel Zucker enthält. Bei den »Hilfreichen Hinweisen« (siehe Seite 123) wird dies genauer erklärt.

Ein hoher Fruchtsäureanteil sagt auch nichts über die Bekömmlichkeit und Verträglichkeit einer bestimmten Obstsorte aus: Diese sind zum einen abhängig von der harmonischen Mischung verschiedener Inhaltsstoffe, zum andern von den individuellen Dispositionen und Umständen. Auch wenn man immer wieder auf die Behauptung stößt, daß zum Beispiel saure Früchte unverträglich oder gar schädlich seien, so ergibt sich bei näherer Prüfung, daß solche Äußerungen nicht gerechtfertigt sind: Warum sollte ein gesunder Organismus die ihm zugedachten Gaben der Natur nicht ohne Beschwerden genießen können? Es liegt nur in seltenen Fällen am Obst, wenn der Organismus mit Unverträglichkeit reagiert. Solche Reaktionen sind vielmehr ein Symptom für krankhafte Veränderungen im Verdauungs- und Stoffwechselsystem. Natürlich können sie auch auftreten, wenn das Obst nicht richtig ausgewählt und verzehrt wird.

Für das Fasten mit Früchten gilt in ganz besonderem Maße, daß Fruchtsäuren im Stoffwechsel nicht übersäuernd wirken. Da sie dort unter Freisetzung von Energie größtenteils zu Kohlensäure und Wasser verbrennen, kann man sie eigentlich zu den Nährstoffen rechnen. Während die Kohlensäure ausgeatmet wird, wirken die verbleibenden alkalischen Minerale (vor allem Kalium) sogar basenbildend. Und gerade die sauren Zitrusfrüchte gehören zu den besten Basenbildnern. Daher beugt das Fasten mit Früchten Verschlackungen vor oder wirkt entschlackend, füllt die Mineralreserven auf und steigert Leistungsfähigkeit und Abwehrkräfte.

Das in den beiden vorhergehenden Abschnitten Gesagte gilt beim Früchte-Fasten aber nur unter folgenden Voraussetzungen:

1. Verdauungssystem und Stoffwechsel sollten nicht säuregeschädigt oder zu säure-empfindlich sein.
2. Sie sollten immer nur so viel Obst auf einmal verzehren, daß die Sättigungsgrenze nicht überschritten wird. Grundsätzlich führt jedes Zuviel an Nahrungszufuhr im Verdauungssystem zu säuernden Gärungs- und Fäulnisprozessen, die seine Funktion erheblich beeinträchtigen können.
3. Jeder Bissen sollte langsam und gründlich gekaut und gut eingespeichelt werden. Vor allem wenn Sie zuviel (saures) Obst zu hastig verzehren, werden im Verdauungstrakt auf einen Schlag zu viele Wasserstoff(H^+)-Ionen freigesetzt. Dadurch dominiert die Säurewirkung in

einem Maße, das die ordnungsgemäße Verdauung, Resorption und Verstoffwechselung erheblich stört.

4. Wenn Sie abends zu spät Obst essen, müssen Sie damit rechnen, daß es nicht mehr richtig verdaut werden kann.
5. Nur einwandfreie und reife Früchte werden richtig verdaut und haben die gewünschten Wirkungen.

Jeder schätzt die belebenden, erfrischenden und appetitanregenden Wirkungen, welche die Früchte nicht zuletzt ihrem Säureanteil zu verdanken haben. Fruchtsäuren wirken anregend auf den gesamten Organismus: auf die Sekretion und die Aktivität der Verdauungsdrüsen und -organe, den Stoffwechsel insgesamt und den Energieumsatz. Sie haben ferner schleimlösende, desinfizierende, bakterien- und pilztötende Wirkungen und fördern die Entwicklung einer normalen Darmflora. Nachgewiesen ist außerdem eine Schutzfunktion für bestimmte Vitamine, vor allem für Vitamin C.

Enzyme (Fermente)

Eine weitere wichtige Stoffgruppe, die in Obst und Gemüse in unüberschaubarer Vielfalt vorkommt, sind die Enzyme (Fermente). Sie sind den Eiweißverbindungen zuzurechnen, denn sie bestehen im allgemeinen aus einer Eiweißgruppe, an die andere Bausteine (z. B. Vitamine) angelagert sind. Als *Biokatalysatoren* regeln sie die Gesamtheit aller Stoffwechselvorgänge in der belebten Natur, indem sie diese Reaktionen beschleunigen und somit unter den Normalbedingungen in der lebenden Zelle erst ermöglichen.

In diesem Sinne hat ein Enzymchemiker Leben definiert als »das geregelte Zusammenwirken enzymatischer Vorgänge«. Diese Zündstoffe des Lebens sind wahre Heinzelmännchen,

die in der belebten Natur für den Gesamtumsatz beim Auf-
und Abbau körpereigener Substanzen (Baustoffwechsel),
sowie für die Bereitstellung von Energie (Energiestoffwech-
sel) verantwortlich sind. Sie funktionieren wie Zauber-
schlüssel, denn für jede einzelne der zahllosen chemischen
Reaktionen besitzen die Zellen das dafür benötigte, spezifische Enzym. Im Hinblick auf den menschlichen Organismus werden die Enzyme in Verdauungs-, Stoffwechsel- und
Nahrungsenzyme eingeteilt. Ihre geregelte Funktion ist
beim Menschen unmittelbar mit der richtigen Ernährung
verknüpft. Die Zellen benötigen alle natürlichen Bestandteile der Nahrung, um die ständige Enzymbildung sicherzu-
stellen. Denn fehlt auch nur ein Enzym mit seiner ganz
spezifischen Aufgabe, dann wird eine ganze komplizierte
Stoffwechselkette unterbrochen. Dazu werden außerdem
eine Vielzahl von anderen Wirkstoffen benötigt, denn die
Aktivität der Enzyme vollzieht sich vor allem im Zusammenwirken mit Vitaminen und Spurenelementen. In der belebten Natur vermutet man über 10 000 Enzyme, von denen
bisher etwa 2000 bekannt sind; im menschlichen Organismus schätzt man die Zahl aller Enzymsysteme und -reaktio-
nen auf 75 000 bis 100 000.

Auch im »größten Laboratorium der Welt«, der Pflanzen-
zelle, »läuft ohne Enzyme nichts«, sei es nun bei der Photosynthese oder bei den Tausenden von gleichzeitig ablaufen-
den Stoffwechselvorgängen, die ausnahmslos enzymatisch
geregelt werden. Auf Grund ihrer biologischen Funktion
sind lebendige Früchte besonders reich mit Enzymen aus-
gestattet, und bei Tropenfrüchten sind diese Anteile so
hoch, daß manche als Enzymbomben gelten. Wie alle anderen biologisch hochwertigen Eiweißverbindungen beginn-
nen die hitzeempfindlichen Enzyme bereits beim Erhitzen
über 40° ihre Wirksamkeit zu verlieren. Der Bedarf an aus-

reichender Enzymzufuhr in der Nahrung läßt sich deshalb nur durch Frischkost decken; diese enthält gleichzeitig auch alle anderen, teilweise ebenfalls hitzeempfindlichen Vitalstoffe. Aus diesen Gründen sollten mindestens 50% der täglichen Nahrung aus Frischkost bestehen. Um den vollen Nutzen ihrer Inhaltsstoffe und der in ihnen gespeicherten lebendigen Information zu empfangen, ist es deshalb von größter Wichtigkeit, möglichst nur unbehandelte und unbearbeitete, vollreife und frische Früchte und Gemüse zu verzehren. Denn schon zu heiße Speisen und Getränke können die Aktivität der hochempfindlichen Nahrungsenzyme behindern; in viel größerem Umfang geschieht dies durch synthetische Chemikalien wie Konservierungsstoffe oder Arzneimittel. Auch hohe Feuchtigkeit und Sauerstoff, Tiefgefrieren und Bestrahlen von Lebensmitteln beeinträchtigen die Enzymfunktion und -energie. Das Früchte-Fasten erfüllt die Bedingungen einer enzym- und vitalstoffreichen Ernährung in idealer Weise, und das dürfte auch einer der wesentlichen Gründe für seine Wirksamkeit und einer der entscheidenden Vorteile gegenüber anderen Fasten- und Diätformen sein.

Nach gängiger Auffassung stellen Pflanzenenzyme für den menschlichen Organismus zunächst artfremde, exogene Nahrungsenzyme dar, die im Magen genau so wie körpereigene Enzyme – zum Beispiel die stärkespaltenden Amylasen im Speichel – durch Magensäure und das Enzym Pepsin in Aminosäuren und andere Vitalstoffe aufgespalten und dann im Darm weiter verdaut und resorbiert werden. Angesichts der ungeheuren Zahl und Komplexität der Stoffwechselvorgänge ist es nicht verwunderlich, daß über die Wirkungen der Pflanzenfermente im menschlichen Organismus noch relativ wenig bekannt ist. Inzwischen haben Forscher jedoch festgestellt, daß einige Pflanzenenzyme über die Magensperre hinaus in den Dünndarm und sogar ins Blut gelangen, um dort wieder reaktiviert zu werden. Im oberen Teil des Magens sind sie an der Vorverdauung beteiligt; dadurch kann die körpereigene Enzymzufuhr reduziert und wichtige Energie eingespart werden. Nach ein- bis zweiwöchigem Fasten (mit Früchten) kommt es außerdem zu einer Herabsetzung der Salzsäure-Werte im Magen, so daß säurebeständigere Enzyme leichter in den Darm gelangen können. Einige Tropenfrüchte, wie Ananas, Mango und Papaya, enthalten zum Beispiel (eiweißspaltende) *Proteinasen*, die in Magen und Darm aktiv bleiben und sich dort durch verdauungsfördernde Wirkungen bemerkbar machen. Da nicht nur die Erfahrung, sondern auch viele wissenschaftliche Untersuchungen ferner gezeigt haben, daß enzymreiche Frischkost vor und nach der Magenpassage anders wirkt als Kochkost (bei chemisch identischer Zusammensetzung), kann man generell von einer Verdauungserleichterung durch Nahrungsfermente ausgehen.

Es versteht sich von selbst, daß unser Wohlbefinden und unsere Gesundheit von einem ungestörten Funktionieren der Enzymaktivität abhängt. Sogar unsere Lebensdauer soll in einem direkten Zusammenhang mit der Gesamtmenge und Aktivität unserer Körperenzyme stehen. Es scheint, daß dieses Enzymkapital ein Maß für unsere Lebenskraft darstellt und unseren Gesundheitszustand anzeigt. Dabei wirkt sich für den Zivilisationsmenschen negativ aus, daß seine Nahrung enzymarm geworden ist, während sein Organismus im Grunde mehr Enzyme braucht und verbraucht als in früheren Zeiten, als er noch gesünder aß und lebte. Noch größer ist der Enzymbedarf für einen geschädigten oder kranken Organismus. Diesem Mangel läßt sich auf dreierlei Weise abhelfen:

a) durch Frischkost, denn nur daraus kann sich der Organismus mit (exogenen) Enzymen versorgen und so die Erschöpfung seiner (endogenen) Enzymreserven und -energien verhindern;

b) durch Fasten generell, weil dabei der Stoffwechsel auf Sparflamme läuft und reguliert wird;

c) durch Zufuhr von Enzym-Präparaten.

Vor etwa 50 Jahren hat die Medizin die vorbeugenden und heilenden Kräfte der Enzyme entdeckt, die heute in Form von Enzym-Präparaten und -Therapien so vielfältig und erfolgreich genutzt werden können, daß man nicht zu Unrecht von einer neuen Wunderwaffe, auch gegen schwere Krankheiten, spricht. Enzyme sind natürliche, körpereigene Heilmittel, von denen keinerlei schädliche Nebenwirkungen bekannt sind. Bei folgenden Gesundheitsproblemen verspricht eine Behandlung mit Enzymen Besserung: Verdauungsstörungen, Übergewicht, Alterserscheinungen, Streß, Wundheilung (Blutgerinnung), Entzündungen und Infektionen (durch Viren und Bakterien), Herz- und Gefäßleiden (Infarkt, Atherosklerose, Thrombose, Krampfadern), Immunschwäche, Rheuma, Krebs …

Doch außer der materiellen Seite dieser komplexen Substanzen und Reaktionen dürften gerade im Bereich der Enzyme noch feinstoffliche Faktoren ins Spiel kommen. Ebenso lebensnotwendig wie die Vitalstoffe, die der Organismus zur Aufrechterhaltung aller biologischen Funktionen aus der Nahrung benötigt, dürfte die *Lebendigkeit* sein, die in Form von Ordnung und Information an lebendige Zellstrukturen gekoppelt ist und den Organismus mit der nötigen geistigen Nahrung und Anregung versorgt. Diesen Fragen ist der Physik-Nobelpreisträger Erwin Schrödinger im Jahre 1943 in seiner Schrift »Was ist Leben?« nachgegangen, in der er Leben als ein Ordnungsgefüge definiert hat: Je mehr Energie ein lebendiges System besitzt, desto geordneter ist es, desto besser funktioniert es und desto weniger ist es dem Zerfall (der Entropie) unterworfen.

Wo Leben ist, sind auch Enzyme. In diesem Sinne sind Enzyme weit mehr als einfache Katalysatoren oder bloße Molekülkombinationen, sondern Träger des Lebensprinzips. Sie transportieren die kosmische Energie und die Schwingungen des Lebensprinzips, die alle molekularen Veränderungen in der lebendigen Zelle bewirken, ohne dabei die Enzyme selbst zu verändern oder zu vernichten. In den Samen befindet sich dieses Lebensprinzip im Schlummerzustand und kann, wie man an Weizenkörnern aus den ägyptischen Pyramiden festgestellt hat, unter entsprechenden Bedingungen über Jahrtausende erhalten bleiben. In den letzten Jahren ist ein ganz moderner Zweig der Naturwissenschaft, die *Biophysik*, den Schwingungen und Strahlungen des Lebensprinzips auf die Spur gekommen und hat sogar experimentell bestätigt, was der mystische Dichter Angelus Silesius zu Beginn des 17. Jahrhunderts in zwei kurzen Versen ausgedrückt hat:

»Das Brot ernährt uns nicht; was uns im Brote speist,
Ist Gottes ew'ges Wort, ist Leben und ist Geist.«

Aroma- und Geschmacksstoffe
(Riech- und Schmeckstoffe)

Aroma- und Geschmacksstoffe entstehen häufig erst während der Reife und verleihen den Früchten ihren unverwechselbaren appetitanregenden und erfrischenden Charakter. Unter *Aromastoffen* versteht man die leicht flüchtigen Verbindungen, während die schwerflüchtigen Substanzen zu den *Geschmacksstoffen* gerechnet werden. Der typische Obstgeschmack setzt sich aus einer ganzen Reihe von Faktoren zusammen, unter denen den *Geschmacks-* oder *Schmeck-stoffen* eine wichtige Rolle zukommt. Zu diesen gehören die *Bitterstoffe* wie zum Beispiel das Flavonoid *Narangin,* das für den typischen Geschmack von Grapefruits und anderen Zitrusfrüchten sorgt, oder das *Limonin,* das in Navelorangen und Grapefruits vorkommt.

Das *Aroma* einer Frucht setzt sich aus wesentlich mehr Komponenten zusammen, als entsprechende Geschmacksstoffe vorhanden sind. Die *Riech-* oder *Aromastoffe* müssen eine gewisse Flüchtigkeit aufweisen, damit sie ins Riechzentrum unseres Gehirns gelangen und dort wahrgenommen werden. Bei den Aromastoffen handelt es sich um Hunderte von chemisch zum Teil sehr kompliziert gebauten Substanzen, die entscheidend an der Aromabildung in Lebensmitteln beteiligt sind und ihnen ihren typischen Duft verleihen. So wird zum Beispiel das Aroma eines Apfels oder einer Orange von über 150 verschiedenen Riechstoffen bestimmt. Trotz ihrer großen Zahl ist der Anteil aller Aromastoffe am Gesamtgewicht verschwindend gering: beim Obst im Bereich von 0,1–10 mg. Viele dieser Geruchskomponenten kommen in den meisten Fruchtaromen vor. Dabei handelt es sich unter anderem um geruchsaktive Substanzen wie Alkohole, Ester, Aldehyde, Ketone, Kohlenwasserstoffe, Phenole, Äther sowie auch sauerstoff-, schwefel- und stickstoffhaltige Komponenten. Um den köstlichen Duft und die Heilwirkungen der Aromastoffe voll zu genießen, ist es wegen der hohen Flüchtigkeit dieser Substanzen am besten, die Früchte im Naturzustand zu verzehren und alle menschlichen Eingriffe auf ein Minimum zu beschränken. Gerade beim Früchte-Fasten dürfen wir uns mit Genuß darin üben, unsere vernachlässigten Sinne beim Essen voll einzusetzen. Über das breite Wirkungsspektrum dieser komplexen Stoffgruppen und ihr Zusammenspiel mit anderen Vitalstoffen ist noch weniger bekannt als über ihre biochemische Zusammensetzung. Ganz allgemein läßt sich feststellen, daß sie im Verein mit den Fruchtsäuren anregend auf die Geruchs- und Geschmacksnerven sowie auf alle Verdauungsorgane, besonders aber auf Leber und Galle, wirken. Dabei sind es vor allem die *ätherischen Öle*, welche die stärksten Kräfte entfalten. Sie wirken krampf- und schleimlösend, gallenanregend und -treibend, keimtötend und entzündungshemmend. In manchen Fällen kommt die antibiotische Wirkung bestimmter ätherischer Öle fast an die der Penicilline heran. Zu den typischen Vertretern dieser Stoffe im Obst gehören das Apfelsinen- und das Zitronenöl. Aroma- und Geschmacksstoffe gelangen teilweise in die Blutbahn, wo sie auf Gewebe und Organe wirken und schließlich durch Lungen und Nieren wieder ausgeschieden werden.

Ebenso wie im Bereich der Farben hat man in jüngster Zeit das alte Wissen um Wert und Wirkung pflanzlicher Duftstoffe wieder aufgegriffen und in vielfältiger Weise nutzbar gemacht. Duftessenzen beinhalten die Lebenskraft der Pflanzen in konzentrierter Form. Sie wirken direkt und intensiv auf unser Gehirn und unser Energiesystem und beeinflussen von dort aus alle psycho-physischen Funktionen des Organismus. Auf dieser Grundlage wurden auch verschiedene Formen der Aromatherapie entwickelt. Auch beim bewußten Umgang und Genuß von frischen Früchten bietet sich uns die Gelegenheit, kleine Entdeckungsreisen ins unbekannte Land der Dufterlebnisse und -wirkungen zu unternehmen.

Farbstoffe

Unübersehbar ist die reiche Farbfülle der Früchte, mit der eine schöne Obstauswahl unser Auge erfreut. Diese Farbenvielfalt zeichnet die Früchte vor allen anderen Lebensmitteln aus. Sie ist der Mischung zahlreicher Farbstoffe zu verdanken, die im wesentlichen in drei Stoffgruppen eingeteilt werden: *Chlorophylle, Carotinoide* und *Pflanzenphenole.*

Chlorophyll, das Blattgrün, dürfte, dank seiner weiten Verbreitung im Pflanzenreich und dank seiner immensen Bedeutung bei der Photosynthese, der bekannteste Farbstoff sein. Er kommt in einer blaugrünen und einer gelbgrünen Variante vor allem in Blättern und Blattgemüsen vor, ist aber in einer an Eiweiß gebundenen Form auch in Obstfrüchten vertreten. Der Chlorophyll-Anteil kann beim Spinat bis zu 10 mg (pro 100 g Trockensubstanz) betragen.

Mit mehr als 400 verschiedenen Farbstoffen bilden die *Carotinoide* in Obst, Gemüse und Kartoffeln eine große Farbstoff-Familie mit hellgelber Grundfarbe und einem Farbspektrum, das bis zu Rot-Violett reichen kann. Ihr Anteil im Obst ist meist geringer als im Gemüse, doch beträgt er zum Beispiel in Äpfeln 0,15 mg, in Aprikosen bis zu 3,5 mg und in Tomaten bis zu 7 mg. Der bekannteste Vertreter ist der Möhren-Farbstoff β-*Carotin,* dem die ganze Gruppe auch ihren Namen verdankt. Karotten enthalten bis zu 30 mg β-*Carotin.*

Die *Pflanzenphenole* stellen in Obst und Gemüse als Farb- und Geschmacksstoffe eine sehr wichtige Gruppe von Inhaltsstoffen dar, die z. B. im Obst in Anteilen von etwa 0,1 bis 1 g auftreten kann. Einige phenolische Verbindungen sind in reinem Zustand farblos, verfärben sich aber häufig auf Grund ihrer chemischen Reaktionsfreudigkeit. Die größte Gruppe innerhalb der Phenole bilden die *Flavonoide* mit zahlreichen Untergruppen (wie Flavonone, Flavonole, Flavone) und außerordentlich vielen Einzelverbindungen. Sie liefern die bunteste Palette, die von der Grundfarbe Gelb über Rot zu Violett und Blau wechseln kann. Abkömmlinge dieser physiologisch hochaktiven Stoffgruppe, die deshalb auch als Bioflavonoide bezeichnet wird, sind in Zitrusfrüchten besonders reich vertreten; einige davon besitzen antioxidative, krebshemmende Wirkungen. Zu den Pflanzenphenolen gehört auch die Gruppe der *Anthocyane*, zu denen vor allem die roten und blauen Farbstoffe in Blüten, Beeren und Gemüsen gehören. Den Bioflavonoiden und Anthocyanen wird eine wichtige Rolle bei der Zellatmung zugeschrieben.

Während die biochemischen Strukturen und Eigenschaften der Farbstoffe zum Teil geklärt sind, weiß die Wissenschaft über ihre Wirkungen im menschlichen Stoffwechsel und ihr komplexes Zusammenspiel mit anderen Stoffgruppen nur wenig. Dem *Chlorophyll* wurden früher wegen seiner engen chemischen Verwandtschaft mit dem Blutfarbstoff Hämoglobin so zahlreiche Heilwirkungen zugeschrieben, daß man es für ein Wundermittel hielt. Doch kann man davon ausgehen, daß die Energie der Pflanze über das Chlorophyll direkt auf die roten Blutkörperchen und das ionisierte Blutplasma übertragen wird. Erwiesen ist jedenfalls, daß es günstig bei Blutarmut und Erschöpfung wirkt, die Wundheilung fördert, Entzündungen hemmt und Bakterien vernichtet. Seine Wirkungen dürfen aber nicht isoliert, sondern nur in Verbindung mit anderen Wirkstoffen in spezifischen Gemüsearten und -kombinationen betrachtet werden. Neuere Untersuchungen haben ergeben, daß Chlorophyll zur Senkung des Cholesterinspiegels beiträgt und unkontrollierte Zellmutationen (die erste Stufe der Krebsbildung) hemmen kann. So hat sich zum Beispiel Spinat als hochwirksam gegen Nitrosamine, eine der gefährlichsten kanzerogenen Substanzen, erwiesen.

Manche Farbstoffe weisen auch vitaminartige Wirkungen auf, wie zum Beispiel das *β-Carotin* (als Provitamin A), der wichtigste Vertreter der Carotinoide. Über die krebsverhindernden Wirkungen der Carotinoide bei fast allen roten Früchten liegen vor allem aus den USA viele neue Erkenntnisse vor. Zu den Flavonen gehört das *Laktoflavin* (»milchgelb«), das dem Vitamin B_2 (Riboflavin) entspricht. Eine besondere Kombination von Flavonen bildet den sogenannten *Vitamin-P-Faktor* (Gefäßschutz-Faktor). Diese Farbstoff-Substanzen wirken festigend auf die Gefäßwände und fördern die periphere Durchblutung der Kapillaren. Das macht sie zu wertvollen Heilmitteln gegen Krampfadern, Durchblutungs- und Kreislaufbeschwerden. Außerdem fördern sie die Aufnahme von Vitamin A und Kalzium. Den zur Stoffgruppe der *Anthocyane* gehörenden Farbstoffen in dunklen Beerenfrüchten, Weintrauben und roten Rüben werden unter anderem bluterneuernde, gefäßschützende und krebshemmende Eigenschaften zugeschrieben.

Die zahlreichen Farbstoffe unterliegen in Verdauung und Stoffwechsel einer Vielzahl äußerst komplexer Reaktionen und Umwandlungen, von denen bis jetzt nur ein kleiner Teil erforscht ist. In diesem Zusammenhang fällt auch die Tatsache auf, daß nur die allerwenigsten Farbstoffe wieder in Urin und Stuhl erscheinen. Doch die Wirkung von Farbstoffen und Farben geht weit über den materiellen, biochemischen Aspekt hinaus. Letztlich nähren wir uns nicht so sehr von den Substanzen, die wir zu uns nehmen, sondern von den elektromagnetischen Energien, welche die lebendige Nahrung ausstrahlt und die unser Organismus zur Erhaltung und ständigen Neuschaffung des Lebens benötigt. Jedes Lebensmittel trägt mit seiner eigenen Schwingung zu diesen Lebensprozessen bei, und wo werden diese Schwingungen für uns schöner sichtbar als im bunten Farbspektrum der Früchte?

So neu diese Erkenntnisse im Westen auch sein mögen, in der altindischen (ayurvedischen) und der altchinesischen (taoistischen) Heilkunst und Ernährungslehre hat das Wissen um den Zusammenhang zwischen Farben und Energie eine lange Tradition. Jede Farbe steht in Verbindung mit einem bestimmten Energiezentrum in unserem Körper, und über diese Zentren können die Farben auf alle psychophysischen Körpersysteme und -funktionen wirken. In letzter Zeit hat man auf dieser Grundlage verschiedene Formen der Farbtherapie entwickelt. In seiner »Rainbow Diet« (»Regenbogen-Kost«) geht Gabriel Cousens[*] davon aus, daß wir den ganzen Regenbogen in unserer Ernährung benötigen und empfiehlt, die ganze Farbskala täglich einmal in einer bestimmten Reihenfolge zu sich zu nehmen. Bunte Farbenfülle zeichnet gerade die Früchte vor allen anderen Lebensmitteln aus. Was liegt also näher, als das Wissen um die Farben bewußt einzusetzen und beim Früchte-Fasten mit dem Regenbogen zu spielen? Denn Farben haben gewiß einen viel größeren Einfluß auf Gesundheit und Wohlbefinden, als wir glauben.

Gerbstoffe

Wie ein Teil der Farbstoffe, so gehören auch die Gerbstoffe zu den Pflanzenphenolen. Unter diesem Oberbegriff werden Substanzen zusammengefaßt, die gerbend wirken. Mit

[*] G. Cousens, Spiritual Nutrition and the Rainbow Diet, San Rafael, USA, 1986

Gerbsäure werden natürliche Gerbstoffe (wie z. B. *Tannine* und *Katechine*) bezeichnet, die teilweise auch in bestimmten Obstsorten vorkommen. Eine ihrer Funktionen besteht darin, die Pflanzen vor dem Angriff von Mikroorganismen zu schützen. Dabei handelt es sich meist um Gemische aus zahlreichen Substanzen mit sehr vielfältiger Zusammensetzung, die mehr in Gemüsen als in Obst zu finden sind. Relativ hoch ist ihr Anteil in Quitten und Mispeln sowie in manchen blauroten Beeren, wie Heidelbeeren, Ebereschen und roten Weintrauben, in denen sich der Gerbsäuregehalt vorwiegend in Traubenschalen (1,2%) und Kernen (3,5%) konzentriert. Schwarztee und manche Kräutertees enthalten aber wesentlich höhere Mengen. Bei der Reifung der Früchte kommt es zur Umwandlung und Abnahme der Gerbsäure-Anteile, was dazu führt, daß viele Früchte bei der Nachreife ihren herben Geschmack verlieren.

Gerbstoffe sind verantwortlich für den herben Geschmack bestimmter Tees, Früchte, Säfte und Rotweine. Während Fruchtsäuren, Aromastoffe und Enzyme eher anregend und lösend wirken, gilt für die Gerbsäuren das Gegenteil, denn sie können auch am lebenden Organismus leichte und meist günstige »Gerbwirkungen« hervorrufen: So wirken sie adstringierend und stopfend auf Magen- und Darmschleimhäute, entzündungshemmend, wundheilend und blutstillend. Die reizmindernde Wirkung bei Entzündungen und Wunden entsteht dadurch, daß sich die Gerbstoffe mit bestimmten Eiweißkörpern an der Oberfläche der betroffenen Schleimhäute verbinden und zu einer Schutzschicht verfestigen. Damit verlieren die Bakterien ihren Nährboden und können sich nur schlecht entwickeln, da nun weniger Zellflüssigkeit an die Oberfläche gelangt. Durch bestimmte Gerbstoffe können Zellen wirksam vor Angriffen geschützt werden; dadurch können Gerbstoffe (wie z. B. die Polyphenole) zur Krebsverhinderung beitragen. Viele Schwermetalle und Alkaloide (meist giftige organische Basen) werden durch Gerbsäuren ausgefällt, was zur Therapie entsprechender Vergiftungen benutzt werden kann. Da auch Eisen im Dünndarm ausgefällt wird, behindern gerbstoffreiche Lebensmittel und Getränke, wie zum Beispiel Schwarztee, die Aufnahme dieses wichtigen Spurenelements.

Weitere Inhaltsstoffe
(sekundäre Pflanzeninhaltsstoffe)

Außer Wasser, Mineralstoffen und primären Pflanzenstoffen (Kohlenhydrate, Proteine, Fette) gehören alle in diesem Kapitel beschriebenen Substanzen zu den *sekundären Pflanzen(inhalts)stoffen*. Diese entstehen nicht primär bei der Photosynthese, sondern sekundär bei der Verstoffwechselung der drei primären Pflanzenstoffe und bestehen aus zahlreichen, unterschiedlichen Verbindungen, ohne die das pflanzliche Leben nicht funktionieren könnte. Alle Pflanzen synthetisieren diese Substanzen in sehr geringen Mengen, um sich unter anderem vor Schädlingen und Krankheiten zu schützen. Bei gemischter Kost nehmen wir täglich etwa 1,5 g, bei vegetarischer Ernährung aber bedeutend mehr von diesen Substanzen auf, die sich aus 5000 bis 10 000 verschiedenen chemischen Verbindungen zusammensetzen. Da viele dieser Stoffe hitzeempfindlich sind, liegen sie in unerhitzter Frischkost in höchster Konzentration vor. Auch unsere Nahrungsauswahl wird durch diese Stoffe beeinflußt, denn die bunten Farbstoffe in den Früchten gehören ebenso dazu, wie die scharfen Geschmacksstoffe in Gewürzen und die anregenden Stoffe in Genußmitteln. Aus diesen Ausführungen über die Inhaltsstoffe der Früchte im allgemeinen und aus den Untersuchungsergebnissen über einzelne Früchte geht klar hervor, daß wir beim Früchte-Fasten sowie bei jeder anderen Form von Frischkost reichlich mit sekundären Pflanzenstoffen versorgt werden.

Nicht nur die Vitamine, sondern viele andere sekundäre Pflanzenstoffe zeichnen sich durch arzneiliche Wirkungen aus, die schon seit Jahrtausenden in der Naturheilkunde eingesetzt wurden. Mit dem Siegeszug der modernen Pharmakologie trat dieses Wissen im 20. Jahrhundert zunächst in den Hintergrund. In den letzten Jahren ist es jedoch zu einer Wiederentdeckung der physiologischen Wirkungen von Pflanzenstoffen gekommen. In einer Fülle von wissenschaftlichen Studien wurden vor allem die krebshemmenden Eigenschaften von Pflanzennahrung und -stoffen nachgewiesen. Es würde zu weit führen, an dieser Stelle im einzelnen auf die Vielfalt der günstigen Wirkungen einzugehen, die diese Stoffe auf Gesundheit und Wohlbefinden ausüben. Generell werden den sekundären Pflanzenstoffen die folgenden gesundheitsfördernden Eigenschaften (nach UGB-Forum 1/93, S.17) zuerkannt:

antikanzerogen (krebshemmend), antioxidativ (Neutralisierung aktiver Sauerstoffmoleküle, Bindung freier Metallionen, Einfangen zellschädigender Radikale), antimikrobiell (gegen Bakterien, Viren und Pilze), antithrombotisch, entzündungshemmend, cholesterinspiegelsenkend, blutdruckregulierend, blutzuckerregulierend, verdauungsfördernd, immunmodulierend (Beeinflussung des Immunsystems) …

Neben diesen positiven Eigenschaften haben manche dieser Stoffe auch unerwünschte Wirkungen: alle Pflanzengifte gehören ebenfalls zu dieser Stoffgruppe. Im Bereich der

sekundären Pflanzenstoffe besteht ein großer Forschungs-
bedarf, denn bei der Erforschung ihrer Wirkungsmechanis-
men steht die Wissenschaft erst am Anfang. Die bisherigen
Ergebnisse lassen in den nächsten Jahren jedoch eine Fülle
von neuen und nützlichen Erkenntnissen auf diesem Gebiet
erwarten.

Allgemeinwirkungen
des Fastens mit Früchten

Vorbemerkung

Das Fasten mit Früchten kann unter zwei Aspekten betrachtet werden: zum einen als eine Form des Fastens, das heißt der freiwilligen, bewußten Nahrungsenthaltung, mit allen bekannten, heilsamen Wirkungen des damit einhergehenden Fasten-Stoffwechsels; zum anderen als eine besondere Art von Obstkur oder Früchte-Monokost, bei der die natürlichen Heilkräfte von Früchten zur Anwendung gebracht werden. Die unterstützenden Begleitmaßnahmen (wie z. B. Massagen, Bäder, Bewegung, Meditation usw.) bilden dabei einen Nebenaspekt. Entscheidend ist die Gesamtwirkung des Früchte-Fastens, bei der eine Trennung dieser Aspekte im Einzelfall kaum möglich sein dürfte. Daher müssen beim Obstfasten die Wirkungen des Fastens und diejenigen der Früchte in ihrem Zusammenspiel betrachtet werden.

Beim Fasten mit Früchten handelt es sich um eine sanfte, gemilderte Art der Nahrungsenthaltung, des Verzichts und der Umstimmung, die in vieler Hinsicht den Wirkungen des reinen Fastens nahekommt. Da die therapeutischen Wirkungen des Fastens gründlich erforscht, beschrieben und praktiziert wurden, soll im folgenden die Frage nach den spezifischen Heilwirkungen der Früchte im Vordergrund stehen: ein Gebiet der Naturheilkunde, das im deutschen Sprachraum im Gegensatz zum Fasten ziemlich am Rande steht. Neben der im letzten Kapitel erörterten Frage nach den Allgemeinwirkungen des Obstes ist hierbei die Frage nach der spezifischen Wirksamkeit von bestimmten Früchten und ihren Kombinationen zu stellen: Sind einzelne Obstsorten mit einem Medikament zu vergleichen, dem ein genau definierter Wirkungs- und Anwendungsbereich zukommt? Obwohl viele Früchte, wie im vorigen Kapitel ausgeführt, beachtliche Anteile von therapeutisch wirksamen Substanzen enthalten, kommen beim Fasten mit Früchten noch zahlreiche andere Faktoren ins Spiel. Es erscheint deshalb fraglich, ob eine bestimmte Frucht oder Früchtekombination in der Art eines Medikaments zur Behandlung eines bestimmten Krankheitsbildes eingesetzt werden kann. Um den Nutzen des Früchte-Fastens zu beurteilen, müssen von Fall zu Fall weitere Faktoren berücksichtigt werden wie Konstitution und körperliche Verfassung, Vorbereitung und Einstellung, seelisch-geistige Faktoren, äußere Umstände und Bedingungen, begleitende therapeutische Maßnahmen und ihre individuelle Dosierung usw. Zu diesen wichtigen Faktoren gehört auch die zeitliche Dauer einer solchen Kur: Sie sollten mit mindestens drei Wochen rechnen, wenn Sie eine gründliche Heilung, Erneuerung und Leistungssteigerung erfahren wollen.

Von der Rolle des inneren Arztes als entscheidendem Heilfaktor und dem zeitlichen Ablauf in einer Reinigungs- und einer Regenerationsphase war schon im ersten Kapitel die Rede. Die mit dem Grundumsatz zusammenhängende körperliche und geistige Leistungsfähigkeit ist beim Fasten teilweise erheblichen Schwankungen unterworfen, doch kann man im allgemeinen eine gewisse Abnahme feststellen. Das erklärt sich zunächst daraus, daß die Brennstoffreserven des Körpers abgebaut werden. Auch die Wärmeerzeugung ist labiler: So kann die Körpertemperatur um etwa 1° C absinken, und trotz verbesserter Durchblutung neigt man beim Fasten zum Frösteln. Der Verzehr von Früchten mildert jedoch das Absinken des Energie-Stoffwechsels und der Leistungsfähigkeit. Vor allem die Zuckerstoffe im Obst fördern den Fettstoffwechsel und die Wärmeproduktion. Ferner üben die verschiedenen Wirkstoffe in den Früchten eine anregende Wirkung auf den Körper aus und sorgen dafür, daß die einzelnen Organe gut funktionieren und die allgemeine Leistungsfähigkeit erhalten bleibt.

Verdauungsorgane

Durch die Nahrungsenthaltung beim Fasten erfährt der Organismus eine außerordentliche Entlastung. Der Körper kann sich nun ganz auf Ausscheidung und Reinigung umstellen. Gestörte und geschädigte Verdauungsorgane erhalten so die Möglichkeit, zu heilen und sich zu regenerieren. Während beim reinen Fasten die Verdauungssekretionen abnehmen, regen Früchte diese Ausscheidungen an und wirken im gesamten Verdauungskanal reinigend, desinfizierend und entzündungshemmend. Sie tragen generell zur Harmonisierung gestörter Verdauungsfunktionen bei. Die Leber wird entlastet, entgiftet und reichlich mit Vitaminen und Mineralien versorgt; die Gallensekretion wird angeregt. Im Dünndarm entfalten bestimmte Inhaltsstoffe der Früchte bakterizide und schleimlösende Wirkungen, während die freiwerdenden Mineralien für ein alkalisches Milieu sorgen. Dank des relativ hohen Faserstoffgehalts sorgen viele Früchte im Dickdarm für laxative Wirkungen. Wird der Darm von Verstopfung befreit und von alten Ablagerungen gereinigt, so wird auch eine der Hauptursachen der krankmachenden inneren Vergiftung des Körpers beseitigt. Gleichzeitig sorgen bestimmte Wirkstoffe im Obst für die Reduzierung des pathologischen Bakterienanteils und damit für die Sanierung einer gestörten Darmflora.

Atmung

Durch die Entlastung des Bauchraums beim Fasten kann sich das Zwerchfell freier bewegen. Auch der verbesserte Blutkreislauf und die Regeneration aller Gewebe tragen zur Tonisierung der Atemmuskulatur und damit zu einer gesteigerten Lungenfunktion bei. Bei längerem Fasten kommt es im allgemeinen zu einem Absinken der Lungenventilation, aber im Verhältnis zum Gesamtenergieverbrauch wird die Atmung ökonomischer. Da dann mehr Kohlendioxid und Stickstoff ausgeatmet werden, wird die Entsäuerung gefördert. Außer ihrer respiratorischen Hauptfunktion erfüllen die Lungen noch wichtige Aufgaben bei der Ausscheidung von Rückständen und Schadstoffen. Dabei können die Wirkstoffe der Früchte anregend und unterstützend wirken. In Verbindung mit den Heilwirkungen des Fasten-Stoffwechsels fördern sie auch die Selbstreinigung des Lungengewebes. Insgesamt kommt es zu einer Tonisierung der Lungen und einer Aktivierung der selbsttätigen Atmung. Die Lungen werden dadurch besser durchblutet, so daß mehr Sauerstoff ins Blut gelangen kann. Bei einer Kur sollten diese heilsamen Prozesse im Lungenbereich durch geeignete Atemübungen und Bewegung in frischer Luft unterstützt werden.

Kreislauf- und Lymphsystem

Auch im Herz-Kreislauf-System und im Lymphsystem kommt es beim Fasten zu einer wohltätigen Entlastung. Blut- und Lymphstauungen können nun abfließen, Schad- und Schlackenstoffe werden abtransportiert, chronische Entzündungen heilen aus, so daß sich die Gefäße allmählich regenerieren können. Blutstauungen in überfüllten Organen und periphere Hindernisse in verstopften und deformierten Kapillaren werden allmählich beseitigt. Das Obstfasten fördert die Entwässerung der Gewebe und die Ausscheidung von Kochsalz, da nun bei stark reduzierter Natriumchlorid-Zufuhr der hohe Kalium-Anteil der Früchte seine Wirkung entfalten kann.

Durch die Aktivierung des Kapillar-Kreislaufs kommt es zu einer erhöhten Sauerstoffzufuhr in den Geweben. Das fördert vor allem die innere Atmung der Zellen, die für die Stoffwechsel-Chemie von größter Wichtigkeit ist. Umgekehrt hat jede Herz-Kreislauf-Krankheit weitreichende, negative Folgen für den Zellstoffwechsel; doch scheint gerade Früchtekost generell zur Beseitigung von Stoffwechselstörungen beizutragen. Insgesamt bewirkt das Fasten eine Anregung und Verbesserung des ganzen Kreislaufs. Auch der Blutdruck normalisiert sich (nach unten oder oben) erstaunlich schnell, so daß manchmal schon nach einer Woche entsprechende Medikamente weitgehend reduziert und abgesetzt werden können. Die Spannung und die Elastizität der Gefäße nehmen wieder zu. Da die Blutmenge beim Fasten sich etwas verringert und der reichliche Obstgenuß eine erhöhte Viskosität (Zähflüssigkeit) des Bluts herabsetzt, werden Herz und Arterien entlastet. Auch die Gefäßwände können wieder besser durchblutet werden. Bei längerem Fasten hat man festgestellt, daß der Herzmuskel sich etwas »gesundschrumpft« und seine normale Tonisierung (gleichmäßige Spannung) wiederfindet. Die Herz-Kreislauf-Tätigkeit kann sozusagen im Schongang wesentlich ökonomischer arbeiten. Mit den fastenüblichen Herz- oder Kreislaufschwächen ist beim Obstfasten kaum zu rechnen, da die Zuckerstoffe im Obst genügend Energie spenden und die zahlreichen Vitalstoffe gleichzeitig anregend und kräftigend wirken.

Gewichtsabnahme, Entgiftung und Entschlackung (purgatio)

Wenn wir dem Körper keine oder nur wenig Nahrung zuführen, ist er gezwungen, von seinen Reserven zu zehren und auf den Abbau-Stoffwechsel umzuschalten. Dabei kommt es im Normalfall zu Gewichtsverlusten, die nach einem anfänglichen Gewichtssturz durch starke Wasserverluste im Laufe der Zeit allmählich in einer flachen Kurve auslaufen. Diese Gewichtsverluste, die auch vom Konstitutionstypus des Fastenden abhängen, sind beim Fasten mit Früchten im allgemeinen genau so groß wie beim strengen Fasten. Wenn nicht ausschließlich Früchte mit hohem Brennwert in großen Mengen (z. B. über 2 kg Bananen täglich) verzehrt werden, beträgt die Kalorienzufuhr höchstens ein Drittel bis die Hälfte des normalen Betrags. Diese mäßige Energiezufuhr bleibt meistens ohne Auswirkungen auf das Gewicht, denn die guten diuretischen und laxativen Wirkungen (in Verbindung mit der hohen Kalium-Zufuhr) vieler Obst- und Gemüsesorten sorgen dafür, daß nichts Überflüssiges angelagert wird.

Manche Menschen können bei bestimmten Obstsorten und Anwendungsformen, wie beim strengen Trauben-Fasten, sogar mit stärkerer Gewichtsabnahme rechnen als zum Beispiel beim Saft- und Teefasten. In manchen Fällen kann eine Kombination der Methoden empfohlen werden, indem wir beim Früchte-Fasten strenge Fastentage (mit Null-Diät) oder sogar Dursttage einlegen.

Beim Fasten werden die verschiedenen Körpergewebe nicht gleichmäßig, sondern nach ihrer Lebenswichtigkeit abgebaut. Dabei nimmt das Fettgewebe am ersten und stärksten ab. Die Fettverbrennung, aus der beim Fasten Energie entsteht, wird durch den hohen Zucker- und Alkaligehalt der Früchte unterstützt, denn im »Feuer« der Kohlenhydrate verbrennen die Fette leichter. Die nächsten Gewebe, die nach dem Fettgewebe der Hungerschrumpfung unterliegen, sind Drüsen wie Leber und Bauchspeicheldrüse, Muskelzellen und Bindegewebe. Im allgemeinen dürften Gewebe und Zellverbände der Abnahme um so besser widerstehen, je spezialisierter und damit lebensnotwendiger sie sind und je mehr sie (auch während der Fastenzeit) betätigt werden. Nerven- und Gehirnzellen kommen an letzter Stelle. Die Wirkstoffe der Früchte mildern aber die fastenbedingten Verluste des Organ- und Muskelgewebes und erhalten seine Leistungsfähigkeit.

Die reinigenden Wirkungen des Fastens gehen aber weit über den bloßen Abbau von Fettreserven und die Gewichtsreduktion hinaus. Unter diesen Heilwirkungen dürften der Entgiftung und Entschlackung die größte Bedeutung zukommen. Sinn und Zweck dieser Reinigungsvorgänge ist es, unbrauchbare oder gefährliche Schadstoffablagerungen und Stoffwechsel-Abbauprodukte herauszulösen, zu verbrennen und auszuscheiden. Dabei ist die Autolyse beim richtigen Fasten so effektiv, daß ihre Wirkung zu Recht mit einem »inneren Skalpell« verglichen wird. Als Hauptursache der Vergiftung (Toxämie) und Verschlackung gilt die

Überfütterung: die übermäßige Zufuhr der Hauptnährstoffe (Kohlenhydrate, Fette, Proteine) in konzentrierter und denaturierter Form bei gleichzeitiger Mangelversorgung mit essentiellen Vitalstoffen. Im Verhältnis zum Energieumsatz durch Bewegung und Körperfunktionen nehmen wir tote Kalorien in solchen Mengen zu uns, daß der Organismus sie weder vollständig verbrennen noch ausscheiden kann. Weitere Faktoren, die neben falscher Ernährung zur Toxämie und damit zur erschreckenden Zunahme der Zivilisationskrankheiten führen, sind unter anderem: Vergiftung (durch Umweltgifte, Krankheiten und Medikamente), falsche Ernährung, Drogen und Genußmittel, seelische Störungen, schlechte Luft, mangelnde Sonne, mangelhafte Atmung und Bewegung, gestörte Körperfunktionen (vor allem bei den Ausscheidungsvorgängen) und geschwächte Lebenskraft.

Eine erste Entgiftung und Entschlackung erfolgt bereits im Zusammenhang mit der fastenbedingten Schrumpfung der verschiedenen Körpergewebe. Entscheidend ist aber die Reinigung des Zwischenbindegewebes. Dieses zwischen den Zellen gelegene Bindegewebe ist offenbar dazu bestimmt, Abfallstoffe, die nicht verarbeitet und ausgeschieden werden können, in sich zu lagern, um sie bei Bedarf wieder in den Blut- und Lymphkreislauf abzugeben. Die gründlichste Entschlackung erfolgt bei der Null-Diät, weil sich der innere Arzt dabei ausschließlich der Ausscheidung widmen kann und dem Organismus auch keine neuen Schadstoffe mehr zugeführt werden. Auch beim Früchte-Fasten erfolgt eine allmähliche Entgiftung und Reinigung aller Zellen und Gewebe; doch setzt das voraus, daß die Obstkur über einen längeren Zeitraum durchgeführt wird und dabei möglichst reine und lebendige Früchte verwendet werden.

Da Nieren und Dickdarm unsere wichtigsten Ausscheidungsorgane sind, sollte in besonderem Maße auf ihr reibungsloses Funktionieren geachtet werden, denn sonst besteht auch beim Fasten die Gefahr der Selbstvergiftung (Auto-Intoxikation). Während bei völliger Nahrungsenthaltung der Stuhlgang meist aussetzt und deshalb mit Einläufen oder sanften Abführmitteln nachgeholfen werden muß, funktionieren Darmentleerung und -entgiftung beim Obstfasten besser. Es sind vor allem die Faserstoffe, welche die Darmtätigkeit anregen und den Stuhlgang erleichtern. Aber auch Fruchtsäuren und Aromastoffe fördern neben anderen Wirkstoffen alle Ausscheidungsvorgänge. Die meisten Früchte zeigen nicht nur gute diuretische Wirkungen, die man leicht am Urinfluß beobachten kann, sondern unterstützen auch die Nierenfunktion. Sie wirken ausgleichend und entzündungshemmend, und sie fördern die Ausscheidung von Harnsäure und von anderen teilweise giftigen Zwischenprodukten des Eiweiß-Stoffwechsels. Es kann sogar zu Harnkrisen kommen, bei denen hochkonzentrierter, trüber und übelriechender Urin entleert wird.

Schließlich werden mit der Atmung durch Haut und Lungen ebenfalls giftige Schlackenstoffe ausgeschieden, deren üble Gerüche sich besonders in den Anfangstagen einer Kur unangenehm bemerkbar machen können. Bei längerem Fasten verschwinden diese Ausscheidungsgerüche allmählich; dagegen enthalten manche Früchte offenbar Substanzen, die diese Stinkstoffe vor ihrer Ausdünstung neutralisieren. Doch sollte deshalb beim Fasten mehr als sonst auf gründliche Körperpflege und Hygiene geachtet werden.

Umstimmung (alteratio)

Schon die Entlastung der Verdauungsorgane beim Fasten wird als erleichternde, befreiende und entspannende Umstimmung erfahren. Damit ist um so mehr zu rechnen, wenn man das Fasten nach ein paar Tagen der Nahrungsumstellung und -reduktion mit einer gründlichen Darmreinigung beginnt. Im Verlauf des eigentlichen Fastens erfolgen dann weitere Umstimmungsvorgänge, bei denen aber im Einzelfall viele wechselnde Faktoren eine Rolle spielen, so daß hier nur gewisse Grundtendenzen aufgezeigt werden können.

Für die Umstimmung beim Fasten mit Früchten ist es sehr wichtig, welche Frucht oder Fruchtsorten man auswählt und wie man sie verzehrt. Wenn man sich dabei an die in diesem Buch dargestellten Regeln hält und die individuellen Faktoren nicht außer acht läßt, dürfte es beim Fasten mit Früchten weder zu größeren Verstimmungen bei der Geschmacksanpassung noch bei der Verträglichkeit oder im Verdauungsbereich kommen. Falls es bei einer strengen Obstkur mit einer einzigen Frucht zu Reizungen und Überdruß kommt, ist Abwechslung bei der verwendeten Obstsorte und Variation der Fastenmethode (z. B. ein Zwischentag mit Null-Diät) zu empfehlen.

Der mit dem Fasten einsetzende Abbaustoffwechsel führt zu teilweise deutlichen Substanzverlusten in den verschiedenen Geweben und in den Zellen selbst – je nach der Lebenswichtigkeit der abgebauten Substanzen. Mit dem Abbaustoffwechsel geht anfangs oft eine deutliche Übersäuerung im Stoffwechsel (Fasten-Azidose) einher, die in den ersten Fastentagen zu verschiedenen Störungen und Krisen führen kann. Ausscheidungs- oder Reinigungskrisen gehören aber zum Fasten und sind als positives Zeichen für dessen Wirksamkeit zu begrüßen. Sie können durch verschiedene

Faktoren ausgelöst werden und jederzeit auftreten. Auf keinen Fall sollte in solchen Fällen das Fasten übereilt abgebrochen oder irgendwelche Notmaßnahmen eingeleitet werden, denn im allgemeinen halten diese kritischen Stimmungen nicht lange an. Beim Verzehr von Früchten treten solche Krisen, wenn überhaupt, in gemilderter Form auf, denn der hohe Gehalt an basischen Alkali-Ionen in den Früchten neutralisiert die herausgelösten sauren Stoffwechselschlacken und sorgt so für einen physiologischen, leicht alkalischen pH-Wert in den Zellen. Gleichzeitig fördern die Zuckerstoffe im Obst die Verbrennung von Fett und Schlacken. Bei den damit verbundenen vielfältigen Umlagerungsprozessen im Organismus kann es manchmal auch zu Verstimmungen kommen, die im allgemeinen aber schnell vergehen.

Häufig führt das gestörte Hungergefühl am Beginn einer Fastenkur zu einer gewissen seelischen Grundverstimmung, die aber nach wenigen Tagen verschwindet. Bei längerem Fasten normalisieren sich diese Reaktionen, und das Hungerzentrum im Zwischenhirn funktioniert wieder normal. Beim Früchte-Fasten werden dagegen kaum derartige Hungergefühle auftreten, da das Obst mit seinem relativ großen Volumen zu einem gewissen Sättigungsgefühl verhilft. Bei dieser Form der reduzierten, bewußten und natürlichen Nahrungsaufnahme sollten wir lernen, uns von der gedankenlosen Routine fester, üppiger Mahlzeiten zu lösen, auf die echten Hungersignale unseres Organismus zu hören und die Nahrung als Liebesbrief des Schöpfers zu begreifen und zu genießen. Auch im Bereich des vegetativen Nervensystems kann es beim Fasten zu Schwankungen und Irritationen kommen. Diese sehr unterschiedlichen Formen der »vegetativen Gesamtumschaltung« (nach E. Heun, Die Rohsäfte-Kur, Stuttgart 1960) lassen sich aber kaum auf einen

Nenner bringen. Grundsätzlich kann man aber immer wieder feststellen, daß ein längeres Obstfasten auch in diesem Bereich mildernd und ausgleichend wirkt und daß entsprechende Verhaltens- und Regulationsstörungen sogar gebessert werden.

Regeneration (regeneratio)

Der bekannte Fastenarzt O. Buchinger jun. bezeichnet das Fasten als »ausgesprochen zentral wirkende Kurmethode«, die es dem Organismus ermöglicht, Störungen vom Zentrum aus zu beheben und die Regeneration von innen heraus zu entwickeln. Dabei ist zu bedenken, daß es zu einer echten Erneuerung erst nach längerer Fastendauer kommen kann. Denn eine echte Regeneration kann erst dann einsetzen, wenn die Reinigungs- und Umstellungsvorgänge weitgehend abgeschlossen, Störungen beseitigt und Krankheiten ausgeheilt sind. Die erneuernden und verjüngenden Wirkungen des Fastens werden durch den Genuß von Früchten sicher gefördert, was vor allem den im frischen Obst reichlich enthaltenen Vitalstoffen zu verdanken ist. Natürlich kommen bei diesen Vorgängen eine Vielzahl von physiologischen Faktoren und individuellen Voraussetzungen ins Spiel. So sind die verschiedenen Körperorgane und Gewebe in sehr unterschiedlichem Maße regenerationsfähig, und jeder Mensch spricht in individueller Weise auf die Wirkungen des Fastens an.

Nach längerem Fasten sehen die meisten Menschen auffallend verjüngt aus. Fasten führt nämlich zu einer besseren Durchblutung und Tonisierung der Haut, die dabei reiner und weicher wird. Auch auf die gesamten Schleimhäute im Körperinnern wirkt das Fasten reinigend und erneuernd, was sich leicht an den Veränderungen des Zungenbelags oder an entsprechenden Ausscheidungen beobachten läßt. In den Früchten dürfte es vor allem das »Schönheitsvitamin« A sein, das bei der Hauterneuerung mitwirkt. Durch Fasten wird außerdem die Wundheilung beschleunigt, so daß vor Operationen eigentlich ein mehrtägiges Fasten anzuraten wäre. Durch den Verzehr bestimmter Fruchtsorten heilen Wunden schneller und besser. Die adstringierenden und antiseptischen Eigenschaften mancher Früchte machen sie teilweise hervorragend geeignet für äußere Anwendungen in verschiedenster Form. Johanna Brandt, die Pionierin der Traubenkur im 20. Jahrhundert, berichtet in ihrem Buch *The Grape Cure* sogar, wie offene Tumore mit Traubenumschlägen geheilt wurden (siehe Teil II, Berichte und Zeugnisse aus der Praxis).

Auch an den inneren Organen, Drüsen und Gefäßen machen sich nach längerem Fasten positive Erneuerungswirkungen bemerkbar. So ist vor allem die Leber sehr regenerationsfähig und vermag großen Nutzen aus der Nahrungsenthaltung (vor allem dem Eiweißentzug) zu ziehen. Verschiedene Wirkstoffe im Obst unterstützen diese Vorgänge: Fruchtsäuren und Aromastoffe fördern die Ausscheidung von Giftstoffen und Galle, während Minerale und Vitamine zur Erneuerung des Lebergewebes beitragen. Fasten ist auch das beste Mittel, um Nierenschäden auszuheilen. Ferner hat es sich als gute Therapie gegen Atherosklerose und andere degenerative Veränderungen der Gefäße bewährt. Bei vielen Früchten ist eine regenerierende Wirkung auf die Gefäßwände nachgewiesen. Fasten wirkt erneuernd auf alle inneren Drüsen, die dabei eine Entlastung und Reinigung sowie eine Harmonisierung ihrer Funktionen erfahren. Um Alterserscheinungen vorzubeugen, ist es gerade bei älteren Menschen besonders wichtig, die Funktion der Schilddrüse zu aktivieren. Dazu eignen sich vor allem Gemüse- und Obstsorten mit reichem Gehalt an Vitamin A und Jod (Knoblauch, Zwiebeln, Kresse), in Verbindung mit einer anschließenden Umstellung auf eine Ernährung mit hohem Frischkost-Anteil. Auch auf Geschlechtsdrüsen, Nebennieren und Hypophyse (Hirnanhangsdrüse) scheint Fasten anregend, erneuernd und ausgleichend zu wirken.

Mit zunehmendem Alter und bei mehrwöchigem Fasten läßt auch die Energie- und Wärmeerzeugung im Körper nach. Wenn bei längerer Fastendauer aber die Depotsubstanzen im Fett- und Bindegewebe sowie in den Zellen aufgezehrt sind, erfolgt eine allgemeine Aktivierung des inneren Stoffwechsels, die als funktionelle Regeneration bezeichnet wird. Dadurch kann es zu einer deutlichen Zunahme der Energieproduktion im Verhältnis zum Körpergewicht kommen. Allerdings müssen kranke und besonders verschlackte Menschen auf dem Weg zu diesem Ziel mit Schwierigkeiten und Krisen rechnen.

Von besonderer Bedeutung für die Regenerationsvorgänge sind die Teile des Bindegewebes, die sich besonders gut erneuern. Das gilt in erster Linie für das weiche (schleimartige und elastische) Bindegewebe, während das Sehnengewebe sich sehr schlecht verjüngt. Da das Zwischenzell-Bindegewebe der Deponierung von Schlackenstoffen dient, muß es vor allen anderen Geweben und Organen entgiftet und gereinigt werden, damit die Erneuerung insgesamt voranschreiten kann. Unter den regenerierenden Substanzen in den Früchten zeichnet sich besonders das Vitamin C durch seine positiven Wirkungen auf Zellaufbau und -stoffwechsel aus. Durch Fasten werden schließlich die Funktionen des Nervensystems entlastet. Auch wenn die Neubildung von Nervenzellen eine strittige Frage ist, so kann doch mit einer Reinigung und Entschlackung dieser Zellen gerechnet werden, und damit mit der Möglichkeit einer Wiederherstellung gestörter Nervenfunktionen. Wer einmal länger gefastet hat, kennt die angenehmen Gefühle, die sich allmählich mit größerer seelischer und geistiger Leichtigkeit, Klarheit, Offenheit, Gelassenheit und Freude einstellen. Sie hängen sicher mit der funktionellen Regeneration des Nervensystems zusammen, und die Zufuhr hochkomplexer Lebenssubstanzen aus Früchten dürfte diesen Vorgängen in einem Maße förderlich sein, das weit über den materiellen Stoffwechselrahmen hinausgeht. An dieser Stelle wird deutlich, wie eng die drei Lebensbereiche von Leib, Seele und Geist miteinander verwoben sind und wie künstlich und verzerrend sich ihre Trennung bei einer einseitigen Betrachtung des Fastens auswirken würde.

Verschiedene Formen von Obstkuren

Wenn es Ihnen zu schwierig erscheint, nach der im folgenden Kapitel dargestellten Methode selbständig ein reines
Früchte-Fasten durchzuführen, dann haben Sie die Auswahl
aus einer Vielzahl von *Kur- und Diätformen*, um je nach Ihren
Bedürfnissen und Möglichkeiten die heilsamen Wirkungen
der Früchte zu genießen. Aus dem reichen Wissens- und
Erfahrungsschatz der Volksmedizin und Naturheilkunde
sollen im folgenden die wichtigsten Anwendungsformen
vorgestellt werden.

Obstmahlzeiten und Obsttage

Obstmahlzeiten und Obsttage können Sie mit allen Sorten
von Früchten und ganz nach Ihren Wünschen und Bedürfnissen gestalten. Sie sind besonders dann zu empfehlen,
wenn Sie Ihrem Organismus einmal eine kurze Erholungs-
pause gönnen wollen, zum Beispiel nach Eßsünden. Solche
Obst-Monomahlzeiten oder *Obsttage* sind um so wirkungsvoller,
je regelmäßiger sie sie einlegen. Sie können auch über einen
längeren Zeitraum eine bestimmte Frucht als Vorspeise zu
sich nehmen, am besten ein halbe bis eine Stunde vor der
Mahlzeit. Für eine tägliche Früchtemahlzeit (mono oder
gemischt) eignet sich besonders das Frühstück, denn Obst
kann seine Wirkungen am besten auf nüchternen Magen
entfalten. Da das übliche herzhafte Frühstück den Körper
eher belastet und ihm zunächst mehr Energie entzieht, als

es ihm liefern kann, ist diese Form des *Morgenfastens* sehr zu empfehlen. Besonders während der Reifezeiten der verschiedenen Obstarten sind regelmäßige Obstschalttage (z. B. ein Tag pro Woche mit einer oder mehreren Sorten) eine Wohltat für Leib und Seele; im Sinne eines *Kurzfastens* können Sie auch ab und zu ein Obst-Wochenende einlegen.

Vier Arten von Obstkuren

Bei längeren Obstkuren unterscheiden wir im wesentlichen vier Grundformen in der Durchführung:

a) kombinierte oder *gemischte Form:* Dabei kombinieren Sie Obstmahlzeiten mit geeigneter anderer Nahrung. So können Sie zum Beispiel in der Reifezeit einer bestimmten Frucht diese wochen- oder monatelang als Frühstück oder als Abendessen zu sich nehmen oder auch 1–2 Obsttage pro Woche einlegen. Ein Beispiel dafür ist die bekannte Meraner Traubenkur, bei der außerhalb der Mahlzeiten täglich zwei oder mehr Portionen Trauben verzehrt werden.

b) alternierende oder *Intervall-Form:* Dabei wechselt über einen längeren Zeitraum ein Obsttag mit einem Normalkosttag. Eine andere Möglichkeit besteht darin, nicht jeden Tag zu wechseln, sondern einem bestimmten Wochenrhythmus zu folgen: Über mehrere Wochen hintereinander wechseln dann zum Beispiel 2–4 Obsttage mit anschließend 5–3 Normalkosttagen pro Woche.

c) zyklische Form: Dabei steigern Sie über einen längeren Zeitraum die Obstmenge und die Zahl der Obstmahlzeiten

stufenweise, um dann in derselben Weise zum Ausgangs-
punkt zurückzukehren:

Zum Beispiel: l. Woche – Obstfrühstück
2. Woche – Obst zum Frühstück und Abendessen
3. Woche – nur Obst
4. Woche wie 2. Woche
5. Woche wie 1. Woche
Natürlich können Sie den 1-Wochen-Rhythmus auf 3 oder
5 Tage verkürzen. Auch bei länger dauernden Formen der
Meraner Traubenkur wird die tägliche Traubenration
schrittweise auf 3–5 Pfund gesteigert, um dann gegen Ende
wieder reduziert zu werden.

d) reine oder *strenge Form:* Beim eigentlichen Fasten mit
Früchten essen Sie über einen längeren Zeitraum (von
mehreren Tagen bis Wochen) ausschließlich Obst (von
einer Sorte). Das allgemeingültige Muster für ein solches
Früchte-Fasten finden Sie im folgenden Kapitel (»Und so
wird es gemacht«). Die darin dargestellten Prinzipien, Regeln und Hinweise gelten für alle Formen des Früchte-Fastens. Das klassische Beispiel für eine Obstkur in diesem
Sinne ist die Traubenkur.

Sorgfältige Vorbereitung

Natürlich lassen sich diese Grundformen des Früchte-Fastens auch untereinander oder mit anderen Formen von
Diät und Nahrungsenthaltung kombinieren. Die von a) bis
d) zunehmende Intensität und Strenge der Kuren stellt
wachsende Anforderungen an Sorgfalt und Disziplin bei der
Durchführung. Das beginnt schon mit der Vorbereitungs-

phase und gilt ebenso für die abschließende Übergangspha-se, die beide ebenso wichtig wie die eigentliche Fastenzeit sind.

Auch bei der *Vorbereitung* und *Entlastung* gibt es verschiedene Möglichkeiten: Wenn Sie rasch ins Fasten einsteigen wollen, wird im allgemeinen empfohlen, mindestens 1–3 Tage vor-her die Zufuhr von Nahrungs- und Genußmitteln zu redu-zieren und sich auf Obst und Frischkost umzustellen. Je nach Art der Kur gibt es genaue Ernährungsanweisungen für diese Vorbereitungstage. Je nach Obstsorte und Verträg-lichkeit ist es auch ratsam, den Organismus allmählich an eine bestimmte Frucht zu gewöhnen. Überhaupt können Sie sich wochenlang in aller Ruhe vorbereiten, wenn Sie es nicht eilig haben. Am Ende der Vorbereitungszeit sollte auf jeden Fall eine gründliche Darmreinigung stehen. Im An-schluß daran empfiehlt es sich, zur Entlastung des Organis-mus, zur Schonung und Reinigung des Verdauungssystems und zur Erleichterung der Stoffwechselumstellung vor dem eigentlichen Früchte-Fasten noch 1–3 reine Fasttage einzu-legen.

Das Wichtigste beim Fasten: der Übergang

Ganz entscheidend für den Erfolg des Früchte-Fastens ist der kontrollierte *Übergang* zu normaler Ernährung: Je mehr Zeit Sie sich für diese Aufbauphase lassen und je länger Sie bei lebendiger Frischkost bleiben, desto dauerhafter wer-den die Wirkungen des Früchte-Fastens sein. Wer an ernäh-rungsbedingten oder sonstigen Zivilisationskrankheiten lei-det, sollte sich darüber im klaren sein, daß ein längeres Fasten nur dann zu einer dauerhaften Besserung führt, wenn im Anschluß daran eine *Umstellung* auf eine naturgemäße, gesunde Ernährungs- und Lebensweise erfolgt. In vielen Fastenbüchern finden Sie detaillierte Anleitungen (mit Speiseplänen und Rezepten) für die Zeit des Übergangs und der Umstellung, und an Literatur, Informationsmöglichkeiten und Kursen zum Thema gesunde (vegetarische) Ernährung herrscht kein Mangel.

Was tun bei Fastenkrisen?

Grundsätzlich gilt für alle Formen des Fastens, daß Sie mit um so besseren Wirkungen rechnen können, je bewußter, sorgfältiger und disziplinierter Sie sich bei der Durchführung verhalten. Wenn Sie eine gründliche Besserung oder Heilung von ernsthaften Beschwerden erreichen wollen, empfehlen alle Autoren eine (Mindest-)Dauer von 3 Wochen. Bei solchen längeren Kuren ist natürlich mit gewissen Schwierigkeiten, den sogenannten Fasten-, Reinigungs- oder Heilkrisen, zu rechnen: Da diese erfahrungsgemäß von vorübergehender Natur sind, ist es am besten, ihnen möglichst wenig Beachtung zu schenken und sie als positive Zeichen für die Heilwirkungen der Kur zu werten. Natürlich steht es Ihnen frei, zu sanfteren Formen des Fastens zu wechseln, die Mittel und Anwendungsformen zu variieren oder allmählich das Fastenbrechen einzuleiten. Falsch, schädlich und gefährlich wäre dagegen ein plötzlicher Abbruch des Fastens!

Wann, wie oft und wie lange kann ich fasten?

Bei längeren Obstkuren spielen noch weitere Faktoren eine wichtige Rolle. Der *Zeitpunkt* einer Kur richtet sich einmal nach den individuellen Bedürfnissen und Möglichkeiten, zum anderen gerade beim Früchte-Fasten nach den natürlichen Bedingungen. Günstig sind Perioden ohne allzu große äußere Aktivitäten sowie die Reifezeiten ausgewählter Früchte. Die *Häufigkeit* einer Kur richtet sich vor allem nach den physischen Voraussetzungen. Trotzdem ist eine gewisse Regelmäßigkeit erstrebenswert: Wenn es Ihnen nur um Reinigung und Vorbeugung geht, genügen eine längere Obstkur pro Jahr (oder alle zwei Jahre) oder jährlich zwei kürzere Fastenperioden von 1–2 Wochen (z. B. reines Fasten im Frühling und Früchte-Fasten im Herbst). Ein 1 bis 3tägiges Obst-Fasten läßt sich natürlich entsprechend häufiger durchführen.

Der *Dauer* einer Obstkur scheinen keine zeitlichen Grenzen gesetzt zu sein, denn es sind selbst von schwerkranken Menschen genügend Fälle bekannt, in denen über Wochen und Monate reine Obstkuren mit besten Ergebnissen durchgeführt wurden. Was die gemischten Obstkuren angeht, so sei auf die zahlreichen »Fruitarier« und »Sonnenköstler« verwiesen, die sich über Jahre und Jahrzehnte ausschließlich von frischen Früchten (mit Nüssen, Samen und Keimen) ernähren und sich dabei rundum wohl befinden.

Unter der Voraussetzung, daß keine allzu großen und unerwarteten Hindernisse auftauchen, hängt es von drei Faktoren ab, wie lange Sie mit Früchten fasten wollen:

a) Ihrem Ziel, zu dem unter anderem auch die Dauer gehören kann;
b) Ihren physischen und psychischen Kräften und Energien;
c) Ihrem persönlichen Befinden und Ihren Fasten-Erfahrungen.

Sobald Sie eine Heilung oder deutliche Besserung verspüren, können Sie das Fastenbrechen einleiten. Dasselbe gilt aber auch im gegenteiligen Fall: Wenn eine Fastenkrise so tief und hartnäckig ist, daß sich nach Tagen noch keine Besserung zeigt, ist es Zeit aufzuhören. Am Anfang des Buches wurde bereits darauf hingewiesen, wie wichtig es ist, sich bei einer Fastenkur sorgfältig zu beobachten und mit fastengeschärften Sinnen auf die Botschaften von Leib und Seele zu lauschen. Deshalb gilt auch für das Früchte-Fasten die alte Fastenweisheit, sich nicht mit unerfüllbaren zeitlichen Vorgaben unter Druck zu setzen, sondern immer nur einen Tag richtig zu fasten und danach den nächsten. Dann werden Sie spüren, wann es genug ist.

Was darf ich essen und trinken?

Bei den sanfteren und gemischten Formen des Früchte-Fastens ist mit Sorgfalt zu bedenken, welche zusätzlichen *Lebensmittel und Getränke* man auswählt. Grundsätzlich gilt, daß hier weniger mehr ist: Das bedeutet unter anderem, daß vor allem denaturierte, konzentrierte und schwerverdauliche Nahrungsmittel und Getränke zu meiden sind und daß eine allzu große Nahrungsvielfalt die Heilwirkungen beeinträchtigt. In der Literatur findet sich dazu eine Vielzahl von teilweise widersprüchlichen Empfehlungen, die sich letztlich auf einen einfachen Nenner bringen lassen: Für die *Nahrung* heißt das, daß leichte vegetarische Vollwertkost mit hohem Frischkostanteil die erste Wahl ist. Dazu können Sie in geringen Mengen Weizenkeime, (eingeweichte) Trockenfrüchte, Nüsse, Mandeln und Keime verzehren. Versuchen Sie dabei auch, das übliche Zuviel der Nahrungsaufnahme bewußt auf das notwendige Maß zu reduzieren, und machen Sie sich bei der Ernährung das Prinzip »Qualität vor Quantität« zur Richtschnur! Noch einfacher ist es bei den *Getränken*: möglichst reines Wasser, Zitronenwasser oder leichte Kräuter- und Früchtetees (mit harntreibender Wirkung).

Welche Früchte und in welchen Mengen?

Beim Obst-Fasten kommt es nicht zuletzt auf die Sorte, die Qualität, die Menge, die Verteilung und die Zubereitung der Früchte an. Als Sorten eignen sich vor allem ausgereifte einheimische Früchte der Saison, während exotische Früchte bei uns höchstens kurzfristig verwendet werden sollten. Bei der Auswahl sollten Sie den größten Wert auf beste und reinste Qualität legen.

Beachten Sie unbedingt die generellen Gegenindikationen sowie die individuellen Unverträglichkeiten bei manchen Sorten. Die täglich verzehrte Obstmenge richtet sich in erster Linie nach ihrem Hungergefühl; die Erfahrungswerte schwanken hier zwischen 500 g und 3 kg pro Tag. Sie sollten versuchen, von festen Obst-Mahlzeiten loszukommen und das Obst in kleinen Portionen über den ganzen Tag verteilt zu genießen.

Sie sollten sich auch immer wieder klarmachen, daß der bewußte Verzicht im Kern des Fastens steht und daß jedes Zuviel an Obstzufuhr Ihnen eher schaden kann, auch wenn die gerade verzehrten Früchte noch so gut sein mögen. Je weniger Sie den Naturzustand der reifen Früchte verändern, desto vollständiger können Sie ihre lebendigen Kräfte aufnehmen. Zur Abwechslung oder in besonderen Fällen spricht auch nichts dagegen, die Früchte zu pürieren oder frischgepreßten und mit Wasser (im Verhältnis 1:1) verdünnten Saft zu trinken. Bei Zitronenkuren versteht sich das von selbst.

Lassen Sie nichts außer acht!

Bei kombinierten Formen von Obstkuren sollten Sie zusätzlich zu den bekannten Prinzipien des richtigen Obstverzehrs vor allem *zwei wichtige* Regeln beachten, die auch bei der normalen Ernährung ihre Gültigkeit haben:

1. Essen Sie *Obst immer auf nüchternen Magen!*
Wenn Sie Obst mit anderer Nahrung zusammen essen, kommt es wegen des hohen Fruchtzuckergehalts und der unterschiedlichen Verweildauer der verschiedenen Lebensmittel im Verdauungskanal zu unangenehmen und schädlichen Gärungsprozessen.

2. *Warten sie 3–4 Stunden,* bevor sie nach einer (vegetarischen) Mahlzeit wieder Obst verzehren!
Diese Zeitangabe gilt für leichte, gut zusammengestellte Mahlzeiten, z. B. bei kombinierten Formen von Obstkuren mit vegetarischer Kost. Bei schweren Mahlzeiten (mit der üblichen denaturierten, konzentrierten Zivilisationskost) kann die Nahrung 8 Stunden und länger im Magen liegen, und so lange sollte man dann auf den Genuß von Obst (und anderer Nahrung) verzichten.
Gerade bei intensiveren Obst- und Fastenkuren ist eine gewisse Perfektion angesagt, und deshalb sollten Sie auch die Bedeutung der äußeren Bedingungen, der unterstützenden Maßnahmen und Hilfsmittel sowie der seelisch-geistigen Faktoren nicht vernachlässigen. Lassen Sie bei der Vorbereitung möglichst nichts unbeachtet; bestärken Sie

sich in Ihrem Entschluß, indem Sie sich über Motive und Ziele Ihres Fastens Klarheit verschaffen; und versäumen Sie nicht, die Durchführung des Ganzen aufmerksam zu begleiten und zu beobachten! Dabei kann ein Fasten-Protokoll das Fasten wirkungsvoll unterstützen.

Fasten mit Früchten auf einen Blick

1. Vorbereitung 3 Tage	keine Genußmittel (z. B. Kaffee, Alkoholika), kein tierisches Eiweiß (Fleisch, Fisch, Milchprodukte), nichts Gebratenes, dafür reichlich *Frischkost*
2. Einstieg 1–3 Tage	*Darmreinigung* *Null-Diät* (mit Wasser oder Kräutertees und Heilerde) oder *Saftfasten* (mit Obst- und Gemüsesäften)
3. Fasten 1–3 Wochen	*Fasten mit Früchten* (bei Bedarf auch länger)
4. Übergang 3–5 Tage	Übergang und Kostaufbau mit verschiedenen Früchten, Frischkost, Nüssen und Mandeln

Und so wird es gemacht (Fastenpraxis)

Vorbereitung

Wenn Sie sich zum Fasten entschlossen haben, sollten Sie mindestens 3 Tage vor Beginn des eigentlichen Früchte-Fastens aufhören, Alkohol, Nikotin, Fleisch und gebratene Gerichte zu sich zu nehmen. Ihr Körper wird noch besser entlastet, wenn Sie in dieser Zeit reichlich Frischkost verzehren. Ebenso wichtig wie die *körperliche Vorbereitung* ist die *seelisch-geistige.* Dazu gehört vor allem der feste Entschluß, das Früchte-Fasten in seiner geplanten Form und Dauer durchzustehen. Betrachten Sie das Fasten als eine Art von Abenteuer, dem Sie sich mit echtem Forschergeist widmen. Auch die Umgebung spielt eine nicht zu unterschätzende Rolle: Ideal ist natürlich ein ruhiger und friedlicher Ort, fern von den Konflikten, dem Streß und der Geschäftigkeit des Alltags. Falls Sie zu Hause fasten wollen, sollten Sie sich bemühen, bei sich eine entsprechende Fasten-Atmosphäre zu schaffen. Von großer Wichtigkeit ist die positive Einstellung zur Heilkraft des Fastens und der Früchte. Diese werden dann ihre volle Wirkung entfalten. Alles Weitere können Sie den Selbstheilungskräften des Körpers überlassen.

Darmreinigung und Einstieg

Nach diesen Tagen der Vorbereitung und Entlastung beginnt das eigentliche Früchte-Fasten mit der *Entleerung des*

Darms. Dazu nehmen Sie je nach Bedarf 1–3 gehäufte Tee-löffel Bittersalz ($MgSO_4$), Glaubersalz ($NaSO_4$) oder F.X.-Passagesalz, welches Sie in $1/4$ Liter warmem Wasser oder Kräutertee auflösen und zügig trinken. Danach trinken Sie nicht mehr als $1/4$ Liter Kräutertee oder $1/8$ Liter angewärmten Traubensaft verdünnt mit $1/8$ l Wasser. Die benötigte Menge an Abführsalz ist ein Erfahrungswert, der sich im großen und ganzen nach Ihrer Konstitution und dem Funktionieren der Ausscheidungsvorgänge richtet: So brauchen natürlich übergewichtige und verstopfte Menschen viel, während der entgegengesetzte Typus mit wenig auskommt. Sollte Ihnen der Geschmack des Abführtrunks total zuwider sein, so können Sie ihn mit Zitronensaft geschmacklich aufbessern.

Nach etwa 1–3 Stunden können Sie im allgemeinen mit einer gründlichen Darmentleerung rechnen. Da der ganze Vorgang bis zum Aufhören der Abführwirkung manchmal auch »durchschlagend« sein und länger als 3 Stunden dauern kann, ist davon abzuraten, abends mit dieser Art von Einstieg ins Fasten zu beginnen und sich anschließend gleich ins Bett zu legen. Leichte Bewegung und Bauchmassage können die Wirkung unterstützen. Sollte die Entleerung auch nach mehreren Stunden nicht erfolgt sein, so machen sie am besten einen *Einlauf.*

Dazu ist die Benutzung des *Klyso* (der Firma Verfa, Postfach 4105, Ulm) sehr zu empfehlen. Das Klyso ist eine praktische, kleine Gummipumpe mit Ventil, mit der sich sogar im Stehen am Waschbecken Einläufe einfach und rasch durchführen lassen. Bei Einläufen sollten Sie aber nach Möglichkeit kein chloriertes Leitungswasser verwenden. An dieser Stelle sei noch einmal mit Nachdruck darauf hingewiesen, wie entscheidend wichtig der richtige Einstieg, das heißt vor allem die gründliche Darmentleerung zu Beginn (und während) des Fastens ist. Wenn Sie diesen ersten Schritt vernachlässigen, müssen Sie im weiteren Verlauf mit Schwierigkeiten, Krisen und sogar Mißerfolgen rechnen. Nach der Darmreinigung sollten Sie mindestens 1–3 Tage fasten und dabei täglich 2–3 Liter möglichst reines, mineralarmes Wasser (z. B. Volvic) trinken, schluckweise und in kleinen Portionen über den ganzen Tag verteilt. Statt Wasser können Sie auch Kräutertee oder eine Mischung aus Obstsaft und Wasser (im Verhältnis 1:1) trinken. Achten Sie besonders während der ersten Fastentage auf sämtliche Ausscheidungsvorgänge, vor allem den Stuhlgang, und helfen Sie (notfalls) mit Abführsalz oder -tee und/oder mit dem Klyso nach!

Die Einnahme von *Heilerde* (täglich 3 × 1 Teelöffel, in Wasser gelöst) bewirkt eine zusätzliche Entgiftung. Heilerde kann während der ganzen Fastenzeit genommen werden.

Beherzigen Sie bitte den Rat, alle Getränke (vor allem die Säfte!) während des Fastens gründlich zu »kauen« und einzuspeicheln!

Früchte, Früchte, Früchte

Nach diesen Tagen der Reinigung verzehren Sie nach Ihrer Wahl möglichst ungespritzte, frische, ausgereifte Früchte. Bitte beachten Sie dabei folgende Regeln:

1. Vor dem Verzehr sollten Sie die Früchte *gründlich reinigen*. Am besten waschen Sie das Obst unmittelbar vor dem Verzehr unter fließendem Wasser.
2. Essen Sie dann beim Früchte-Fasten nach Lust und Laune einzelne Früchte in gleichmäßigen, kleinen Portionen, und vermeiden Sie ausgiebige Obstmahlzeiten. Da-

bei sollten Sie der Intelligenz Ihres Körpers vertrauen und nur so viel Obst essen, bis Sie ein *Sättigungsgefühl* verspüren. Die Frage, die sich hier stellt, lautet: »Mit wie wenig komme ich aus?« und nicht: »Wieviel kann ich vertragen?« Bei dem geringsten Anzeichen, es könnte genug sein mit der Frucht, die ich gerade verspeise, höre ich auf zu essen. Bedenken Sie auch, daß das beste Obst Ihrem Organismus eher schadet, wenn es in zu großer Menge verspeist wird!

Wenn mich hungert, kann ich ja die nächste Frucht schon eine Stunde später zu mir nehmen.

3. Sie dürfen *nur Obst* zu sich nehmen. Trinken dürfen Sie beim Früchte-Fasten nur Wasser, Kräutertee und verdünnte (frischgepreßte) Säfte. Alle anderen Getränke sowie alle Nahrungs- und Genußmittel führen zum Scheitern des Früchte-Fastens.

4. Versuchen Sie möglichst die *ganzen Früchte* zu essen: also (zumindest teilweise) auch die Schalen und eventuell sogar die Kerne, wenn diese genießbar sind (z. B. bei Trauben); und lassen Sie möglichst wenig Abfall übrig. Bei den meisten Obstarten enthalten gerade Schalen, Außenschichten und Kerne eine Fülle wertvoller Inhaltsstoffe, und die darin reichlich enthaltenen Faserstoffe sorgen dafür, daß die Ausscheidungsvorgänge gut funktionieren. Natürlich sollten die genannten härteren Teile von Früchten besonders gründlich gekaut werden. Denn sonst passieren diese Früchteteile den Verdauungstrakt in unveränderter Form und wirken eher belastend. Auf jeden Fall sollten Sie auch dabei die Reaktionen Ihres Organismus sorgfältig beobachten.

5. Lassen Sie nach dem Verzehr von Obst *30 Minuten vergehen*, bevor Sie wieder (andere) Früchte zu sich nehmen oder etwas trinken! Die meisten Früchte passieren den

Magen in 20–30 Minuten; bei Bananen, Datteln, Avocados und Trockenfrüchten sollten Sie mit 45–60 Minuten rechnen. Es ist zu empfehlen, Trockenfrüchte vor dem Verzehr in Wasser einzuweichen. Dieses Wasser kann später getrunken werden.

6. Essen Sie die Früchte mit Genuß und Verstand, und lösen Sie sich von unguten Eßgewohnheiten! Beginnen Sie mit dem *Fletschern*, der heilsamen Übung des Kauens, und folgen Sie dabei der altbewährten Weisheit: »Feste Nahrung trinken und flüssige Nahrung kauen!«

Nehmen Sie nur einen kleinen Bissen auf einmal in den Mund. Beim Obst-Fasten dürfen Sie auch jede einzelne Frucht feierlich mit Messer und Gabel verspeisen und jede Beere einzeln zerkauen.

Diese und andere »Tricks« können dazu beitragen, unsere schlechten Eßgewohnheiten, vor allem das hastige und gedankenlose Schlingen, mit Geschick zu überspielen. Daher sollte eine gründliche Eß- und Kauschulung einen ganz wesentlichen Aspekt jeder Fastenkur bilden, denn das wird uns im Alltag von größtem Nutzen sein.

Vor dem Hinunterschlucken sollten alle Nahrungsteilchen im Mund ausnahmslos so gründlich zerkleinert und mit Speichel vermischt sein, daß sie einen *wäßrigen Brei* bilden.

7. Nach Bedarf dürfen Sie reines, mineralarmes *Wasser* und *leichten Kräutertee* trinken: Auf keinen Fall sollten Sie zu den Früchten trinken, sondern mindestens eine halbe Stunde mit dem Trinken warten.

Morgens und abends – *vor* dem Verzehr der ersten Früchte auf nüchternen Magen und eine Stunde *nach* dem Verzehr der letzten Früchte – können Sie reichlich trinken. Auch beim *Durst* wird Ihnen Ihr Körper sagen, wieviel Wasser er zusätzlich braucht.

8. Nehmen Sie beim Fasten alle *Getränke in kleinen Schlucken* oder *teelöffelweise* zu sich!

9. Wenn Ihre Schleimhäute und Ihre Verdauungsorgane empfindlich auf bestimmte Obstsorten (z. B. dunkle Traubensorten mit relativ hohem Säure- und Gerbstoffgehalt) reagieren, so sollten Sie vor allem in den ersten Tagen des Früchte-Fastens auf solche Früchte verzichten.

10. Sollten Sie zum Beispiel bei extremer Schwäche, aber auch bei Schleimhautentzündungen, Durchfall oder Verdauungsschwäche nicht in der Lage sein, die ganzen Früchte zu zerkauen, so können Sie auch im Mixer zerkleinerte Früchte löffelweise zu sich nehmen oder frischgepreßten (und verdünnten) Saft trinken.

Jeder kann, unabhängig von seinem körperlichen und seelischen Befinden, von einem Früchte-Fasten in dieser reinen oder in einer sanfteren Form profitieren. Wenn Sie nur abnehmen, entschlacken und entgiften wollen, zeigen sich schon nach wenigen Tagen gute Ergebnisse.

Was tun bei Störungen?

Grundsätzlich gilt für alle Formen des Fastens, daß Sie mit um so besseren Wirkungen rechnen können, je bewußter, sorgfältiger und disziplinierter Sie sich bei der Durchführung verhalten. Wenn eine gründliche Besserung oder Heilung von ernsthaften Beschwerden angestrebt wird, ist erfahrungsgemäß von einer (Mindest-)Dauer von drei Wochen auszugehen. Bei solch langen Kuren ist mit sogenannten Fastenkrisen zu rechnen, die von harmlosen »Fastenflauten« bis zu teilweise recht heftigen, echten Reinigungs-, Entgiftungs- und Heilkrisen reichen können. Nach den bisherigen Erfahrungen ist es jedoch beim Fasten mit Früchten nur in ganz seltenen Ausnahmefällen zu solchen Krisen gekommen. Da diese erfahrungsgemäß von vorübergehender Natur sind und kaum länger als einen Tag dauern, ist es am besten, solche Störungen als positive Zeichen für die Heilwirkungen des Früchte-Fastens zu werten. Grundsätzlich falsch ist es beim Fasten, sich zu irgendwelchen Anstrengungen zu zwingen. Notfalls steht es Ihnen immer frei, zu sanfteren Formen des Früchte-Fastens zu wechseln (siehe im vorhergehenden Kapitel über »Verschiedene Obstkuren«), die Mittel und die Anwendungsformen zu variieren oder allmählich das Fastenbrechen einzuleiten. Völlig verkehrt wäre dagegen ein plötzlicher, unkontrollierter Abbruch des Fastens! Eine gewisse Linderung, zum Beispiel bei (Kopf-)Schmerzen und Übelkeit, können Sie sich durch das Trinken von warmem Wasser verschaffen. Dagegen kann ein *Medikament* die positiven Wirkungen des Früchte-Fastens stark beeinträchtigen! Andererseits hat sich gezeigt, daß bei Menschen, die nach medizinischer Behandlung unter dem Einfluß starker Schmerzmittel stehen, eine Monokost mit bestimmten Früchten (wie Trauben) so wirksam helfen kann, daß diese Schmerzen nach ein bis zwei Tagen völlig verschwinden, ohne daß weitere Medikamente benötigt werden.

Achten Sie auch beim Früchte-Fasten auf regelmäßigen, täglichen *Stuhlgang*! Der Darm spielt eine entscheidende Rolle bei der Entgiftung des Körpers. Wenn der Dickdarm nämlich nicht entleert wird, kann es zur Selbstvergiftung (Autointoxikation) kommen. Dabei gelangt ein Teil der sich beim Fasten ansammelnden Giftstoffe durch die Darmwand in die Blutbahn, was zu Unwohlsein und zu Fastenkrisen führen kann. Im allgemeinen wirken die meisten Obstarten abführend, vor allem, wenn man (einen Teil der) Schalen (und Kerne) mitkauen kann. Sollten Sie 2 Tage lang keinen Stuhlgang gehabt haben, so machen Sie einen Einlauf (z. B. mit dem Klyso) oder nehmen Sie Abführsalz oder -tee. Es spricht nichts dagegen, vor allem in der Anfangsphase des Fastens das Klyso täglich zu benutzen.

Um die Darmfunktion anzuregen, können Sie täglich die folgende wohlschmeckende *Mischung* zu sich nehmen: 2 Eßlöffel ganzen Leinsamen mit 1–3 zerkleinerten Feigen oder Trockenpflaumen einen halben Tag lang in $^1/_4$ Liter Apfel- oder Traubensaft eingeweicht. In vielen Fällen hilft es auch, wenn Sie einfach zu einer anderen Obstsorte oder Obstart greifen.

Bei fastenüblichen, leichten Beschwerden und Problemen empfehlen wir folgende natürlichen *Mittel zur Selbsthilfe:*

Kopfschmerzen
mehr trinken / Bewegung an der frischen Luft / warme Füße (Wärmflasche) Darmreinigung (Einlauf) / Ruhe, Entspannung / Kneippsche Anwendungen: warmes Armbad, ansteigendes Fußbad, kalter Knieguß, Gesichtsguß, nasser Lappen im Nacken

Kreislaufstörungen
Hinlegen, Füße hochlegen, Ruhe / leichte Bewegung und frische Luft / kalte Wasseranwendungen, Ganzwaschungen / anregende Tees (Rosmarin, Ginseng, Schwarztee), eventuell mit 1 TL Honig / Darmreinigung / Weißdornsaft, Traubensaft

Schwäche, Mattigkeit
Trinken / Ruhe, Entspannung (Liegen) / 1 TL Honig /
1 Glas Apfelsaft, Aprikosensaft, Traubensaft

Frösteln, Frieren
Bürstenmassage / ansteigendes Fußbad / Bewegung /
warme Kleidung / Wärmflasche / heißer Leberwickel

Magenbeschwerden (Sodbrennen)
frischer Kartoffelsaft ($1/8$ l in kleinen Schlucken) 1–2 Teelöffel Rebasit (oder ein anderes Mineralstoffgemisch) in
1 Glas warmem Wasser gelöst / Heilerde / Leinsamen- oder
Haferschleim / Wärme

Schlafstörungen
kalte Ganzwaschung / kalte Prießnitzauflage / Wärme /
warmer Leberwickel / Entspannungsübungen / Schlaftee /
Spaziergang

Blähungen
(gemahlener) Kümmel / Tees: Gewürztee (Kümmel, Anis,
Fenchel), Kamille / warmer Leberwickel / Wärmflasche

Medikamente
Nicht vom Arzt verschriebene Medikamente können Sie
»ausschleichend« absetzen, das heißt, Sie verringern von
Tag zu Tag die Einnahmemenge. Bei Unsicherheit bespre-
chen Sie sich mit Ihrem Arzt. Wenn Sie in ärztlicher Behandlung sind, sollten Sie Ihren Arzt vor dem Fasten wegen der
Medikamente befragen.

Übersäuerung und Basenpulver

Der überwiegende Teil aller Fastenbeschwerden hängt mit der üblichen Übersäuerung des Organismus beim Fasten zusammen (Fasten-Azidose). Auch beim Fasten mit Früchten werden wie bei allen Fasten- und Diätkuren in erhöhtem Umfang Säuren und säurebildende Substanzen (Stoffwechselrückstände, Gift- und Schlackenstoffe) aus den Körpergeweben freigesetzt. Dadurch wird das Stoffwechselmilieu, das beim modernen Zivilisationsmenschen schon generell durch eine latente Azidose gekennzeichnet ist, noch mehr in den sauren Bereich verschoben. Vereinfacht läßt sich nun feststellen: Je saurer das innere Milieu (besonders in Blut, Nieren und Geweben), desto schlechter funktionieren Abtransport und Ausscheidung, desto mehr Rückstände lagern sich ab und desto unwohler fühlt man sich beim Fasten. Besonders in den Anfangstagen einer Fastenkur reichen die körpereigenen Ausgleichsmechanismen (die sogenannten Puffersysteme) sowie die beim Früchte-Fasten in Form von frischem Obst zugeführten Mineralstoffe nicht zur Neutralisierung dieses Säureüberschusses aus.

Optimal verlaufen fast alle Stoffwechsel- und Ausscheidungsvorgänge nur im neutralen bis leicht basischen Bereich, dessen Herstellung und Aufrechterhaltung gerade beim Fasten von besonderer Wichtigkeit ist. Um die anfallenden Säuren zu neutralisieren und die pH-Werte der Körperflüssigkeiten (vor allem des Blutes und der Nieren) konstant im richtigen Bereich zu halten, können Sie ein- bis mehrmals täglich Basenpulver zu sich nehmen. Außerdem wird dem Organismus dadurch wieder ein Teil jener Mineralstoffe zugeführt, die er durch die fastenüblichen, starken Ausscheidungs- und Entwässerungsvorgänge (z. B. bei der Darmreinigung) verliert.

Zu diesem Zweck können Sie sich in der Apotheke *Rebasit* (oder auch *Alkala N* oder ein anderes Gemisch von Basensalzen) besorgen. Bei den ersten beiden Mischungen liegen eine genaue Erklärung und Anleitung mit Kontrolltabelle und Indikatorpapierstreifen (Lackmuspapier) bei. Wieviel Basensalz Sie zuführen, richtet sich in erster Linie nach dem pH-Wert (des Urins), den Sie täglich ein- bis dreimal messen und in die Tabelle eintragen sollen. Der pH-Wert kann beim Fasten in Extremfällen sogar unter pH 3(!) absinken. Sie sollten aber dafür sorgen, daß er konstant über pH 6 bleibt. Beim Früchte-Fasten mit Radfahren konnten wir allerdings in den meisten Fällen einen erstaunlich schnellen Umschlag vom sauren in den basischen Bereich beobachten. Die Kombination von Frischkost, Bewegung, Tiefatmung und täglich 1–2 Teelöffel Basenpulver schien oft schon nach 2–3 Tagen kleine Wunder zu bewirken.

Auch nach dem Fasten ist zu empfehlen, den pH-Wert weiterhin zu kontrollieren und bei Säureproblemen täglich eine entsprechende Menge an Basenpulver zu nehmen, und das oft über Monate hinweg. Denn viele Menschen sind so stark übersäuert, daß die chronische Azidose durch eine gesunde Lebens- und Ernährungsweise allein nicht so schnell zu beheben ist. Bei einer so langdauernden Anwendung von Basensalzen sollten Sie sich aber einmal mit einem sachkundigen Arzt oder Heilpraktiker beraten. Bei Ausscheidungsstörungen (wie Anurie und Niereninsuffizienz) und »Austrocknung« (Exsikkose durch Wassermangel) dürfen Sie Basensalze nur unter ärztlicher Kontrolle einnehmen.

Fastenbrechen leichtgemacht

Die volle Wirkung des reinen Früchte-Fastens wird sich bei schweren und chronischen Leiden kaum vor dem Ende der dritten Woche zeigen. In besonders schweren Fällen sollten Sie auch nach der Ausscheidung des Übels weitermachen und dann vermehrt Früchte mit nährender und aufbauender Wirkung verzehren.

Beim allmählichen, vorsichtigen *Übergang* zu normaler gesunder Ernährung sollten Sie sich weitgehend nach den beim Fastenbrechen und Kostaufbau üblichen Regeln richten: Lassen Sie sich genügend Zeit für den Übergang (z. B. 3–5 Tage, wenn Sie 10 Tage gefastet haben), steigern Sie die Nahrungsaufnahme in kleinen Portionen, und bleiben Sie möglichst lange bei Obst und lebendiger Frischkost (ohne Brot und Gekochtes). Beim Fasten mit Früchten können Sie natürlich schneller als nach strengem Fasten zu anderen Obstarten und 5–10 Nüssen oder Mandeln pro Tag übergehen. Nüsse und Mandeln sollten Sie vor dem Verzehr ein paar Stunden in Wasser einweichen.

Nützliche Empfehlungen

Ausscheidung
Beachten und unterstützen Sie alle Ausscheidungs- und Entschlackungsvorgänge über Darm, Harnwege, Haut, Lunge, Mundhöhle und Zunge! Setzen Sie alle natürlichen Mittel ein, um diese beim Fasten so wichtigen Funktionen anzuregen!

Entgiftung
Setzen Sie auch alle äußeren Mittel ein, um die Entgiftungs-

vorgänge zu fördern, wie entsprechende Bäder, Wasseranwendungen, Massagen oder Wickel!
Machen Sie täglich einen Leberwickel (siehe Seite 131)!

Bewegung
Regelmäßige körperliche Aktivität gehört unbedingt zum Früchte-Fasten, wie Spaziergänge, Luft- und Sonnenbäder, Gymnastik oder leichter Sport. Praktizieren Sie auch Tiefatmung an der frischen Luft! Nach Möglichkeit sollten Sie tagsüber nicht längere Zeit liegen.
Beim Sonnenbaden sollte man sich nicht länger als 15 Minuten der Sonne aussetzen. Spazierengehen in der Sonne dürfen Sie aber länger.

Hygiene
Da Ihr Körper beim Früchte-Fasten über Haut, Atmung und Mund in erhöhtem Umfang Giftstoffe und Stoffwechselschlacken ausscheidet, sollten Sie, auch aus Rücksicht auf Ihre Mitmenschen, besonderen Wert auf gründliche Körperpflege und Mundhygiene legen. Meiden Sie alle Kosmetika, welche die Poren verstopfen (wie synthetische Sprays oder Cremes), duschen Sie öfters, und reinigen und spülen Sie regelmäßig Zähne und Zunge! Natürliche Hautöle, wie Weleda-Massageöl oder Johanniskrautöl, können Sie natürlich benutzen.

Frohsinn
Genießen Sie die Muße während Ihrer Fastenzeit, und nutzen Sie die Gelegenheit zu Entspannung und kreativer Tätigkeit! Erfreuen Sie sich an Musik, oder lesen Sie ein heiteres Buch; singen Sie laut vor sich hin oder leise in sich hinein; entspannen Sie sich durch das, was Ihnen Freude macht, wie Malen, Töpfern, Handarbeiten, Musizieren.

Kontrolle

Beobachten Sie aufmerksam alle Entgiftungs- und Heilungs-
vorgänge sowie Ihr körperliches seelisches und geistiges
Gesamtbefinden; am besten führen Sie darüber eine Art von
Fastenprotokoll!

Bewußtsein

Machen Sie sich von Anfang an in aller Deutlichkeit bewußt,
daß die Verantwortung für Ihre Gesundheit allein bei Ihnen
liegt! Unterstützen Sie das Früchte-Fasten mit allen Kräften
der Seele und des Geistes! Seien Sie sicher, daß Sie alle
Schwierigkeiten überwinden und wieder völlig gesund werden können! Eine kurze Meditation am Morgen und am
Abend gibt Ihnen dazu die beste Hilfe.

Hilfreiche Hinweise

Wo kaufe ich unbehandeltes Obst?

Alle Untersuchungen und Erfahrungsberichte bestätigen immer wieder, wie wichtig es ist, das Früchte-Fasten im Einklang mit der Natur durchzuführen: das heißt mit unbehandeltem Obst der Saison. Inzwischen ist es kaum mehr ein Problem, ungespritztes einheimisches Obst in Naturkost-Läden, auf Märkten oder direkt vom Erzeuger zu kaufen. Wenn Sie sich zum Fasten mit Früchten entschlossen haben, sollten Sie sich darüber im klaren sein, daß normales Obst bis zu 30mal gespritzt und behandelt wird. Ihr Organismus kann sich nur dann gründlich entgiften, wenn ihm qualitativ einwandfreie Früchte zugeführt werden.
In jüngster Zeit findet der ökologische Obst- und Weinbau in Europa endlich größere Anerkennung und Verbreitung. An manchen Orten ist es auch möglich, sich direkt beim Erzeuger zu versorgen.
Adressen von ökologisch anbauenden Obstbauern finden Sie in der folgenden Broschüre:

Direktvermarkter von Mitgliedsverbänden der AGÖL
Stiftung Ökologischer Landbau
Weinstraße Süd 51
D-67098 Bad Dürkheim

In Österreich wenden Sie sich an:
Verband organisch-biologisch wirtschaftender Bauern
Österreichs
Rosensteingasse 43
A-1170 Wien
Tel. 02 22/4 63 78 33

Auskünfte in der Schweiz erhalten Sie vom:
Forschungsinstitut der schweizerischen Stiftung zur
Förderung des biologischen Landbaus
Bernhardberg
CH-4104 Oberwil / BL
Tel. 0 61/30 42 22

Obstsaft und Trockenfrüchte

Beim Früchte-Fasten sollten im Prinzip weder Obstsäfte
noch Trockenfrüchte verwendet werden, da ihnen die lebendigen Kräfte frischer, ganzer Früchte abgehen. Eine
gewisse Ausnahme bilden in bestimmten Fällen frisch ge-
preßte Säfte oder pürierte Früchte. Trockenfrüchte oder
normale Säfte (Handelsware) können nur als *zeitweiliger
Ersatz* bei besonderen Indikationen zur Anwendung kommen. Bedenken Sie auch, daß Säfte und vor allem Trockenobst wesentlich konzentrierter sind: Deshalb sind alle Säfte
vor dem Trinken stets mit derselben Menge an Wasser zu
verdünnen. Da die Enzyme, die in getrockneten Früchten
schlummern, durch Wärme und Feuchtigkeit wieder aktiviert werden, sollten Sie Trockenobst vor dem Verzehr in
Wasser einweichen, das sie anschließend trinken können.
Manche Trockenfrüchte, vor allem Feigen, Aprikosen und
Datteln, sind ausgezeichnete Basenbildner.

Nicht jeder reagiert gleich

Trotz aller individuellen Unterschiede bei den physischen Reaktionen haben sich manche Obstarten als besonders wirkungsvolle Mittel zur Reinigung und Regeneration des Körpers erwiesen. Je nach Sorte, Anwendungsform und Konstitution können diese Wirkungen beim Früchte-Fasten manchmal so »durchschlagend« sein, daß sich ein Übergang zu sanfteren Formen des Fastens empfiehlt. Vorübergehende normale Fastenflauten und Heilkrisen sollten Sie aber entschlossen durchstehen, wenn Sie mit Ihrem Fasten etwas erreichen wollen. Allerdings hat die Erfahrung gezeigt, daß es beim Fasten mit Früchten fast nie zu Krisen kommt.

Bei *Empfindlichkeit* im Verdauungsbereich ist in bestimmten Fällen zu empfehlen, sich vor einer längeren strengen Kur (mit einer Obstsorte) stufenweise an eine bestimmte Frucht zu gewöhnen. Dabei können Sie schon zwei Wochen oder früher vor Beginn des Früchte-Fastens dazu übergehen, eine täglich zunehmende Menge einer bestimmten Frucht (oder ihres Saftes) zu sich zu nehmen und allmählich eine bis zwei Mahlzeiten pro Tag (am besten das Frühstück) durch diese Frucht zu ersetzen. Genauere Hinweise dazu finden Sie bei den Einzelfrüchten in Teil III. In einer solchen Gewöhnungsphase oder bei kombinierten Formen des Früchte-Fastens dürfte es kaum zu Unverträglichkeitsreaktionen kommen. Ursache für solche Reaktionen sind dann im allgemeinen nicht bestimmte Früchte, sondern entweder falsche Kombinationen mit anderen Lebensmitteln, schlechte Eßgewohnheiten oder chronische Störungen im Verdauungs- und Stoffwechselbereich.

Warnsignale

In seinem Buch über die Traubenkur unterscheidet Chr. Vasey (Régénération et détoxication par la cure de raisin, Genf 1992) zwei Arten von Fastenkrisen: positive und negative. Für positive oder normale Fastenkrisen, von denen bisher immer die Rede war, ist charakteristisch, daß sie sprunghaft auftreten und teilweise heftig sind, aber nur kurz dauern und einer schnellen Besserung zu allgemeinem Wohlbefinden Platz machen. Bei den äußerst seltenen negativen oder schädlichen Fastenkrisen tritt das Gegenteil ein: Sie wollen nicht enden und wiederholen sich; und statt der erwarteten Besserung verharren die Betroffenen in einem Zustand tiefer Schwäche. Die folgenden fünf Symptome können uns zeigen, wann eine Fastenkur sinnlos wird und es Zeit zum Fastenbrechen ist:

1. Aceton-Geruch des Atems: Dieser apfel- oder ätherähnliche Geruch ist ein Zeichen dafür, daß der Fettstoffwechsel nicht mehr richtig arbeitet. In diesem Fall sollte rasch etwas Süßes gegessen werden.
2. zu starker und zu schneller Gewichts- und Vitalitätsverlust;
3. andauernde große Erschöpfung;
4. andauernde Depression und
5. andauernde Schlaflosigkeit oder Alpträume.

Es muß aber in aller Deutlichkeit betont werden, daß ein solcher Notfall bisher weder beim großen Traubenkur-Experiment in Frankreich noch beim Früchte-Fasten in Deutschland und auf Madeira eingetreten ist, und das bei insgesamt weit über zweitausend TeilnehmerInnen.

Ihre tägliche Ration

Im Grunde dürfen Sie immer wieder in kleinen Portionen Obst essen, bis Sie ein Sättigungsgefühl verspüren. So erklärt sich, daß die Mengenangaben für die Tagesration beim reinen Früchte-Fasten so stark schwanken. Zuckerreiche Früchte mit hohem Brennwert sind ausgezeichnete Energiespender. Wenn Sie solche Fruchtsorten, wie beim Früchte-Fasten angezeigt, langsam und bewußt verzehren und dabei auf Ihren Körper hören, dürfte die Sättigungsgrenze recht schnell erreicht werden und die tägliche Obstration selbst bei normaler Tätigkeit kaum über 1,5 kg liegen. Beim Früchte-Fasten werden Sie die erstaunliche Erfahrung machen, welch geringe Mengen oft ausreichen, um kein Hungergefühl aufkommen zu lassen und genügend Energie zu liefern. Zusätzlich zu einem gesteigerten Wohlbefinden erfüllt Sie das Fasten mit Früchten schon nach wenigen Tagen mit neuer Kraft und Lebensfreude.

Beim strengen Früchte-Fasten mit einer einzigen Obstsorte macht sich nach ein paar Tagen manchmal ein gewisser Überdruß bemerkbar. In diesem Fall können Sie es mit anderen Sorten derselben Frucht versuchen, den Obstverzehr generell einschränken, für einen Tag nur den frisch gepreßten Saft dieser Frucht trinken oder so lange total fasten (mit Wasser und Tee), bis Sie wieder Lust auf Obst verspüren.

Saure Früchte – süße Früchte

Geschmack und Aroma von Früchten setzen sich aus zahlreichen Faktoren zusammen, wobei es in erster Linie auf die ausgewogene Zusammensetzung des Gehalts an Zuckerstoffen, Fruchtsäuren, Aroma- und Gerbstoffen ankommt. Auch wenn wir eine bestimmte Frucht als süß oder als sauer empfinden, so sagt das noch kaum etwas über deren genaue biochemische Zusammensetzung aus. Denn beim Säure- und beim Zuckeranteil von Früchten handelt es sich um zwei völlig unabhängige Werte. So kann eine süß schmeckende Frucht gleichzeitig einen relativ hohen Säureanteil aufweisen und umgekehrt. Ein gutes Beispiel sind die verschiedenen Traubensorten. Importierte südländische Traubensorten haben im allgemeinen einen mittleren Zuckergehalt und niedrige Anteile bei den Frucht- und Gerbsäuren. Sie schmecken uns jedoch süßer als einheimische Traubensorten, bei denen sowohl die Zuckeranteile als auch die Säurewerte wesentlich höher liegen können.

Wie wirken Fruchtsäuren und Gerbstoffe?

Vor allem bei dunkelfarbigen Obstarten können der *Frucht- und Gerbsäuregehalt* so hoch sein, daß es zu Schleimhautreizungen in Mund, Magen und Darm kommen kann, vor allem wenn Sie empfindlich sind und zu viele Schalen und Kerne mitkauen. Um solchen Reizungen vorzubeugen, können Sie auf Schalen und Kerne (weitgehend) verzichten; weniger säurereiche, mildere Sorten derselben Frucht auswählen und insgesamt weniger essen; einen Tag mit Null-Diät einlegen; reichlich Heilerde einnehmen; und äußere Mittel wie Mundspülungen oder -balsam benutzen.

Während Fruchtsäuren, Enzyme, Kaliumsalze und Aromastoffe im Obst im allgemeinen die Verdauung und den Stoffwechsel anregen, Schleim- und Giftstoffe lösen und desinfizierend, harntreibend und abführend wirken, haben die Gerbstoffe, die sich mehr in Schalen und Kernen konzentrieren, entgegengesetzte Wirkungen: Sie rufen den herben Geschmack mancher Obstarten hervor und wirken zusammenziehend, entzündungshemmend und verstopfend. Allerdings ist ihr Anteil beim Obst meistens so gering, daß die anregenden Wirkungen der anderen Inhaltsstoffe überwiegen.

Was soll ich trinken?

In dieser wichtigen Frage sollten Sie in erster Linie Ihrem natürlichen Durstgefühl und der Intelligenz Ihres Körpers folgen. Auch beim Früchte-Fasten ist es von großer Bedeutung, daß Sie reichlich Flüssigkeit zu sich nehmen, denn sonst kann der Organismus die freigesetzten Giftstoffe, Stoffwechselschlacken und Säuren nicht lösen und ausschwemmen, und das kann sogar zur Selbstvergiftung führen. Grundsätzlich läßt sich das für das reine Tee- und Saftfasten gültige Richtmaß von (mindestens) 3 Liter Flüssigkeit pro Tag auch auf das Fasten mit Früchten übertragen.

Allerdings enthält Obst im Durchschnitt 85% *reinstes Zellwasser;* das heißt, wenn Sie 2 kg Obst verzehren, nehmen Sie bereits über 1,5 Liter Wasser in allerbester, lebendiger Form auf. Je mehr frisches Obst Sie täglich essen, desto weniger Wasser brauchen Sie zusätzlich zu trinken und desto sicherer dürfen Sie sein, daß die unverdünnten Wirkstoffe der Früchte optimal genutzt werden können. Wenn Sie, wie angegeben, den ganzen Tag über einzelne Früchte in kleinen Portionen essen, erfolgt eine ständige Zufuhr von Flüssigkeit und Energie, ohne daß Verdauung und Stoffwechsel belastet werden.

Wenn Sie beim Früchte-Fasten *Durst* empfinden, so könnte das mit folgenden Faktoren zusammenhängen:

a) Süßes Obst mit hohem Zuckergehalt kann durstig machen.
b) Durch die harntreibende, abführende und giftlösende Wirkung der Früchte scheidet der Organismus in vermehrtem Umfang Wasser aus, das ersetzt werden muß.
c) Je nach Obstsorte, Trinkgewohnheiten, klimatischen Bedingungen und Art der körperlichen Aktivität verlangt der Organismus nach zusätzlicher Wasserzufuhr.

Deshalb sollten Sie Ihrem Durstgefühl folgen und beim Früchte-Fasten ausreichend trinken. Dabei gelten die *bereits erwähnten Grundregeln:* Obst immer auf nüchternen Magen; Wasser oder andere Getränke nie zusammen mit Obst! Am besten trinken Sie morgens und abends reichlich – $1/2$ Liter (warmes) Wasser (und mehr), dem Sie auch ein paar Spritzer Zitronensaft oder etwas Traubensaft beigeben dürfen – und essen tagsüber ständig Obst in kleinen Portionen. Das hat außerdem den Vorteil, daß Sie auf diese Weise eine Tageseinteilung in feste Mahl- und Trinkzeiten vermeiden, denn das könnte die Wirkungen des Früchte-Fastens beeinträchtigen.

Drei besondere Hilfen

Heilerde ist hervorragend dazu geeignet, alle Entgiftungsvorgänge im Körper zu unterstützen. Während des Früchte-Fastens dürfte nichts dagegen sprechen, täglich 1–3 Teelöffel Heilerde und auch mehr einzunehmen. Heilerde können Sie trocken kauen und einspeicheln oder in Wasser verrührt trinken. Wer damit Schwierigkeiten haben sollte, kann 1 Teelöffel Heilerde in 1 Glas Wasser verrühren, das Gemisch ein paar Stunden oder über Nacht stehen lassen und dann nur die Lösung über der am Boden abgesetzten Heilerdeschicht trinken.

Außer der bekannten *Luvos-Extra-Heilerde*, die überall erhältlich ist, sind noch zwei besondere Gesteinspulver zu empfehlen, die sich zusätzlich durch mineralisierende und weitere Heilwirkungen auszeichnen: *Schindeles Superbiomin* (aus Österreich) und *Würenloser Heilgestein-Pulver Aion A* (aus der Schweiz).

Tägliche *Leberwickel* sind unbedingt zu empfehlen. Dazu legen sie ein mit (warmem) Wasser angefeuchtetes, kleines Tuch oder einen Waschlappen auf Ihre Leber und bedekken dieses Tuch mit einem großen, trockenen Handtuch, auf das Sie noch eine Wärmflasche legen. Je nach Temperatur ist es vorzuziehen, die Wärmflasche direkt auf das feuchte Tuch zu legen und das Handtuch darüber. Ruhen und entspannen Sie dann täglich mindestens eine halbe Stunde. Auf diese Weise unterstützen Sie die Leber bei der Schwerarbeit, die sie während des Fastens bei der Entgiftung zu leisten hat. Außerdem arbeitet die Leber im Liegen wesentlich besser als bei anderen Körperstellungen und Aktivitäten.

Basenpulver (z. B. Rebasit aus der Apotheke) ist das einfachste Mittel, um der fastenbedingten Übersäuerung (Azidose) schnell und effektiv entgegenzuwirken. Messen Sie täglich mindestens einmal den pH-Wert des Urins (am besten gleich am Morgen) mit einem Indikatorstreifen, und dosieren Sie die Zufuhr von Basenpulver entsprechend Ihren Meßwerten! So unterstützen Sie die Ausscheidung saurer und giftiger Stoffwechselrückstände und verhindern die meisten Fastenkrisen (Genaueres dazu siehe unter »Übersäuerung und Basenpulver« im vorigen Kapitel).

Kontrolle

Sorgfältige Selbstbeobachtung kann einen wichtigen Beitrag zur Heilung leisten. Deshalb liegt es in Ihrem Interesse, besonders bei längeren Kuren eine Art von Fastenprotokoll zu führen. Dieses Protokoll kann folgende Rubriken enthalten und täglich ausgefüllt werden:

Gewicht – Stuhlgang – Urin – pH-Wert (des Morgenurins) – Anwendungen/Hilfsmittel zur Entgiftung – Art der Früchte und Menge – Getränke und Menge – Bewegung und Sport – Schmerzen und sonstige Symptome — Befinden ...

Teil II

Fasten mit Trauben

»Armer Mensch, der du vom Gifthauche des modernen Pessimismus ergriffen bist, gehe hinaus in Wald und Feld, tauche deinen alten Adam in die klaren Fluten eines Wildbaches, und dann, geläutert und frisch gestärkt, greife nach der goldigen Traube am Stock und dem rotglühenden Apfel am Baum. Noch ehe die Strahlen der untergehenden Sonne erlöschen, wird ein neues Leben in deiner Seele aufgegangen sein.«

Gustav Schlickeysen,
Obst und Brot, 1875

Trauben einmal ganz anders

Trauben gestern und heute

Wie es sich für die Königin der Früchte gebührt, so liegen über *Traubenkuren* die meisten Erfahrungen und umfangreiche Berichte vor. Auf Grund ihrer großen Tradition, Verbreitung und Wirksamkeit gelten diese Kuren als Vorbild und Muster aller Obstkuren und verdienen deshalb eine ausführlichere Darstellung. Aber wie so manches altbewährte Naturheilverfahren scheint auch das *Trauben-Fasten* bei uns in Vergessenheit geraten zu sein. Dagegen findet diese besonders einfache, sanfte, genußvolle und wirksame Art des Fastens in jüngster Zeit vor allem im französischen Sprachraum wieder größere Beachtung.

Das Wissen um die wunderbare Heilkraft der Traube dürfte älter sein als die seit 5500 Jahren dokumentierte Geschichte dieser einzigartigen Kulturpflanze. Obwohl schon römische Naturhistoriker und Ärzte wie Galen und Plinius die Heilwirkungen der Traube erwähnten und dieses Wissen bis in die Neuzeit weiterlebte, hat es doch bis 1789 gedauert, bis ein französischer Arzt die erste Empfehlung für reine Traubenkuren gab. Dabei wurde vor allem auf die »ausgezeichneten, reinigenden Wirkungen« hingewiesen und empfohlen, »Trauben zur einzigen Nahrung zu machen ... und täglich zehn, zwölf, fünfzehn Pfund zu verzehren«. Dieses Wissen dürfte jedoch in den Weinbaugebieten Europas seit alters Allgemeingut der Volksmedizin gewesen sein.

Von 1840 an wurde die Traubenkur auf einmal populär und

erlebte bis 1910 in Europa eine so einmalige Blüte, daß man in diesem Zusammenhang von einem »Sonderfall« in der Geschichte der Naturheilkunde sprechen kann. In diesen 70 Jahren erschienen über zwanzig zum Teil umfangreiche Bücher zu diesem Thema in deutscher, französischer, italienischer und russischer Sprache. 1910 gab es allein in Deutschland mindestens zehn Kur- und Weinorte, an denen die *Ampelotherapie* (gr. ampelos = Weinstock) praktiziert wurde; in der Schweiz »traubenkurte« man am Nordufer des Genfer Sees und in Rußland in Yalta und Odessa auf der Krim. In Südtirol zählte man vor 1914 jährlich 200 000 Traubenkurgäste, und Meran ist der einzige Kurort, an dem diese Tradition, wenn auch in sehr verwässerter Form, bis heute überlebt hat. Eine Nachblüte erlebte die Traubenkur zwischen den beiden Weltkriegen in Frankreich, wo man mindestens 13 *stations uvales* (lat. uva = Traube) zählte.

Die Traubenkuren folgten dem Muster der Badekuren, die sich in jenen Jahren einer ungeheuren Beliebtheit erfreuten und die vornehme Gesellschaft aus ganz Europa und Amerika anlockten.

Auch wenn damals praktisch jeder Kurarzt und jeder Kurort seine eigene Variante der Traubenkur pflegte, schwankte die Praxis zwischen zwei Polen, für die es im Französischen eine feine sprachliche Unterscheidung gibt: auf der einen Seite die *cure de raisin* – die Traubenkur als strenge Therapie oder das reine Trauben-Fasten, auf der anderen Seite die *cure aux raisins* – die Kur mit Trauben oder die kombinierte Traubenkur, bei der zusätzlich zu mehr oder minder üppigen normalen Mahlzeiten noch regelmäßig und oft auch reichlich Trauben »verabreicht« wurden. Denn schließlich durfte man dem vornehmen Publikum keinen allzu großen Verzicht zumuten.

An diesem Punkt dürfte auch eine der Hauptursachen zu

suchen sein, die zum rapiden Niedergang und Verschwinden der Traubenkuren geführt haben. Gleichzeitig mit dem Niedergang der Bäderkultur erlebte die erste Hälfte des 20. Jahrhunderts den Siegeszug der modernen Schulmedizin, und diese beiden Faktoren versetzten der alten Traubenkur-Herrlichkeit in wenigen Jahren den Todesstoß. Außerdem hatte man im Laufe jener 70 Jahre in der therapeutischen Strenge immer mehr nachgelassen und pflegte zuletzt nur noch mehr oder minder unwirksame Formen von Kuren mit Trauben. Was die Trauben selbst angeht, so dürften sich zwei Veränderungen nachteilig ausgewirkt haben: einmal der immer massivere Einsatz der Chemie im Weinberg, zum anderen die rapide Entwicklung von Transport und Kühltechnik, denen es zu verdanken ist, daß wir das ganze Jahr mit frischen Trauben versorgt werden können.

Daß die Traubenkur als Heilmethode im 20. Jahrhundert wiederentdeckt und bewahrt wurde, verdanken wir zwei Südafrikanern: *Johanna Brandt* und *Basil Shackleton*. Nachdem sie sich nach sechsjährigem Ringen 1927 durch eine Traubenkur endgültig von ihrem Magenkrebs befreien konnte, wurde Johanna Brandt (1876–1963) in ihrer Heimat und in Amerika zur unermüdlichen Verfechterin der Traubenkur, Ihr Buch *The Grape Cure* (New York 1928; 21. Auflage 1957) gehört zu den Klassikern der Naturheilkunde. Shackletons Geschichte wird im nächsten Kapitel vorgestellt. Auch er hat nach seiner wunderbaren Heilung durch Trauben zahllosen Menschen mit seinem praktischen Wissen geholfen und seine erstaunlichen Erfahrungen 30 Jahre nach Johanna Brandt unter demselben Titel veröffentlicht.

Wie wirken die Trauben?

Für Johanna Brandt bilden Trauben ein vollständiges und vollkommenes Lebensmittel, das in seinen Heilwirkungen von keiner anderen Frucht übertroffen wird. Shackleton gibt in seinem Buch folgende Beschreibung und Erklärung für die vierfache Wirkungsweise der Traubenkur: »Traubenkur bedeutet, ausschließlich von frischen, gut gewaschenen, reifen und süßen Trauben zu leben. Die Dauer einer solchen Kur ist begrenzt und richtet sich nach der Art des Leidens und der allgemeinen Verfassung des Patienten. Dabei darf keine andere Nahrung verzehrt werden; Genußmittel jeglicher Art sind tabu; als Getränk ist nur ... Wasser erlaubt. Auf keinen Fall dürfen Medikamente oder Abführmittel eingenommen werden. Wer diese Bedingungen nicht freiwillig auf sich nimmt und buchstabengetreu einhält, verschwendet seine Zeit mit einem nutzlosen Experiment! Der wöchentliche Gewichtsverlust beträgt je nach den Fettreserven des Körpers drei bis acht Pfund. Selbst bei stärkerer Abnahme gibt es keinerlei Anlaß zu Besorgnis, denn die Traubenkur ist völlig sicher und wirkt auf einfache Weise:

1. Die chemischen Substanzen der Traube bilden ein *perfektes Lösungsmittel* ... Diese Substanzen können alle körperfremden Stoffe auflösen, ohne das gesunde Gewebe zu schädigen.
2. Diese Substanzen regen die *Ausscheidungstätigkeit* und die Nierenfunktion an. Unter der Voraussetzung, daß Schalen und Kerne mitgekaut und mitgegessen werden, ist Verstopfung praktisch ausgeschlossen – es sei denn, der Darmkanal ist blockiert. In solchen Fällen sollte man Einläufe machen oder Zäpfchen benutzen.
3. Die Trauben wirken *keimtötend* (antiseptisch), was sich

ganz leicht nachweisen läßt: Verdünnen Sie reinen, frischen Traubensaft mit derselben Menge an reinem Wasser, und tragen Sie den verdünnten Saft auf eine Wunde auf. Reinigung und Heilung dieser Wunde werden weitaus schneller erfolgen als bei den meisten anderen Mitteln.

4. Die Wirkstoffe in den Trauben können *Zellen aufbauen.* Trauben-Fasten ist zunächst mit Gewichtsverlust verbunden. Sobald aber alle Giftstoffe gelöst und ausgeschieden sind, bleibt das Gewicht ein paar Tage konstant und beginnt dann wieder zuzunehmen.

Oft bin ich gefragt worden, warum gerade die Weintraube – und nicht jede beliebige Frucht – solche wunderbaren Heilkräfte besitzt. Es mag Früchte geben, die genauso gut heilen. Doch bezweifle ich, daß die chemische Zusammensetzung anderer Früchte die Wirkung der Trauben bei der Reinigung und beim Zellaufbau erreicht. Daß die Substanzen in den Trauben in so hohem Maße nährend und heilend wirken, hängt wesentlich mit der besonders harmonischen Zusammensetzung ihres Fruchtfleisches zusammen: aus Fruchtzuckern, Vitaminen, organischen Säuren, Mineralstoffen und Enzymen. Vor allem enthalten sie einen höheren Zuckeranteil als jede andere Frucht – daher ihre nährende Wirkung!«

Basil Shackleton,
The Grape Cure, London 1967, S.44/45

Vertrauen Sie der Natur!

Doch kommen beim Fasten mit Trauben gewiß noch andere Faktoren ins Spiel, die sich einer noch so exakten biochemischen und physiologischen Analyse entziehen. Bei einem Naturheilverfahren wie dem Trauben-Fasten gilt das Prinzip, daß die lebendige Ganzheit einer von Sonnenlicht genährten Frucht, in Verbindung mit einer geeigneten Anwendungsform und der rechten geistigen Einstellung, bei einem solchen Fasten mehr bewirkt als die Summe aller Einzelbestandteile und -faktoren. Vielfältig und einmalig sind auch die physischen und psychischen Vorgänge, die bei der Entstehung und Heilung von Krankheiten ablaufen. Deshalb sollte sich der Leser vor vorschnellen Verallgemeinerungen und übertriebenen Erwartungen hüten, wenn er in der Literatur die Erfahrungsberichte und medizinischen Zeugnisse zum Thema Traubenkur liest, so erstaunlich überzeugend und ermutigend sie gerade in dem Buch von Johanna Brandt auch klingen mögen. Aber auch die Fallbeispiele aus der Feder der Traubenkur-Ärzte des 19. Jahrhunderts liefern uns ein umfangreiches und eindrucksvolles Anschauungsmaterial. Auch wenn in diesen Dokumenten häufig von Krebs- und anderen »Wunderheilungen« berichtet wird, muß doch in aller Deutlichkeit betont werden, daß Fasten mit Trauben oder anderen Früchten – wie jede andere Therapieform – keinerlei Heilung von Krebs und anderen schweren Leiden garantieren kann. Ebenso gilt jedoch, daß den Kräften der Natur und des Geistes keine Grenzen gesetzt sind und daß sie keines wissenschaftlichen Beweises bedürfen. Nach dem Motto »Wer heilt, hat recht!«, zählt hier allein die Erfahrung. Die beiden ausgewählten Fallgeschichten im nächsten Kapitel sprechen für sich, und es besteht nicht der geringste Anlaß, ihre Authentizität zu bezweifeln. Was hindert Sie also, im nächsten Herbst die Wohltaten des Trauben-Fastens am eigenen Leibe zu genießen?

Wie ich durch Trauben gesund wurde

Basil Shackleton, ein Pionier der Traubenkur

Basil Shackleton wurde zu Anfang dieses Jahrhunderts in Rhodesien geboren. Seit seiner Kindheit hatte er an den furchtbaren Folgen der Bilharziose zu leiden. Bei dieser schrecklichen Krankheit dringt der mikroskopisch kleine Bilharzia-Parasit in die Harnblase ein und frißt sich zu den Nieren durch, 1928 mußte seine rechte Niere entfernt werden; 1956 wurde die andere Niere von einer schweren Nierenentzündung (Nephritis) befallen, für die es kein Heilmittel zu geben schien. Von den Ärzten aufgegeben, entschloß er sich in äußerster Verzweiflung zu einem Versuch mit der Traubenkur, von der er früher einmal beiläufig gehört hatte. Nach seiner unerwarteten Heilung schrieb Shackleton ein Buch über seine Erfahrungen, die er in dem folgenden Bericht zusammengefaßt hat:

Shackletons wunderbare Genesung

»In diesem Stadium waren meine Nierenfunktionen beinahe zum Erliegen gekommen, und ich litt unter unerträglichen Schmerzen ... Ich war mir des Ernstes meiner Lage bewußt, sah aber keinen Sinn darin, einen Arzt zu rufen, der mir doch nur Medikamente gegeben hätte – und dann wäre diese Geschichte niemals geschrieben worden! ... Unter den gegebenen Umständen verzichtete ich auch auf den Rat und Trost meiner Freunde, und ich tat, was ich bereits vor ein paar Wochen in ähnlich kritischem Zustand in London getan hatte: Ich trank große Mengen von heißem Wasser, in kleinen Schlucken, regelmäßig bei Tag und Nacht, und mit guten Ergebnissen. Die Flüssigkeit verdünnte das Gift in meinem Körper und förderte die Ausscheidung. Dieses Mittel kann ich allen zur Schmerzlinderung empfehlen.

Die Traubenzeit sollte erst in der folgenden Woche beginnen. Da es für mich gefährlich und nahezu unmöglich war, normale Nahrung aufzunehmen, aß ich zunächst nur Pfirsiche. Am 21. Januar 1957 konnte ich dann in der Nähe von Kapstadt mit der Traubenkur beginnen und aß ganze sieben Wochen lang Trauben und nichts als Trauben. Natürlich trank ich auch gekochtes Wasser. Am 23. Tag der mit strikter Disziplin durchgeführten Kur ereignete sich das ›Wunder‹, das ich deshalb so nenne, weil etwas geschah, das weder Mensch noch Medikament hätten bewirken können. Ein Abszeß an meiner linken Niere wurde mit Stumpf und Stiel ausgeschieden, mit allem verdorbenen Blut, allem Dreck und allen Ablagerungen. Von diesem Augenblick an war ich ganz geheilt – auf natürliche Weise, nachdem schulmedizinische Behandlungsmethoden jahrzehntelang versagt hatten und eine Operation deshalb ausgeschlossen war, weil ich nur noch eine Niere hatte.

Von Glück möchte ich im Zusammenhang mit meiner Heilung nicht reden, denn es handelte sich um den natürlichen Prozeß einer systematischen und vollständigen Ausscheidung aller Giftstoffe durch körpereigene Mechanismen …

Auf diese Weise hatte sich mein Körper von allen Giftstoffen und den dadurch verursachten Leiden befreit. Weitaus wichtiger war aber die Tatsache, daß ich im Alter von 53 Jahren endlich wieder wahre Lebensfreude und Vitalität zurückgewonnen hatte. Dank der Traubenkur durfte ich die

erstaunliche Verwandlung eines todkranken in einen gesunden, harmonischen und strahlenden Menschen erleben, meine eigene Heilung war für mich der überzeugende
Beweis, daß der Mehrzahl der leidenden Menschen, unabhängig von der Art ihrer Krankheit, mit dieser einfachen
Methode geholfen werden kann, und das um so besser, je
entschiedener der Patient die Heilwirkungen der Trauben
und die Selbstheilungskräfte des Körpers mit Geist und
Seele unterstützt.«

Basil Shackleton, a.a.O., S. 39 ff.

Sogar Krebs kann besiegt werden

Bestätigt und ergänzt wird Shackletons Geschichte durch
den folgenden persönlichen Bericht von einem erfolgrei-
chen Trauben-Fasten, das in den 70er Jahren in Edinburgh
(Schottland) durchgeführt wurde:
»Mein Schwiegervater war in fortgeschrittenem Alter von
Krebs (Tumor in der Brust und Metastasen) befallen worden. Wegen der Nähe zum Herzen konnte der Tumor nicht
operiert werden; dafür wurde er jedoch drei Jahre lang mit
Chemotherapie behandelt und so sehr bestrahlt, daß man
unter der Achselhöhle ein faustgroßes Loch in den Brust-
korb gebrannt hatte. Zuletzt hatte der Patient Metastasen
im ganzen Körper und litt unter wahnsinnigen Schmerzen.
Von den Ärzten aufgegeben, legte er sein Schicksal in unsere Hände, um einen letzten Versuch mit einer Traubenkur
zu machen. Gegen den Willen der Ärzte brachten wir ihn
aus dem Krankenhaus zu uns nach Hause und begannen
sofort mit einer reinen Traubenkur, die wahrhaft erstaunliche Wirkungen zeigen sollte.
Nach nur zwei Tagen mit Trauben waren die Schmerzen

vergangen, ohne daß noch irgendwelche neuen Schmerzmittel gebraucht wurden. Trotz seiner großen Schwäche konnte mein Schwiegervater bald wieder jeden Nachmittag eine Zeitlang aufstehen und bei uns auf der Veranda sitzen. Als er sich am Nachmittag des 21. Tages seiner Traubenkur wieder zu Bett begeben wollte, geschah das Unglaubliche, genau so wie Shackleton es beschrieben hatte: Der Körper spie auf einmal den ganzen Krebs durch das Loch unter der Achselhöhle aus: Blut, Eiter, Dreck usw. spritzten durch das Zimmer, und als mein Schwiegervater bewußtlos zu Boden zu sinken drohte, konnte ich ihn gerade noch auffangen. Mit vereinten Kräften trugen wir den ohnmächtigen, totenblassen und völlig erschöpften Patienten in sein Bett. Natürlich riefen wir einen Arzt, da wir nicht wissen konnten, ob das nicht sein Ende bedeuten würde. Als der Arzt dann kam, weigerten wir uns aber, den Todkranken sofort in ein Krankenhaus überführen zu lassen. Statt dessen versuchten wir es mit Traubensaft und Traubenbrei, von dem wir ihm in regelmäßigen Abständen und in kleinen Portionen so viel fütterten, wie wir konnten. Und das brachte den Erschöpften in kurzer Zeit wieder zu Kräften! Denn als der immer noch verärgerte Arzt am nächsten Morgen vorbeikam, um den Sterbeschein abzugeben(!), machte er auf der Schwelle wortlos kehrt, als er meinen Schwiegervater recht munter und gut gelaunt beim Trauben-Frühstück im Bett sitzen sah ...«

Ein großes Traubenkur-Experiment in Frankreich
Wie wurde das Experiment durchgeführt?

Im Sommer 1989 und 1990 haben zwei französische Zeitschriften* ihre Leser dazu aufgerufen, sich an einem Traubenkur-Experiment zu beteiligen. Das Ziel dieser ärztlich kontrollierten Aktion bestand darin, möglichst viele Informationen über die Wirksamkeit von Traubenkuren zusammenzutragen. Dabei wollte man auch herausfinden, ob es Gegenindikationen gibt, wenn über einen längeren Zeitraum ausschließlich Trauben und dazu noch in so großen Mengen verzehrt werden. Um möglichst genaue Beobachtungen zu sammeln und alle Risiken auszuschließen, wurden die TeilnehmerInnen gebeten, sich vor allem im Krankheitsfall vor und nach der Kur ärztlich untersuchen zu lassen (Blut- und Harnanalysen), einen detaillierten Fragebogen auszufüllen und den pH-Wert des Urins regelmäßig zu überprüfen. Den InteressentInnen wurde geraten, bei schweren Krankheiten auf die Teilnahme zu verzichten und sich ärztlich betreuen zu lassen, wenn die Kur über eine Woche hinaus fortgesetzt werden sollte.

Alle TeilnehmerInnen erhielten einen Fragebogen und ein Blatt mit praktischen Ratschlägen zur Durchführung der

* *Les quatre saisons du jardinage* – eine Zeitschrift für biologischen Gartenbau und praktische Ökologie, die das Experiment durchführen ließ; und *L'Impatient* – eine kritische medizinische Verbraucherzeitschrift, die sich an der Aktion beteiligte.

Traubenkur. Sie sollten sich zu einer *reinen Traubenkur* nach dem Muster des hier vorgestellten reinen Früchte-Fastens verpflichten: das heißt über einen Zeitraum von einer Woche bis zu einem Monat nur Trauben (von verschiedenen Sorten, und wenn irgend möglich, ungespritzte) essen – und (viel) Wasser (zwischen den »Trauben-Mahlzeiten«) trinken. Auf die entsprechende Vorbereitung und die Bedeutung der geistigen Einstellung wurde ebenfalls hingewiesen: Die TeilnehmerInnen sollten sich nicht blindlings in ein solches Experiment stürzen, sondern sich mit ihrer Umgebung abstimmen, ihre Zeit einteilen und mit dem Streß Schluß machen. In beiden Zeitschriften wurde vor dem Kurbeginn auf die erstaunlichen Erfahrungen von Johanna Brandt und Basil Shackleton verwiesen. Gleichzeitig wurde aber einschränkend festgestellt, daß es verkehrt wäre, Trauben für eine Art von Wunderdroge zu halten, auch wenn ihre hervorragenden Eigenschaften bei der Entgiftung und Entwässerung unbestritten sind. Von den insgesamt 500 TeilnehmerInnen bekamen 80 nach einem halben Jahr einen zweiten Fragebogen zugesandt, mit dem die Stabilität der erzielten Ergebnisse überprüft werden sollte.

Die TeilnehmerInnen und ihre Motive

Nachdem im Mai 1990 eine erste Zusammenfassung der Untersuchungsergebnisse erschienen war, wurden die Gesamtergebnisse 1991 in Buchform veröffentlicht.[*]

[*] unter dem Titel »Le petit guide de la cure de raisin« von Claude Aubert. An dieser Stelle sei M. Aubert und dem Verlag »Terre Vivante« herzlich gedankt für die freundliche Erlaubnis, eine deutsche Zusammenfassung der Untersuchungsergebnisse zu veröffentlichen.

Insgesamt haben sich im Herbst 1989 etwa 300 LeserInnen der beiden Zeitschriften und im Herbst 1990 noch einmal 200 an dieser Aktion beteiligt. Die in der Mehrzahl weiblichen TeilnehmerInnen waren zwischen 25 und 75 Jahre alt und stammten sozial gesehen meistens aus der Mittelschicht. Auffällig ist die Tatsache, daß etwa die Hälfte ihre Ernährung als »überwiegend vegetarisch« bezeichnete. Mindestens eine Woche lang haben die TeilnehmerInnen nichts als Trauben gegessen und sich an die Spielregeln einer reinen Traubenkur gehalten. Außerdem haben Sie nach Abschluß der Kur ihre Erfahrungen und Ergebnisse, einschließlich der Blut- und Harnwerte, an die Organisatoren weitergegeben.

Bei den *Gründen* für die Teilnahme an einem solchen Experiment wurden die folgenden drei am häufigsten genannt:

1. der Wunsch, sich zu entgiften und zu reinigen;
2. Neugier;
3. der Wunsch, überflüssige Pfunde loszuwerden.

Unter der Vielzahl der individuellen Motive ist hervorzuheben, daß viele TeilnehmerInnen bestimmte maßlose Konsumgewohnheiten (z. B. beim Kaffeegenuß) einschränken und gesundheitliche Probleme, vor allem bei den Blutwerten und im Verdauungsbereich, in den Griff bekommen wollten.

Was kam dabei heraus?

Zusammenfassung

Rund 80% der TeilnehmerInnen waren rundum begeistert. Auch wenn die ersten Tage manchmal hart waren (vor allem wegen Kopfweh), konnte die große Mehrzahl doch feststellen, daß sie ihre Vitalität wiedergewonnen hatte. Zu Fasten- oder Heilkrisen ist es nur in ganz wenigen Fällen gekommen. Die **Ergebnisse bei alltäglichen Beschwerden** sind rundum positiv:

90%	Besserung bei Müdigkeit,
90%	bei Nervosität und Reizbarkeit,
80%	bei Hautproblemen,
77%	bei Schlafstörungen,
70%	bei Verstopfung,
77%	Teilerfolge bei Verdauungsstörungen.

Die *überflüssigen Pfunde* schmolzen nach Wunsch: im Durchschnitt um drei Kilo in der einen (ersten) Woche und bei den kritischen *Blutwerten* ergaben sich nach nur einer Woche deutliche positive Veränderungen. Viele TeilnehmerInnen berichteten auch von einer teilweise erstaunlichen Schärfung der *Sinnesorgane.* Dagegen zeigte sich bei chronischen Beschwerden, wie Rheuma, Arthrose und Entzündungen von Blase, Magen, Nebenhöhlen oder Gelenken keine signifikante Besserung. Doch bei einer Kurdauer von einer Woche ist das auch nicht zu erwarten. Als überraschender

Erfolg ist ferner zu werten, daß 90% der TeilnehmerInnen ihre Bereitschaft bekundeten, die Traubenkur im nächsten Jahr zu *wiederholen.*

Die Untersuchungen haben auch deutlich gezeigt, wie wichtig es ist, *Trauben aus biologischem Anbau* zu verzehren: 90% der TeilnehmerInnen haben diese Art von Trauben gegessen. Bei den restlichen 10%, bei denen die Kur mit gespritzten Früchten durchgeführt wurde, zeigte sich im Durchschnitt in nur 48% der Fälle eine Besserung, während dieser Wert bei unbehandelten Trauben bei 78% lag.

Trauben machen munter

Bei vielen TeilnehmerInnen zeigte sich oft schon nach zwei bis drei Tagen eine spektakuläre Verbesserung in Form und Befinden, die sich im allgemeinen steigert, je länger die Traubenkur dauert, 90% haben angegeben, daß die Trauben die Müdigkeit verjagt und neue Lebensgeister geweckt haben. Bei vernünftiger Ernährungs- und Lebensweise hielt diese belebende Wirkung anschließend noch eine ganze Weile an. Eine einfache und preiswerte Traubenkur scheint da mehr zu bewirken als mancher aufwendige und kostspielige Kuraufenthalt in einer Fitneß-Klinik …

Alltägliche Beschwerden

Verdauungsstörungen:
Bei Blähungen, Gasbildung, Krämpfen, Durchfall, Völlegefühl usw. sprachen 77% der TeilnehmerInnen von Teilerfolgen. Dagegen zeigte sich bei *Verstopfung* bei 70% während und nach der Traubenkur Besserung, vor allem wenn

es gelang, die Ernährungsweise anschließend entsprechend umzustellen.

Unruhe:
77% konnten während und nach der Traubenkur *besser schlafen,* was sicher auf die generelle Entlastung von Leib und Seele und den Verzicht auf Genußmittel zurückzuführen ist. Aus diesem Grund ließen *Nervosität,* innere Unruhe und Reizbarkeit auch bei 90% deutlich nach. Diese positiven Wirkungen waren von einer gewissen Dauer, wenn man hinterher nicht sofort wieder ins alte Fahrwasser geriet.

Hautprobleme:
Infolge der gründlichen Entschlackung und Entgiftung der Körpergewebe zeigte sich bei 80% schon nach wenigen Tagen ein strahlender Teint. Vielleicht ist auch in diesem Punkt eine Traubenkur einer Behandlung im Schönheitsinstitut vorzuziehen ...

Die Pfunde purzeln

Für viele Menschen sind Gewichtsprobleme das entscheidende Motiv, um sich einer Fastenkur in strenger oder modifizierter Form oder irgendeiner der zahllosen Diäten zu unterziehen. Wie die endlose Mißerfolgs-Story dieser Bemühungen zur Genüge zeigt, lassen sich diese Probleme nicht so einfach in den Griff bekommen. Das Fasten ist in dieser Hinsicht sicher die beste aller Diäten, doch sollten *Gewichtsverluste* dabei im Grunde nicht mehr als ein erwünschter Nebeneffekt sein. Aufgrund der bisherigen Erfahrungen läßt sich feststellen, daß das reine Fasten mit Früchten im allgemeinen und das Trauben-Fasten im besonderen die Pfunde genau so schnell und sicher purzeln läßt wie das klassische Wasser- oder Saftfasten.

Der Blick auf das Schaubild[*] zeigt, daß die Ergebnisse aus Frankreich diese Erfahrungen voll bestätigen. Dabei hat sich ergeben, daß die Gewichtsabnahme unter anderem von fünf Faktoren abhängig ist:

1. *Ausgangsgewicht:* Die Übergewichtigen nehmen besser ab als die Normalgewichtigen oder Schlanken. Bei der ersten Personengruppe kann der Verlust im Durchschnitt 3 kg pro Woche betragen, während er bei der zweiten Gruppe von Woche zu Woche kleiner wird: 3 kg in der 1., 2 kg in der 2. und 1,5 kg in der 3. Woche. Der generell hohe Verlust von 1–2 kg an den Anfangstagen erklärt sich dadurch, daß der Körper zu Beginn des Fastens sehr viel Wasser und Kot ausscheidet. Später pendelt sich der tägliche Gewichtsverlust auf durchschnittlich 200–400 g ein.

2. *Dauer der Traubenkur;*

3. *Traubenkonsum:* Auch wenn sich gezeigt hat, daß die Wirkungen einer Traubenkur ziemlich unabhängig von der Menge der verzehrten Trauben sind, macht es für das Abnehmen doch einen Unterschied, ob man täglich 1 kg oder 4 kg Trauben verspeist.

4. *Bewegungsprogramm:* Auch in diesem Punkt wurde die alte Fastenweisheit bestätigt, daß regelmäßige Bewegung die erwünschten Ausscheidungs- und Verbrennungsvorgänge im Körper unterstützt und daß »Bewegungsmuffel« mit weniger guten Resultaten zu rechnen haben.

5. *Stoffwechsellage:* Stoffwechselstörungen führen natürlich

---

* nach C. Aubert, a.a.O., S. 33

zu einem anderen Fastenverlauf. Je nach Art der Störung ist von einer Traubenkur abzuraten, doch kann das nur von Fall zu Fall entschieden werden.

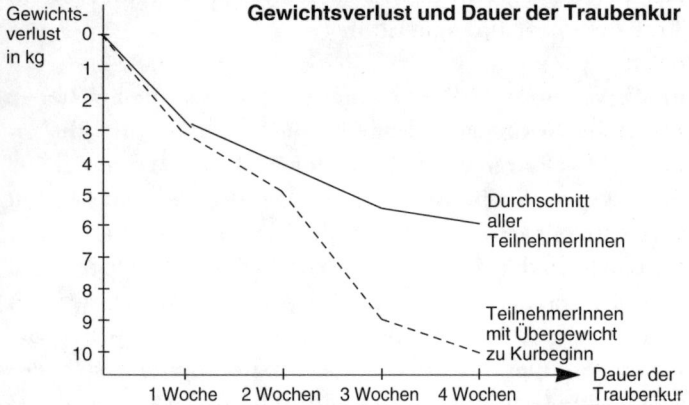

Gewichtsverlust und Dauer der Traubenkur

Die entscheidende Frage bei der Gewichtsreduktion nach dem Fasten lautet: *Was bleibt?* Die Ergebnisse der Kontrollumfrage nach einem halben Jahr liegen ganz auf der Linie anderer Fastenerfahrungen und führten zu einer Unterscheidung von drei Typen:

a) Bei den Normalgewichtigen war das Gewicht nach sechs Monaten in etwa wieder normal.

b) Bei den Übergewichtigen und Unvernünftigen – das heißt denjenigen, die sich nicht umstellen wollten oder konnten – war alles wieder beim Alten.

c) Bei den vernünftigen Übergewichtigen hatte sich das Körpergewicht auf einen Zwischenwert (zwischen dem Wert vor dem Fasten und demjenigen nach dem Fasten) eingependelt.

154

Das Fazit: Wer seine Pfunde loswerden will, der mache eine Traubenkur, denn sicherer, einfacher, gesünder und genußvoller geht es wirklich nicht! Außerdem sind Traubenkuren billig und ungefährlich und erleichtern die Umstellung auf eine gesündere Ernährungs- und Lebensweise. Trotzdem hört man immer wieder die skeptische Frage, wie das denn mit einer so zucker- und kalorienreichen Frucht möglich sei. Zweifellos gehört die Traube zu denjenigen Früchten, welche die Ausscheidungs-, Auflösungs- und Verbrennungsvorgänge im Körper am besten unterstützen. Der hohe Traubenzuckergehalt fördert sogar die Stoffwechselvorgänge, denn dieser direkt assimilierbare Einfachzucker liefert zusätzliche Energie für die Verbrennung. So erklärt sich, daß man auch 4 kg Trauben pro Tag essen kann und dabei doch (munter) abnimmt. Wenn man von einer normalen Tagesration von 1–2 kg Trauben ausgeht (und die wenigsten essen mehr), dann kommt man auf nicht mehr als 1000–1500 kcal pro Tag und bewegt sich damit im Rahmen einer Reduktionskost.

Blut- und Harnwerte

Insgesamt haben 140 TeilnehmerInnen unmittelbar vor und nach der Traubenkur Blut und Harn analysieren lassen. In der Tabelle wurden nur die Durchschnittswerte von denjenigen Personen berücksichtigt, die vor der Kur anormale Werte aufwiesen. Denn bei den Personen mit normalen Werten ergaben sich keine nennenswerten Veränderungen: ein leichtes Absinken des Cholesterinspiegels und des Harnstoffgehalts. Glykämie- und Hämoglobinwerte blieben stabil: Das bedeutet, daß beim Trauben-Fasten weder Hyperglykämie (erhöhte Blutzuckerwerte) noch Anämie (Blutarmut) zu befürchten sind. In drei Fällen wurde der *Eisengehalt* im Blut gemessen: Dabei ergab sich nach einer Woche eine durchschnittliche Steigerung von 38 auf 99 mg/l. Ein teilnehmender Arzt konnte nach 40 Tagen Traubenkur sogar einen Anstieg von 59 auf 150 mg/l feststellen, und das bei einer Frucht wie der Traube, die keinen besonders hohen Eisengehalt aufweist. Außerdem widerlegen diese Werte die Behauptung, daß pflanzliches Eisen vom Körper nicht gut assimiliert wird.

Wie ein Blick auf die *Tabelle der Blut- und Harnwerte*[*] zeigt, ergaben sich nach nur einer Woche Traubenkur schon deutliche Verbesserungen:

Analyseergebnisse bei den Blut- und Harnwerten
von Personen mit Grenzwerten oder erhöhten Werten vor Beginn der Kur *(alle Werte in g/l)*

	Zahl der Proben	**vor** der Kur	**nach** der Kur	Differenz
Blutwerte:				
Cholesterin	81	2,42	1,87	– 23 %
Triglyzeride	5	1,87	0,92	– 53 %
Glykämie	22	1,05	0,95	– 10 %
Hämoglobin	19	11,80	12,20	+ 3 %
Harnwerte:				
Harnstoff	18	0,46	0,21	– 54 %

Zusammenfassend läßt sich feststellen, daß
– die Cholesterin-, Triglyzerid-(Blutfett-) und Harnstoffwerte deutlich gesunken sind;

* nach C. Aubert, a.a.O., S. 46

- die Glykämie, d. h. der Blutzuckergehalt sogar leicht abnimmt, obwohl man bei den süßen Trauben eigentlich
  das Gegenteil erwartet;
- der Hämoglobin-Anteil stabil bleibt und sogar leicht an-
  steigt.

Die lieben Gewohnheiten

Mit der radikalen Unterbrechung des gewohnten Lebens-
rhythmus bietet jede Fastenzeit eine einmalige Gelegenheit
zur Besinnung und zum Neubeginn. Die Reinigung des
Leibes führt auch zur Klärung des Geistes, und in diesem
Sinne ist das Fasten seit jeher in allen Weisheitslehren der
Menschheit gepflegt worden. So berichteten viele TeilnehmerInnen, daß sich schon nach einer Woche Traubenkur
viele Probleme auf ein normales Maß reduzierten, Entschei-
dungen leichter fielen, Beziehungen sich verbesserten und
sich ein natürliches Bedürfnis nach einer gesünderen Er-
nährungs- und Lebensweise einstellte.
Die Hälfte der TeilnehmerInnen hat nach der Traubenkur
die Chance zur Umstellung genutzt und dabei vor allem vier
Ziele angestrebt:

1. weniger Genußmittel, Zucker, Fleisch, Milch und Milch-
   produkte;
2. mehr Obst, Gemüse, Getreide und Rohkost;
3. weniger essen;
4. langsamer und bewußter kauen und essen.

Auch wenn dieses Programm auf den ersten Blick bescheiden anmutet, so weiß jeder, der die tief verwurzelte Hart-
näckigkeit von Ernährungsgewohnheiten kennt, daß die

allermeisten Menschen schon damit hoffnungslos überfordert wären. So ist ein Scheitern von nur 15% bei der Umstellung schon als großer Erfolg zu werten, und selbst nach sechs Monaten ergab sich bei der zweiten Umfrage, daß sich immer noch 36 (von 80 befragten) Personen »besser« ernährten als zuvor.

Wo liegen die Grenzen?

Nur l0% der TeilnehmerInnen mußten zugeben, daß das Experiment bei ihnen zum Scheitern geführt hatte; das heißt, für sie war die Kur mühsam und hat kaum genützt. Aber trotz aller Schwierigkeiten hat von diesen 50 Personen kaum jemand die Kur abgebrochen, und es ist kein einziger Fall bekannt, in dem ärztliche Hilfe gerufen werden mußte. Das ist ein weiteres Resultat, das die Erwartungen übertrifft und für das Fasten mit Trauben spricht. Was die einzelnen Faktoren des Mißerfolgs angeht, so wurden folgende Gründe aufgezählt: schwache Motivation; ein stark vergifteter Organismus; unzulängliche Vorbereitung (z. B. keine Darmreinigung); ungeeignete Umgebung; Arbeit und Streß; schlechte Trauben-Qualität (unreif, nicht biologisch); schlechtes Kauen; zu schneller Übergang (zu normaler Kost). Es handelt sich im großen und ganzen um Schwierigkeiten, die vom reinen Fasten her bekannt sind. Leider liegen auf diesem Gebiet keine systematischen Untersuchungen vor, so daß wir einfach zu wenig über die wahren Ursachen der Fastenprobleme wissen. Natürlich reicht die Zahl von 50 gescheiterten Personen in der französischen Untersuchung auch nicht aus, um irgendwelche allgemeinen Schlüsse zu ziehen.

Was läßt sich daraus folgern?

Die durchaus ermutigenden Ergebnisse dieses gelungenen »Experiments« lassen folgende Schlüsse zu:

1. Traubenkuren sind einfach und wirkungsvoll und bringen schon nach nur einer Woche gute Ergebnisse, vor allem bei Müdigkeit, alltäglichen Beschwerden und Übergewicht.
2. Fasten mit Trauben kann eine dauerhafte Umstellung der Ernährungs- und Lebensweise erleichtern, besonders beim Konsum von Genußmitteln und tierischem Eiweiß.
3. Manche der positiven Wirkungen (z. B. im Verdauungsbereich) können monatelang anhalten.
4. Andere positive Wirkungen zeigen sich erst nach Wochen (z. B. bei der Sehstärke).
5. Im Gegensatz zum reinen Fasten ist das Trauben-Fasten auch im Alltag leichter durchzuführen und auch über einen längeren Zeitraum durchzuhalten.
6. Unverträglichkeiten, unerwünschte Wirkungen, Gegenindikationen und sonstige Risiken scheint es im Normalfall nicht zu geben.
7. Bei schweren und chronischen Leiden lassen sich nach nur einer Woche kaum allgemeingültige Aussagen über die Wirksamkeit des Trauben-Fastens machen.

Die Traube – Königin der Früchte
Zahlen und Fakten

Trauben stehen an erster Stelle

Die heutige Form der Weintraube (*vitis vinifera*) stammt aus
Südeuropa und Westasien; ihre Wildformen sind vom Mit-
telmeer bis zum Hindukusch anzutreffen. Sie ist eine der
ältesten Kulturpflanzen der Menschheit. Bereits um 3500
v. Chr. wurde in Ägypten, Mesopotamien und Indien Weinbau betrieben. Von dort aus verbreitete sich die Weinkultur
nach Osten und nach Westen und gelangte im 8. Jh. v. Chr.
nach Italien, im 6. Jh. v. Chr. nach Frankreich und im 2. Jh.
n. Chr. durch die Römer nach Süddeutschland.
Auch heute, wo mehr als *5000 verschiedene Rebsorten* auf allen
fünf Kontinenten (bis zum 50. Grad nördlicher und südli-
cher Breite) kultiviert werden, ist Europa mit einem Zwei-
drittelanteil an der Welternte der Weingarten der Erde
geblieben. Mit einer Gesamternte von 67 Millionen Tonnen
im Jahre 1987 stehen Weintrauben an der Spitze aller Früchte; das bedeutet, daß weltweit mehr Trauben als Äpfel,
Bananen und Orangen zusammen geerntet werden. Etwa
85% der Traubenernte werden zu Saft und Wein verarbeitet; 10% gelangen als Tafeltrauben und 5% als Rosinen auf
den Markt. Deutsche Traubensorten sind wegen ihres hohen Säuregehalts im allgemeinen nicht zum Verzehr geeignet. Mit 250 000 Tonnen im Jahr 1987 ist die Bundesrepublik weltweit der größte Importeur von Tafeltrauben, die
von August bis Dezember aus den europäischen Weinbau-

ländern stammen. Da Trauben nicht nachreifen, müssen sie reif geerntet werden.

Bei sachgerechter Behandlung lassen sich Tafeltrauben sogar per Schiff aus wärmeren Ländern bis zu uns transportieren und hier im Kühlhaus bei 1–4° C und 90–95% Luftfeuchtigkeit bis zu zwei Monaten lagern. Dank der Importe von der südlichen Halbkugel (aus Südafrika, Chile und Argentinien) werden wir auch in der ersten Jahreshälfte mit frischen Trauben versorgt.

Tafeltrauben zur Auswahl

Bei *Tafeltrauben* kommt es nicht nur auf die Inhaltsstoffe und die Qualität an, sondern vor allem auf den Geschmack und das schöne Aussehen. So werden im allgemeinen süße und großbeerige helle Sorten bevorzugt, die von einer natürlichen Wachsschicht, dem »Duft«, überzogen sind. Bei den hellen Sorten reicht die Farbskala von Grün über Gelb bis bernsteinfarben, bei dunklen Tafeltrauben von rötlich-blau bis blauschwarz. Helle Trauben enthalten mehr Fruchtzucker (Fruktose), blaue Trauben den Pflanzenfarbstoff Oenin (aus der Gruppe der Anthocyane), der in Verbindung mit dem Gefäßschutz-Vitamin P auftritt und auch nervenstärkend wirkt. Wegen des höheren Gerbstoffgehalts wirken blaue ebenso wie dickschaligere Trauben stopfend. Köstlich schmecken auch kernlose Trauben, großfruchtige Datteltrauben und würzige Muskattrauben. Während das Gros der Tafeltrauben aus Südeuropa eingeführt wird, existiert vor allem in Belgien und in den Niederlanden eine bedeutende Gewächshauskultur, die einen gehobenen Markt ganzjährig mit (blauen) Trauben beliefert.

Rosinen und Traubenkernöl

In Kalifornien und Griechenland sowie in einigen islamischen Ländern (Türkei, Iran, Nordafrika) besteht schon lange eine bedeutende Produktion von Rosinen, deren Tradition bis in die Antike zurückreicht. Im alten Rom waren die getrockneten Weintrauben so wertvoll, daß man einen Sklaven gegen zwei Schüsseln Rosinen eintauschen konnte. Bei getrockneten Trauben (Rosinen) unterscheidet man drei Arten: die kleineren, dunklen, kernlosen *Korinthen* (aus der Gegend von Korinth in Griechenland); die etwas größeren, hellen, kernlosen *Sultaninen*, die schon früh in Armenien gezüchtet wurden und wohl ausschließlich für die Sultane bestimmt waren; und die selteneren *Traubenrosinen*, die zum Trocknen am Rebstock hängenbleiben. Alle Rosinenarten werden an der Sonne getrocknet, doch sollte man beim Kauf ungeölte, ungeschwefelte und unbehandelte Sorten aus biologischem Anbau wählen. Beim Trocknen kommt es zu einem erheblichen Verlust an Wasser, Gewicht und Volumen: So wird im Durchschnitt aus 4,5 kg Trauben 1 kg Rosinen. Aus der Tabelle der Inhaltsstoffe läßt sich ersehen, daß dabei mit Ausnahme von Vitamin C eine Konzentration der Vitalstoffe erfolgt, die zum Beispiel beim Phosphorgehalt das Zehnfache betragen kann.

Ein besonderes Traubenerzeugnis ist das *Traubenkernöl:* Traubenkerne enthalten nämlich 10–15% eines hochwertigen Öls, das sich auszeichnet durch einen neutralen Geschmack, einen sehr hohen Anteil ungesättigter Fettsäuren (60–70% Linolsäure) und Heilwirkungen bei erhöhten Blutfett- und Cholesterinwerten. In letzter Zeit ist dieses wertvolle Öl auch bei uns zu erschwinglichen Preisen im Handel erschienen.

Wirkstoffe und -kräfte der Trauben

Angesichts der Vielzahl von Traubensorten und Wachstumsfaktoren versteht es sich von selbst, daß die folgende Tabelle der Inhaltsstoffe nur grobe Mittelwerte enthält und die Schwankungen bei den Einzelwerten weit über die stellenweise angegebene Spanne hinausgehen. Außerdem muß auch die Unvollständigkeit und Einseitigkeit einer solchen Auflistung betont werden, so erstaunlich genau die biochemischen Analyseverfahren heutzutage auch sein mögen. Jede Frucht enthält Hunderte, wenn nicht gar Tausende von bekannten und unbekannten Substanzen, und gerade bei den wesentlichen Lebens- und Wirkstoffen (wie z. B. den Enzymen) sind kaum mehr als ein paar chemische Formeln bekannt.

Auch die in den lebenden Zellen einer Frucht gespeicherte Lichtkraft und Information läßt sich zwar in Form einer ultraschwachen Strahlung, den *Biophotonen*, nachweisen, aber nicht genauer beschreiben. Da Trauben zur Reifung mindestens 1300 Sonnenstunden brauchen, kann man sie als wahre Lichtnahrung betrachten. Hier vor allem scheint ein Geheimnis ihrer Wirkungen zu liegen, denn in welcher anderen einheimischen Frucht ist mehr Sonnenlicht gespeichert?

Aus der biochemischen Zusammensetzung allein lassen sich die Wirkungen der Weintrauben nicht erklären: Außer durch einen relativ hohen Gehalt an Glukose und Fruktose, die vom Stoffwechsel direkt assimiliert und in Energie umgesetzt werden können, zeichnen sich Trauben höchstens noch durch einen relativ hohen Kalium-Anteil aus. Ein weiteres Geheimnis der Trauben dürfte allerdings in ihrer ausgewogenen Zusammensetzung, bei der vor allem im Bereich der Mineralstoffe nichts zu fehlen scheint, und im harmonisch-lebendigen Zusammenwirken aller Bestandteile und Kräfte zu suchen sein.

Inhaltsstoffe von Trauben, Traubenprodukten und -teilen (Mengenangaben bezogen auf 100 g)

Inhaltsstoffe	Tafel-trauben	Rosinen	Trauben-saft	Trauben-schalen	Trauben-kerne
Brennwert (kcal)	65–75	265–280	70–75		
Basenüber-schuß(+)	3–7	15–24	4		
Wasser (g)	77–83	13–20	80–84	65	30
Proteine/Amino-säuren (g)	0,5–0,9	2,2–2,6	0,1–0,3		
Fett/Fettsäuren (g)	0,15–0,4	0,5–0,6			7,5–15
Kohlenhydrate insgesamt (g)	15–20	65	17–18,5	32	
Glukose	4–9	27–37	8		
Fruktose	4–9	28–36	8		
Saccharose	0,2–1,5	0,5–1,7	0,05–0,4		
Pektin	0,2–0,35				
Sorbit	0,2				
Fruchtsäuren insgesamt (mg)				400	750
Apfelsäure	400–650	2300	280–470		
Weinsäure	400–700				
Zitronensäure	25	2300	380–530		
Oxalsäure	8	25	15–40		
Chlorogensäure	12				
Salyzilsäure	1,5	6,5	0,5		
Faserstoffe (g)	1,5–2	5,4			
Gerbsäure (g)				1,2	3,5
Weinstein (g)				0,9	
Holzige/harzige Stoffe (g)					55

Inhaltsstoffe	Tafel-trauben	Rosinen	Trauben-saft	Trauben-schalen	Trauben-kerne
Mineralstoffe insgesamt (mg)	400–600			2000	1800
Kalium K	140–250	640–875	110–200		
Kalzium Ca	12–21	30	8–24		
Magnesium Mg	6–15	15	4–12		
Natrium Na	0,5–3	10–30	1–4,5		
Phosphor P	13–30	75–130	7–23		
Chlor Cl	2	10	2–6		
Schwefel S	9	40			
Spurenelemente (μg)					
Eisen Fe	300–700	300–2700	300–650		
Zink Zn	35–110	100	40		
Mangan Mn	40–90		30–60		
Kupfer Cu	35–80	100	9–100		
Nickel Ni	8		4,5		
Selen Se	0–20		0–6		
Chrom Cr	2		3		
Fluor F	12–16		8–11		
Jod J	0,7		0,5		
Selen Se	0–20		4		
Silizium Si	100–500				
Bor B		0,7–1,6	0,2–0,5		
Vitamine (μg)					
β-Carotin	10–50	30	Spuren		
Vitamin C	2000–7000	1000–2000	800–3000		
B_1	30–60	80–150	10–40		
B_2	10–40	30–80	3–50		
B_6	40–100	110	10–40		
Niacin	150–300	500	150–200		
Pantothensäure	50–80	100	40–75		
Biotin	1–2		1–1,5		
Folsäure	4,5–6	4	0,2–3		

sowie Spuren von zahlreichen *sekundären Pflanzeninhaltsstoffen*

Dafür können Trauben gut sein

Traubenkur als Therapie

Schon in der Antike war bekannt, daß Trauben über Nähr-
und Heilwerte wie kaum eine andere Frucht verfügen. Bereits Hippokrates hat Trauben als Lebens- und Heilmittel
empfohlen, und Plinius hat ihnen in seiner »Historia Natu-
ralis« Buch XIII gewidmet, in dem der Nutzen von sämtli-
chen Teilen des Rebstocks beschrieben wird. Im letzten
Kapitel wurde die Geschichte der Traubenkuren skizziert
und einige der wichtigsten Wirkungen erwähnt. Während
die modernen Pioniere der Traubenkur, Johanna Brandt
und Basil Shackleton, in Trauben fast ein Allheilmittel sa-
hen, hat die französische Untersuchung ergeben, daß bei
schweren Leiden keine deutliche Besserung zu verzeichnen
war. Allerdings war das auch nicht zu erwarten, denn die
Mehrzahl der Teilnehmer war gesund, da man den Schwerkranken von der Teilnahme abgeraten hatte. Außerdem
reicht eine Kurdauer von nur einer Woche nicht aus, um
eine Besserung bei ernsthaften Beschwerden zu erreichen.
Das Minimum sind da drei Wochen; in manchen Fastenkli-
niken müssen die Patienten gleich sechs Wochen bleiben.
Trotzdem darf die Wirksamkeit von Traubenkuren nach
den gut dokumentierten 150jährigen Erfahrungen und Ergebnissen als gesichert betrachtet werden. Warum sollten
wir den Zeugnissen der alten Kurärzte aus der Blütezeit der
Traubenkur von 1850 bis 1910 keinen Glauben schenken?
Und haben uns B. Shackleton und J. Brandt die Heilkraft

der Trauben nicht geradezu vorgelebt? Die folgende Übersicht über die bekannten und bewährten Heilwirkungen der Trauben stützt sich vor allem auf die Berichte aus der Zeit von 1850 bis 1910 und die vielen erstaunlichen Fallgeschichten bei Johanna Brandt.

Verdauungsorgane: Durch ihre abführende, reinigende und stimulierende Wirkung haben sich Trauben bei Beschwerden der Verdauungsorgane besonders gut bewährt, wie zum Beispiel bei Verstopfung, Durchfall (auch bei Kleinkindern), Ruhr, Geschwüren, Gallensteinen, Gelbsucht.

Harnwege: Trauben sind ein wirksames Diuretikum und helfen deshalb bei Entzündungen und Beschwerden von Nieren und Harnwegen, bei Nierenkoliken und Blasenkatarrh.

Rheumatische Beschwerden: Bei Rheuma, Arthritis, Rückenschmerzen und Ischias sind gesicherte Heilerfolge bekannt, aber meist reicht dazu eine Kur nicht aus. Bei der französischen Untersuchung berichteten 14 von 17 Betroffenen von einer spürbaren Besserung.

Herz-Kreislauf-Krankheiten: In den alten Berichten ist davon kaum die Rede, was sicher damit zusammenhängt, daß diese Krankheiten damals noch nicht die schreckliche Rolle wie heutzutage spielten (als Todesursache Nr. 1 in den Industrieländern). Bei der französischen Untersuchung hat sich allerdings gezeigt, daß eine Traubenkur den Cholesterinspiegel schnell und wirksam senkt. Das läßt den Schluß zu, daß Trauben auch bei diesen Krankheiten helfen können. Es ist zu hoffen, daß die Trauben möglichst bald von der modernen ernährungsmedizinischen Forschung, die sich vor allem mit den Heilwirkungen von Lebensmitteln bei Herz-Kreislauf-Beschwerden und Krebs befaßt, »entdeckt« wird.

Krebs: Vor allem bei Johanna Brandt, die sich selbst durch eine Traubenkur endgültig von Magenkrebs befreien konnte, finden wir zahlreiche Berichte von geradezu wunderbaren Krebsheilungen. Laborversuche haben bestätigt, daß Trauben und alle Traubenprodukte (inklusive Wein) Bakterien und Viren töten. Ferner beschäftigt sich eine ganze Reihe von Untersuchungen mit den *Polyphenolen* (einer Gruppe von 200 Verbindungen, zu denen vor allem die Gerbstoffe/Tannine gehören). Diese Substanzen schützen die Zellen generell vor allen Arten von Attacken und wurden im Tierversuch in der Blutbahn von Mäusen nachgewiesen.

Liste der Indikationen

Es würde zu weit führen, hier im einzelnen auf die Vielzahl der Beschwerden einzugehen, bei denen Traubenkuren Linderung versprechen. Statt dessen sollen alle aus der Fachliteratur bekannten Indikationen einmal in Form einer alphabetischen Liste, die sich vor allem auf die Arbeit von E. Nigelle (Pouvoirs merveilleux des petits fruits et du raisin, 1978) stützt, aufgezählt werden:

Akne (vorbeugend)
Alterserscheinungen
Angina pectoris
Infektionen
Arterienverkalkung
  (Arteriosklerose)
Arthritis
Ausschläge (Dermatosen)
Azotämie
  (zuviel Harnsäure im Blut)
Blasenleiden

Blinddarmentzündung
Blutarmut (Anämie)
Bluthochdruck (Hypertonie)
Blutniedrigdruck (Hypotonie)
Blutreinigung
Bronchitis
Darmentzündung
Depression
Dermatosen (Hautausschläge)
Durchfall
Ekzeme (Hautausschläge)

Entzündungen
Ermüdung/Erschöpfung
Fettsucht
Fieber
Frauenleiden
Furunkel
Gallenleiden und -steine
Gärungen (im Darm)
Gefäßkrankheiten
Gelenkentzündung (Arthritis)
Geschwüre (Magen, Darm)
Gesichtspflege
Gicht
Haare (Ausfall/Ergrauen)
Hämorrhoiden
Harnsäureausscheidung
Harnstoffabbau
Harnvergiftung (Urämie)
Harnwege
Hautkrankheiten
Hautpflege
Herzbeschwerden
Herzschwäche
Infektionen
Koliken/Krämpfe
Krampfadern
 (vorbeugend)
Krebs (vorbeugend)
Kreislaufstörungen
Leberentzündung
 (Zirrhose)
Leberinsuffizienz
Leberstau

Lungenbeschwerden
Magenbeschwerden und
 -geschwüre
Magenentzündung
Milzstau (Kongestion)
Mineralmangel
Müdigkeit
Nervosität
Nierenentzündung
 (Nephritis)
Ödeme
Rachitis
Rekonvaleszenz
Rheuma
Schuppenflechte
 (Psoriasis)
Schwächezustände
Steinleiden
Tuberkulose
Tumore
Typhus
Übergewicht
Übersäuerung (Azidose)
Venenentzündung
Verdauungsschwäche
Verdauungsstörungen
Vergiftungen
Verstopfung
Wassersucht
Wundheilung
 (offene Wunden)
Zahnfäule (Karies)
Zwölffingerdarmgeschwür

Andere Anwendungsformen

Manche Autoren schreiben den *Traubensaft-Kuren* im großen und ganzen ähnliche Wirkungen wie dem Trauben-Fasten zu. Das dürfte jedoch nur für frisch gepreßten Saft aus unbehandelten Früchten gelten, der von einigen Autoren sicher zu Recht als »pflanzliche Milch« oder »pflanzliches Blut« bezeichnet wird. Bei der pasteurisierten oder sterilisierten Handelsware geht vor allem im Bereich der Vitalstoffe noch mehr an wertvollen Inhaltsstoffen verloren; außerdem gibt es da sehr große Qualitätsunterschiede. In seiner Zusammensetzung und seinen Wirkungen ist Traubensaft mit frischen Trauben vergleichbar, allerdings enthält der Saft keine Faserstoffe und zum Teil wesentlich weniger Vitamine und Mineralstoffe, dafür aber einen etwas höheren Zucker- und Wasseranteil. Traubensaft hat sich besonders bei Fieber als durstlöschendes und kräftigendes Mittel bewährt und wird unter anderem bei Nierensteinen und akuten und chronischen Durchfällen sowie zur Regulation des Blutdrucks (sowohl nach oben als auch nach unten) empfohlen. Bei Mangel an Magensäure wird empfohlen, eine halbe Stunde vor dem Essen 1 Glas Traubensaft zu trinken. Kompressen und Umschläge (mit Traubensaft oder pürierten Trauben) eignen sich bestens zur äußeren Anwendung bei der Hautpflege, bei Hautkrankheiten und zur Wundbehandlung. Eine Kur mit Traubensaft kann nur ein Ersatz für ein richtiges Fasten mit Trauben sein. Es gibt aber Situationen, in denen Traubensaft vorzuziehen ist: zum Beispiel bei Unverträglichkeit und Überdruß, bei extremer Schwäche und außerhalb der Traubensaison.

Rosinen sind wegen ihres hohen Phosphorgehalts gut fürs Gehirn und helfen bei Heiserkeit sowie bei Atemwegs- und

Lungenbeschwerden. Auch bei Leber-, Nieren- und Harnblasenbeschwerden haben sich Rosinen bewährt. In pürierter Form lassen sie sich in der Vollwertküche als gesundes Süßungsmittel verwenden.

Traubensaft und Rosinen sollten von allerbester Qualität sein: möglichst schonend konservierter Saft aus ungespritzten Trauben und unbehandelte Rosinen. Den Saft sollten Sie wie alle Fruchtsäfte zum Trinken mit Wasser verdünnen, die Rosinen vor dem Verzehr einweichen. Von der Wurzel über die Frucht bis zum Blatt hat es schon in der Antike keinen Teil der Rebe gegeben, der nicht in der Naturheilkunde Anwendung findet. Sogar die Rückstände bei der Weinherstellung (Trester) sind noch in verschiedener Weise nutzbar.

Grenzen des Trauben-Fastens

Es scheint kaum eine Therapieform zu geben, die so angenehm, sicher und nützlich ist wie das Fasten mit Trauben. Außer unbedeutenden, fastenüblichen Schwierigkeiten, den *Fastenkrisen*, ist auch in der französischen Untersuchung nichts Nachteiliges bekannt geworden. Notfalls wird der Körper uns anzeigen, ob und wann wir eine Traubenkur (vorsichtig) abbrechen sollten. Hier gilt das, was in diesem Zusammenhang in Teil I zum Fasten mit Früchten allgemein gesagt wurde.

Auch bei den *Gegenindikationen* muß man schon suchen, bis man irgendwelche Hinweise findet; dabei stimmen die Angaben in den verschiedenen Quellen teilweise nicht überein. Das gilt z. B. für Diabetes oder Durchfall, bei denen sowohl zum Trauben-Fasten geraten als auch abgeraten wird und deshalb Vorsicht geboten scheint. Nicht empfohlen wird Trauben-Fasten für stillende Mütter, bei Blähsucht und bei akuter Gallenblasenentzündung.

In seinem lesenswerten Buch über die Traubenkur beschreibt Christopher Vasey zwei Personengruppen, für die Trauben kein geeignetes Fastenmittel darstellen:

a) Personen mit *Säureproblemen*, die Fruchtsäuren schlecht verstoffwechseln und deshalb säuerliche Trauben (und Früchte) ganz meiden sollten. Diese Menschen brauchen ihre körpereigenen Basen und Mineralsalze, um die Säuren aus den Trauben (und anderen Obstarten) zu neutralisieren und verlieren so ihre Mineralstoffreserven.

b) Personen, die sich vor einer Kur in großen *Schwäche- und Mangelzuständen* befinden. Bei diesen Personen kann eine reine Traubenkur die Situation noch verschärfen, indem sie zu weiteren Energie- und Vitalstoffverlusten führt und die Betroffenen so in schädliche Fastenkrisen stürzen kann. Diese Warnung steht in völliger Übereinstimmung mit der allgemeinen Fastenpraxis. Letztlich muß im Einzelfall entschieden werden, wo die Grenzen liegen.

Leider ist der moderne Zivilisationsmensch schon so geschädigt und geschwächt, daß *Durchhalteparolen*, wie wir sie bei Brandt, Shackleton und den alten Fastenärzten finden, heute nicht mehr angebracht sind. Obwohl wir eher mit Überernährung zu kämpfen haben, leiden viele Menschen heute an Mangelerscheinungen im Bereich der Vitalstoffe. Dies hat zur Folge, daß dem Körper die notwendigen Katalysatoren (Enzyme, Mineralstoffe, Spurenelemente usw.) fehlen, um die *Autolyse* in Gang zu halten. Diese Stoffwechselvorgänge der »Selbst-Auflösung«, das heißt der Auflösung und Verbrennung unerwünschter Ablagerungen im Körper, sind beim Fasten von entscheidender Bedeutung. Der zweite Faktor, der den Organismus des modernen Menschen schwächt und den Stoffwechsel ganz erheblich beeinträchtigen kann, ist der erhöhte allgemeine Vergiftungsgrad, die sogenannte *Toxämie*. Besser als »(Trauben-)Fasten um jeden Preis« ist die Empfehlung, Vorsicht walten und sich beraten zu lassen, wenn Unsicherheiten und echte Schwierigkeiten auftauchen. Wenn wir aufmerksam sind, werden wir auch hören, was uns unser Körper zu sagen hat. Vielleicht folgen wir lieber der alten Weisheit des Hippokrates, der für schwierige Fälle den Rat gab, es dann einmal mit dem Gegenteil zu versuchen und die Reaktionen zu beobachten.

Das Geheimnis des Trauben-Fastens

Wie wirkt das Fasten mit Trauben?

Vor über 60 Jahren hat sich Johanna Brandt diese Frage gestellt und kam zu dem Schluß, daß die Traube ein wahres Wundermittel aus Gottes Apotheke ist. Vergeblich forschte sie nach einer geheimnisvollen Substanz in den Trauben, auf die sie alle Heilwirkungen zurückführen wollte. Trotz gewaltiger Fortschritte in der Biochemie und Physiologie hat die moderne Forschung diesen Wunderstoff bis heute noch nicht entdeckt. Dabei können wir davon ausgehen, daß es in Trauben und anderen Früchten außerhalb der bekannten Hauptinhalts- und Vitalstoffe noch Hunderte von neuen Wirkstoffen und Wechselwirkungen zu entdek-ken gibt, so wie zum Beispiel die bereits erwähnte Gruppe der krebshemmenden Polyphenole. Trotzdem wird heute kein Naturheilkundiger in Johanna Brandts Irrtum verfallen, alles allein den Trauben zuschreiben zu wollen.

Offensichtlich haben wir es hier mit einem offenen Geheimnis zu tun, dessen Schleier bereits im Zusammenhang mit dem Früchte-Fasten gelüftet wurde. Weder das Früchte-Fasten noch das Trauben-Fasten heilen irgendwelche einzelnen Krankheiten, sondern ihre Wirksamkeit besteht darin, daß sie an der gemeinsamen Wurzel allen Übels ansetzen und dadurch günstige Voraussetzungen für die Selbstheilung schaffen. Auch beim Trauben-Fasten wirken die drei bekannten Faktoren zusammen: *Fastenwirkung, Traubenwirkung* und *Begleitmaßnahmen.* Als Musterbeispiel des Früchte-

Fastens erfüllt das Trauben-Fasten alle Kriterien einer echten Fastentherapie. Seine vierfache Fastenwirkung – bei der Autolyse, der Ausscheidung, der Reinigung und der Regeneration – ist ganz ausgezeichnet. Wie jede andere Form von Monokost mit frischen Früchten fördert auch die Traubenkur alle Verdauungs-, Ausscheidungs- und Stoffwechselfunktionen, unterstützt die Reinigung im Zell-, Gewebe- und Organbereich und verhindert die weitere Zufuhr von Giftstoffen durch die Nahrung.

Wie wirken die Trauben?

Neben der Fastenwirkung darf nach den 150jährigen positiven Erfahrungen mit der Traubenkur auch die Traubenwirkung als gesichert gelten. Wie die Analyse der Inhaltsstoffe und der Vergleich mit anderen Früchten im letzten Kapitel aber ergeben hat, zeigt die Traube bei den Inhaltsstoffen, vom Zucker einmal abgesehen, nur Mittelmaß. Es können also kaum einzelne Substanzen in den Trauben sein, auf die sich ihre besonderen Heilkräfte im Vergleich zu anderen Früchten zurückführen ließen. Das legt den Schluß nahe, daß es das harmonische Zusammenwirken aller Bestandteile und Wirkkräfte sein muß, das die Traube zu einem so hervorragenden Fastenmittel macht. So betrachtet, kommt Shackletons Beschreibung der auflösenden, ausscheidenden, keimtötenden und regenerierenden Traubenwirkung dem Geheimnis sehr nahe. Da das breite Wirkungsspektrum der Trauben von allen Früchten am besten erforscht und dokumentiert ist, soll im folgenden versucht werden, ihre Haupteigenschaften in fünf Punkten zusammenzufassen. Trauben wirken:

1. aufbauend und regenerierend. Die gut verdaulichen Trauben enthalten einen hohen Anteil von leicht aufnehmbaren Zuckerstoffen, die den Organismus direkt mit Energie versorgen. Anscheinend liegen auch die Vitalstoffe in solchen Verbindungen vor, daß sie gut und schnell verdaut und resorbiert werden. Daher haben sich Trauben bei allen Schwäche-, Erschöpfungs- und Mangelzuständen bewährt; sie tragen bei zur Erneuerung und Verjüngung von Zellen und Geweben sowie zur Stärkung von Nerven und Muskeln (auch Herzmuskel).

2. ausscheidend. Wie kaum eine zweite Frucht regen Trauben die Verdauungs- und Ausscheidungsorgane und ihre Funktionen an. Je nach Anwendungsform helfen Trauben bei Verstopfung ebenso wie bei Durchfall; sie regen die Peristaltik an und bremsen die Fäulnis- und Gärungsvorgänge im Darm. Wegen ihrer guten laxativen Wirkung schrieb Johanna Brandt dem Trauben-Fasten sogar bessere entgiftende und reinigende Wirkungen zu als dem strengen Fasten. Leicht zu beobachten ist auch die diuretische Wirkung: Der Urin fließt reichlich, verfärbt sich dunkler und riecht strenger. Über Nieren und Harnwege werden so mehr Wasser, Säuren und Giftstoffe ausgeschieden, und das führt unter anderem zur Besserung bei Wasseransammlungen im Körper (wie Ödemen), bei Nierenleiden sowie bei rheumatischen Beschwerden.

3. anregend und ausgleichend für den ganzen *Stoffwechsel*. Trauben liefern reichlich Brennstoff (Einfachzucker) und Katalysatoren (Enzyme und Vitalstoffe) für die Autolyse und sorgen so für die Entgiftung und Reinigung der Zellen und des Blutes. Sie wirken anregend und entstauend auf Leber, Milz und Gallenblase; dadurch kann die Leber mehr Giftstoffe verarbeiten und mehr Galle ausscheiden. Bei zu hohem oder zu niedrigem Blutdruck hat man ausgleichende Wirkungen festgestellt. Ferner regulieren Trauben das Säure-Basen-Gleichgewicht in den Körperflüssigkeiten.

4. keimtötend. Trauben in jeder Verarbeitungsform scheinen außerhalb und auch innerhalb des Körpers Bakterien und Viren vernichten zu können. Bei äußeren Anwendungen (z. B. Wundpflege mit verdünntem Saft) zeigen sich oft sehr gute Resultate.

5. vorbeugend und heilend bei Krebs. Neuere Forschungen scheinen Johanna Brandts persönliche Erfahrungen und die Berichte in ihrem Buch zu bestätigen. Mit den Polyphenolen haben die Forscher eine Gruppe von Wirkstoffen entdeckt, die den Zellen einen wirksamen und umfassenden Schutz gewähren und deshalb auf jeden Fall zu den krebshemmenden Substanzen zu zählen sind.

Zur Praxis des Trauben-Fastens

Besondere Erfahrungen

Die praktische Durchführung einer (reinen) Traubenkur unterscheidet sich nicht von anderen Obstkuren, und so können Sie sich in der Praxis nach Teil I *Und so wird es gemacht (Fastenpraxis)* richten. Auf ein paar Besonderheiten und Erfahrungen beim Trauben-Fasten sei hier aber kurz hingewiesen:

Folgen wir den Empfehlungen von Brandt und Shackleton, so sollten wir jede einzelne Traube langsam und gründlich *mit Schale und Kernen zerkauen*, denn gerade in der Schale befindet sich eine Fülle wertvoller Inhaltsstoffe. Der hohe Anteil an Faserstoffen sorgt außerdem dafür, daß die Ausscheidungsvorgänge gut funktionieren. Daraus eine feste Regel zu machen, erscheint heute nicht mehr empfehlenswert. Vielmehr sollten wir unserem Instinkt folgen und die körperlichen Reaktionen aufmerksam beobachten. Dabei können Sie sich an die folgenden vier Feststellungen halten:

1. Versuchen Sie, zumindest einen Teil der Schalen und Kerne zu schlucken;
2. Seien Sie beim Kauen der Kerne vorsichtig, es kann zu lästigen Entzündungen der Mundschleimhaut führen;
3. Wenn Sie große Mengen an Trauben oder besonders dickschalige Trauben verzehren, sollten Sie auf jeden Fall einen Teil der Schalen (und die Kerne) ausspucken;
4. Bei Verstopfung empfiehlt es sich, nur das Fruchtfleisch zu essen.

Berücksichtigen Sie dabei auch Qualität und Beschaffenheit der Trauben: Sollten Ihre Schleimhäute und Verdauungsorgane *empfindlich* auf bestimmte Traubensorten reagieren, können Sie in den ersten Tagen Schalen und Kerne weglassen. Das gilt vor allem für einheimische, dickschalige und blaue Traubensorten, die sich durch einen relativ hohen Gerbstoffgehalt auszeichnen. In dem Maße, wie sich Ihr Organismus an die reine Traubenkost gewöhnt, können Sie allmählich mehr Schalen (und Kerne) mitkauen und essen. Im allgemeinen wirken ganze Traubenkerne und gut zerkaute Traubenschalen abführend. Bei hartnäckiger *Verstopfung* sollten Sie Einläufe machen, oder Sie können es mit anderen Traubensorten versuchen. Bei *Unverträglichkeit*, bei empfindlichen Schleimhäuten, bei Durchfall oder Verdauungsschwäche verzichten Sie zunächst ganz darauf, Schalen (und Kerne) mitzuessen.

Was die *Wirksamkeit* längerer Traubenkuren angeht, so hat sich nach den »unglaublichen« Erfahrungen vieler schwerkranker Menschen immer wieder gezeigt, daß der Körper bei strikter Durchführung des Trauben-Fastens das Übel (z. B. auch Krebs, Tumor, Abszeß) nach etwa drei Wochen (und in schweren Fällen noch später) vollständig ausscheiden kann. Natürlich gehören eine ordentliche Portion Mut und Entschlossenheit dazu, sich in ein solches »Abenteuer« zu stürzen. So bewundernswert Shackletons einsamer Kampf gegen seine Nephritis auch war, liebevolle Betreuung kann doch eine große Hilfe bedeuten.

Immer wieder wird auch gefragt, ob die *reine Traubenkur oder die kombinierten Formen* des Trauben-Fastens wirksamer sind. Alle bisherigen Erfahrungen haben bestätigt, daß eine reine Traubenkur besser reinigt, dem Organismus mehr Ruhe verschafft und die Pfunde schneller zum Schmelzen bringt. Allerdings müssen dazu vier Grundbedingungen gegeben sein: die Umgebung, eine streßfreie Tätigkeit, biologische Trauben und die Motivation. Wenn es damit hapert oder andere Probleme wie Unlust oder Schwäche auftreten, sind kombinierte Formen des Trauben-Fastens die richtige Wahl.

Vier Beispiele für Traubenkuren

Für Trauben findet sich in der Literatur eine Fülle von Vorschlägen und Anwendungsformen. In dem Kapitel zur Fastenpraxis (*Und so wird es gemacht*) in Teil I finden Sie eine detaillierte Beschreibung und Erklärung des reinen Früchte-Fastens, die als Muster für alle reinen Trauben- und Obstkuren gelten kann. Auch bei anderen Anwendungsformen sollten Sie sich im einzelnen nach den dort aufgelisteten Verhaltensregeln und Durchführungsbestimmungen richten. Was die grundsätzlichen Möglichkeiten des Trauben-Fastens angeht, so gilt das, was in Teil I über *Verschiedene Obstkuren* ausgeführt wurde.

I. Zyklische 5-Wochen-Traubenkur (nach R. Mantovani, *Les fruits qui guérissent,* 1978)

1. Woche: zum Frühstück 300–500 g Trauben;
    mittags und abends leichte vegetarische Kost
2. Woche: morgens und abends Trauben nach Herzenslust;
    mittags leichte Kost
3. Woche: 4mal täglich nur Trauben
    Die 4. Woche entspricht der 2., die 5. der
    1. Woche.

II. Alternierende Traubenkur (nach R. Durbec,
Les cures des quatre saisons, 1990)

Wer sich keine zehntägige reine Traubenkur zutraut, kann unter drei Formeln für alternierendes Trauben-Fasten wählen:

1. Formel: 3 Wochen
jeweils Montag bis Donnerstag 4 Tage lang nur Trauben;
Freitag bis Sonntag »hypotoxische« Ernährung (d. h. giftfreie, vollwertige, leichte Kost)

2. Formel: 4 Wochen lang
jeweils Montag bis Mittwoch nur Trauben;
Donnerstag bis Sonntag hypotoxische Ernährung

3. Formel: 6 Wochen lang
jeweils Samstag und Sonntag nur Trauben;
Montag bis Freitag hypotoxische Ernährung.

Tagesplan für die Traubentage:
Morgens nüchtern $^1/_4$ l frischen roten Traubensaft / Frühstück: weiße Trauben / vormittags: dunkle Trauben / Mittags: weißer Traubensaft und dunkle Trauben / nachmittags: weiße Trauben / roter Saft und weiße Trauben (Weiß und Rot können Sie vertauschen.)
Um die Nachwirkungen der Kur zu verstärken, soll anschließend ein Monat lang jeden Morgen nüchtern ein großes Glas Traubensaft getrunken werden.

III. Die 5-Tage-Traubenkur (nach J. Weihofen)[*]

Zur Entschlackung, Entwässerung, Blutreinigung und Gewichtsreduktion empfiehlt Dr. J. Weihofen ein fünftägiges kohlenhydratergänztes Fasten mit Weintrauben (aus biologischem Anbau) und mit frisch gepreßtem oder naturreinem Traubensaft. Bevor die 5 Traubentage in Angriff genommen werden, ist ein Vorbereitungstag notwendig. Die vegetarische Kost, die für diesen Tag vorgeschlagen wird, soll dem Körper Vitamine, Mineralstoffe, Kohlenhydrate, Eiweiß und Faserstoffe liefern. Erlaubt sind unter anderem Birchermüsli, Quark, Yoghurt, Kefir, magerer Käse, Vollkornbrot, Knäckebrot, Grünkernbratlinge, Sojagerichte, Hülsenfrüchte, Gemüse, Kartoffeln, Salate und Obst. Zusätzlich sollte an diesem Tag zur Einleitung der Darmreinigung dreimal ein Glas Sauerkrautsaft getrunken werden.

Dann folgen 5 Traubenkurtage. Am Morgen, Mittag und Abend ißt der Kurende jeweils 250 g Weintrauben; dazwischen trinkt er dreimal 200 Milliliter Traubensaft, der vorher im Verhältnis 1:1 mit mineralarmem Wasser verdünnt wird. Wichtig ist bei einer solchen Kur das reichliche Trinken: 1,5 l Kräutertee oder Mineralwasser sollte der Kurende über den ganzen Tag verteilt zusätzlich trinken. Zur Steigerung der körperlichen Leistungsfähigkeit wird außerdem eine tägliches Fitneßprogramm von 30 Minuten mit einer gemäßigten Ausdauersportart empfohlen. Im Anschluß an dieses Bewegungsprogramm sollte das 3. Glas Traubensaft getrunken werden. Während der Kur ist auch auf verstärkte Körperpflege und Mundhygiene zu achten, da der Körper

---

[*] mit freundlicher Erlaubnis der Zeitschrift »Natürlich« (Heft 5/90)

über Haut und Mund in erhöhtem Maße Stoffwechsel-schlacken ausscheidet.

Die Kur wird mit einem Aufbautag abgeschlossen. An diesem Tag bekommt der Kurende einen Apfel zum 1. und eine Banane zum 2. Frühstück; mittags erhält er eine Gemüse-suppe und ein Quarkdessert; abends gibt es Knäckebrot, Frischkäse und Rohkost. Der Aufbautag bewirkt, daß sich der Körper wieder langsam an die Aufarbeitung von größeren Mengen an fester Nahrung gewöhnt. Bei dieser Form der Traubenkur liegt eine Gewichtsabnahme von 2 bis 2,5 kg im Bereich des Möglichen. Diese Kur kann nach einwöchiger oder längerer Unterbrechung ohne weiteres wiederholt werden.

IV. Die Meraner Traubenkur (nach Dr. Otto Vasak) [*]

Neben radioaktiven Heilquellen und einem hervorragenden Klima verfügt Meran über ein Kurmittel, welches schon seit 150 Jahren Anwendung findet: die *Meraner Kurtraube*. Schon die Tatsache, daß die Traubenreife in die Herbstperiode fällt, wo in Südtirol das wundervollste Wetter herrscht, bringt es mit sich, daß Meran sich wie kaum ein zweiter Ort zur Durchführung einer Traubenkur eignet.

Die Traube wird nicht nur als besonders wohlschmeckende Frucht, sondern auch wegen ihrer biochemischen Eigenschaften allgemein als Heilmittel anerkannt. Die Meraner Kurtraube ist vor allem die Vernatsch-Traube (Trollinger). Dabei wird vorwiegend die *Großvernatsch* benutzt: eine großbeerige, dunkelblaue, aromatische Frucht mit fester Schale

[*] in leicht gekürzter und überarbeiteter Form abgedruckt mit freundlicher Erlaubnis der Kurverwaltung Meran (Südtirol/Italien)

und weichem, saftigem Fruchtfleisch. Sie enthält 78–82% Wasser, das sich vom normalen Trinkwasser dadurch unterscheidet, daß es auf Grund seines protoplasmatischen Ursprungs besondere physiologische Eigenschaften besitzt und daher etwas »Lebendiges« verkörpert. Der Zuckergehalt, in Form von Glukose und Fruktose zu gleichen Teilen, schwankt zwischen 14 und 20%. Außerdem enthält die Großvernatsch-Traube freie organische Säuren: in erster Linie Wein-, Apfel- und Zitronensäure – sowie Mineralsalze in Form von Phosphaten, und zwar vor allem Kalium, Kalzium, Magnesium, Natrium und Eisen. Von den Vitaminen enthält diese Traubenart geringe Mengen von Vitamin C, A und B_2 und Proteine in Form von Gliadin (Weizeneiweiß), Spuren von Mangan- und Eisenoxyd, Silizium, Jod und Arsen sowie verschiedene aktive Enzyme vervollständigen diese einmalige, harmonische Zusammensetzung, die einen Kilo Meraner Trauben den beachtlichen Nährwert von etwa 700 Kalorien (kcal) verleiht.

Die physiologischen Eigenschaften der Traube lassen sich wie folgt zusammenfassen:

a) Steigerung der Harnausscheidung und erhöhte Ausscheidung von Giftstoffen;
b) Herabsetzung des Säuregehalts im Harn;
c) Steigerung der Darmbewegung (Peristaltik);
d) Verminderung der Gärung im Darm; und
e) Steigerung der Leber- und Gallenfunktionen.

Auf Grund dieser Eigenschaften umfaßt die therapeutische Indikation einer Traubenkur nachstehende Erkrankungen:

1. Erkrankungen des Verdauungstraktes, wie Muskelschwäche (Atonie) des Magens, chronische Magenentzündung

(Gastritis), chronische Verstopfung und chronische Dickdarmentzündung (Kolitis);
2. Herz- und Kreislauferkrankungen, wie Herzschwäche (Herzinsuffizienz) in allen Formen;
3. Erkrankungen der Leber und der Gallenwege: chronische Leberentzündungen, Gallengangentzündung, Gallenblasenentzündung und Leberinsuffizienz;
4. Stoffwechselerkrankungen wie Fettsucht und Gicht;
5. Erkrankungen der Nieren und der Harnwege: chronische Nierenentzündung (Nephritis), Nierengefäßverkalkung, chronische Entzündungen der Harnwege.

Eine Traubenkur ist bei Vitaminmangel sowie bei Schwäche nach schweren Krankheiten besonders angezeigt.
Wie soll man eine Traubenkur durchführen?
Eine Traubenkur machen heißt nicht, sich ausschließlich von Trauben zu ernähren. Die Trauben müssen vor allem reif sein und jeden Morgen frisch vom Stock genommen werden; das erkennt man an der hauchdünnen Patina, die sich bei der leichtesten Berührung wegwischen läßt. Sie müssen vor dem Verzehr gut gewaschen und dann langsam gegessen werden. Jede Beere nehme man einzeln ab und drücke sie mit der Zunge gegen den harten Gaumen gut aus oder kaue sie, da unter der Fruchtschale Vitamine und Mineralstoffe angereichert sind. Die Schale wird dann samt den Kernen entfernt, falls nicht eine starke Darmanregung bezweckt wird. Die Tagesration bewegt sich zwischen 300 und 1000 g, verteilt auf zwei Zeiten: einmal morgens auf nüchternen Magen (auch in Form von frisch gepreßtem Saft) und einmal vor einem bescheidenen Abendessen oder am späten Nachmittag als Jause. Nach dem Verzehr der Trauben empfiehlt es sich, einen Spaziergang zu machen. Als Gegenindikationen seien erwähnt: Zuckerkrankheit,

Magenleiden verbunden mit Magenbrennen und Blähungen, Diarrhöe sowie diffuse Schmerzen und Blähsucht.

Selten begegnet man gesunden Menschen, die eine Traubenkur nicht vertragen können. Diese Intoleranz wird einem geringen Anpassungsvermögen der Verdauungsorgane gegenüber einem bestimmten Lebensmittel, unabhängig von seinem therapeutischen Wert zugeschrieben. In letzter Zeit werden immer wieder Bedenken gegen den Genuß von frischen Trauben geäußert, da diese mit gifthaltigen Schädlingsbekämpfungsmitteln behandelt werden. Solche Bedenken sind völlig unbegründet, denn es handelt sich hierbei in der Hauptsache um Pilzbekämpfungsmittel, die für den menschlichen Organismus unschädlich sind.[1] Bis zur Reife werden die Reben im allgemeinen 7- bis 9mal gespritzt. Die in den Spritzmitteln enthaltenen Giftstoffe verlieren aber bereits nach 4–5 Tagen ihre Wirkung und werden von der Pflanze selbst ausgeschieden, Spuren von Kupfer, Kalk und Staub, die den Trauben noch anhaften könnten, sind, wie schon erwähnt, wegzuwaschen. Wer nicht zur Traubenreife nach Meran kommen kann, dem stehen das ganze Jahr hindurch hochwertige, naturreine Traubensäfte zur Verfügung, die nach den neuesten Erkenntnissen ohne jeden schädlichen Zusatz hergestellt werden.[2]

1 Dieser hier offiziell vertretenen Ansicht muß entschieden widersprochen werden. Der ökologische Weinbau scheint jedoch in der Meraner Gegend unbekannt zu sein.
2 Dies ist keineswegs die einzige Form der Meraner Traubenkur, aber diese halbamtliche Version aus dem Jahre 1990 belegt doch deutlich, wie sehr die Traubenkur im Lauf ihrer Geschichte verwässert wurde. Dagegen gab Dr. von Hartungen in seiner kleinen Schrift über »Die Meraner Traubenkur« aus dem Jahre 1951 noch wesentlich genauere und strengere Therapie- und Diätvorschriften, zu denen auch ein regelmäßiges Bade- und Wanderprogramm (die sogenannte Terrainkur) gehörte.

Hilfreiche Hinweise

Wo gibt es unbehandelte Trauben?

Auch die neuesten Untersuchungen aus Frankreich haben gezeigt, wie wichtig es ist, das Trauben-Fasten im Einklang mit der Natur durchzuführen: das heißt mit *unbehandelten* Trauben während der Traubenzeit. In dieser Zeit dürfte es kein Problem sein, ungespritzte Trauben in Naturkost-Läden oder direkt vom Winzer zu kaufen. Bedenken Sie, daß normale Trauben 10–15mal mit hochgiftigen Substanzen gespritzt werden! Wie soll sich Ihr Organismus entgiften, wenn ihm gleichzeitig wieder toxische Substanzen zugeführt werden? Wenn sich die Gelegenheit bietet, können Sie nichts Besseres tun, als einem Bio-Winzer bei der Weinlese zu helfen und dabei nach Herzenslust frische Trauben zu essen.

In jüngster Zeit findet der ökologische Weinbau in Europa endlich größere Anerkennung und Verbreitung. Dabei scheinen Österreich und Italien (leider auch die Gegend um Meran) eine Nachzüglerrolle zu spielen, während es in Frankreich in allen Weinbauregionen zahlreiche Bio-Winzer gibt. Viele französische und deutsche Weinbauern sind auf dem großen »Foire europénne du pain, vin et fromage écologique« (»Europäischer ökologischer Markt für Brot, Wein und Käse«) vertreten, der alljährlich am Himmelfahrtswochenende im elsässischen Rouffach (bei Colmar) stattfindet. Nähere Auskünfte und das Programm (mit großer Adressenliste) erhalten Sie beim:

Syndicat d'Initiative
F-68250 Rouffach/Frankreich
Tel. 89 78 53 15

Die Adressen der deutschen Bio-Winzer erhalten Sie vom:
Bundesverband Ökologischer Weinbau
Obergasse 9
D-76879 Ottersheim
Tel. 0 63 55/12 85

Nicht jeder reagiert gleich

Trotz aller individuellen Unterschiede bei den physiologischen Reaktionen haben sich Weintrauben (vor allen anderen Früchten) als besonders wirkungsvolles Mittel zur
Reinigung und Entgiftung des Körper erwiesen. Vor allem
beim reinen Trauben-Fasten können diese Wirkungen
manchmal so »durchschlagend« sein, daß sich ein Übergang zu sanfteren Formen des Trauben- oder Obstfastens
empfiehlt.
Bei *Empfindlichkeit* im Verdauungsbereich ist zu raten, sich
vor einem längeren Trauben-Fasten stufenweise an eine
reine Trauben-Kost zu gewöhnen. Dabei können Sie schon
zwei Wochen (oder früher) vor Beginn Ihrer Traubenkur
dazu übergehen, eine täglich zunehmende Menge an Trauben (oder Traubensaft) zu sich zu nehmen und allmählich
eine bis zwei Mahlzeiten pro Tag (am besten das Frühstück)
durch Trauben zu ersetzen. In einer solchen Gewöhnungsphase oder bei kombinierten Formen des Trauben-Fastens
kommt es nur in ganz seltenen Fällen zu *Unverträglichkeitsreaktionen.* Ursache dafür sind dann aber im allgemeinen
nicht die Trauben, sondern entweder falsche Kombinatio-

188

nen mit anderen Lebensmitteln oder (chronische) Störungen im Verdauungssystem.

Beim reinen Trauben-Fasten macht sich nach ein paar Tagen manchmal ein gewisser *Überdruß* bemerkbar. In solchen Fällen können Sie die Traubensorten variieren, weniger Trauben essen oder so lange nur mit Traubensaft und/oder mit Wasser fasten, bis Sie wieder Lust auf Trauben verspüren.

Fasten mit Trauben auf einen Blick

Vorbereitung

3 Tage (mindestens)   keine Genußmittel
kein tierisches Eiweiß
nichts Gebratenes
1–2 reine Frischkost-/Obsttage

Trauben-Fasten

zu Beginn   *Darmreinigung*
1–3 Tage   *reines Fasten*: Null-Diät
(mit Wasser, Kräutertee, Heil-
erde)
oder *Saftfasten*
(mit Obst- und Gemüsesäften)
danach   *Fasten mit Trauben*
(Dauer bis zu 3 Wochen und
länger)

Übergang

allmählich   Übergang und Kostaufbau mit
verschiedenen Früchten, Frisch-
kost, Keimen, Nüssen und
Mandeln

Berichte und Zeugnisse
aus der Praxis*

Erfahrungsberichte von Traubenkuren

Nachdem ich von den Wohltaten der Traubenkur gehört hatte, habe ich mir ein Herz gefaßt, dieses Abenteuer zu unternehmen. Denn ich wollte schon lange etwas für meine Gesundheit unternehmen, ohne dabei leiden zu müssen.

1.–3. Tag: Zu meinem großen Erstaunen empfand ich keinerlei Hungergefühl, keinerlei Lust auf Alkohol, keinerlei körperliche oder geistige Müdigkeit.

4. Tag: Leichte Kopfschmerzen, die schnell vergingen (natürlich ohne Pillen) und ein paar leichtere Beschwerden in den Eingeweiden.

Ich habe zwei Wochen weitergemacht und täglich ein bis drei Kilo Trauben gegessen. Ich war in bester Form und schwamm wie gewöhnlich jeden Tag eine halbe Stunde. Der Alkohol reizte mich nicht mehr, und keine andere Nahrung außer Trauben interessierte mich. Während dieser Zeit konnte ich so gut schlafen, daß ich den Schlaf meiner Kindheit zurückgefunden zu haben schien.

Ich hätte meine Kur ohne Mühe über die zwei Wochen

---

*   Die ersten fünf Berichte stammen aus Frankreich, die folgenden aus dem Buch von Johanna Brandt (Kap. XV). Die Berichte in diesem Kapitel wurden sprachlich zum Teil leicht überarbeitet. [Beschwerden *kursiv*]

hinaus verlängern können, aber leider war die Traubenzeit zu Ende. Voll Ungeduld erwarte ich den nächsten September, weil ich entschlossen bin, die Traubenkur in Zukunft jedes Jahr einmal durchzuführen. Anscheinend gibt es nichts Besseres, um einen unverbesserlichen Bonvivant zu entgiften. Übrigens habe ich in diesen zwei Wochen sechs Kilo abgenommen, was mich sehr freute, da ich zu dick war. Auch meine Verdauung funktionierte ausgezeichnet, und dank der Kur habe ich mit 58 Jahren wieder die Figur eines jungen Mannes gewonnen.

E. Z.

Herr D.G. hat fünf Jahre in Folge bei der Weinlese gearbeitet und dabei Traubenkuren gemacht.
Die Gründe für die Kur: »Man entleert sich regelmäßig, aber nur zum Teil. Wir sind wandelnde Kloaken. Warum sollten wir dann nicht bei der Weinlese Großputz machen?«
Bericht über die Kuren:
»1. Kur: 1985 habe ich beschlossen, mir einen Job bei der Weinlese zu suchen, um meine erste Traubenkur zu machen. Ich fand Arbeit bei einem Bio-Winzer im Elsaß. Aber nach vier Tagen fing dieser an, sich zu beunruhigen, und ich hörte lieber auf.
2. Kur: Ein Jahr später kehrte ich zu dieser netten Winzerfamilie zurück. Diesmal kamen alle besser mit meinem Vorhaben zurecht, und ich konnte acht Tage mitarbeiten und ›kuren‹.
3. Kur: 1987 wurde ich wieder am selben Ort ›rückfällig‹, um zwölf Tage lang nur Trauben zu essen.
4. Kur: 1988 kehrte ich in diesen herrlichen elsässischen Weinberg zurück und machte eine Traubenkur von 16 Tagen.
5. Kur: Gestärkt durch diese vierjährige Erfahrung änderte

ich die Richtung und ging in die Gironde. Dort war die Atmosphäre ebenfalls offen und herzlich, und alle Voraussetzungen waren gegeben, um mit Erfolg eine 5. Traubenkur zu machen. 16 Tage lang habe ich nur Tauben gegessen. Als sich am 17. Tag eine leichte Müdigkeit einstellte, habe ich beschlossen, abends eine leichte Getreidemahlzeit (Spaghetti und Zwiebeln) zu essen.

Während aller Kuren empfand ich weder Hunger noch Durst. In den ersten fünf Tagen verzehrte ich 1–2 Kilo Trauben; diese Menge verringerte sich, je länger die Kuren dauerten. Während der Kuren schlief ich gut und fühlte mich leicht.

Mein Tagesablauf sah so aus: um halb acht Frühstück im Weinberg mit sehr frischen, von Tau bedeckten Trauben. Während des Vormittags ›knabberte‹ ich nach Lust und Laune Trauben. In der Mittagspause von 12 bis halb zwei ruhte ich mich unter einem Baum aus. Am Nachmittag genoß ich wieder Trauben nach Wunsch. Täglich war ich siebeneinhalb Stunden lang mit Traubenschneiden beschäftigt. Nach Feierabend kehrte ich zum Hof zurück und lief die zwei Kilometer bis dorthin mit Leichtigkeit und Vergnügen. Währenddessen kehrte die ganze Mannschaft rauchend und biertrinkend im Wagen zurück. Um mir eine Freude zu machen, servierte mir mein Arbeitgeber abends drei besonders schöne Trauben auf einem Teller. Aber der Genuß frischer Trauben vom Rebstock ist doch viel größer! Daher verzichtete ich bald auf diese Mahlzeit, denn sie war überflüssig, und außerdem hätte mich das gezwungen, nachts zur Toilette zu gehen.«

Frau M.-T.C. ist schon seit zwanzig Jahren eine große Freundin der Traubenkur.

Gründe für die Kur: »Seit über zwanzig Jahren mache ich

jedes Jahr eine Traubenkur und fühle mich sehr gut dabei. Ich habe mehr Energie, und mein Gewicht gleicht sich aus. Ich hatte mit der Traubenkur angefangen, um ein *Magengeschwür* zu heilen, und dabei sehr gute Ergebnisse erzielt, obwohl diese erste Kur von drei Wochen für mich lang und schwierig war.«

Bericht von der (letzten zehntägigen) Kur: »Nichts Besonderes zu erwähnen, außer daß ich mich sehr energiegeladen fühlte.«

Frau C. (74) fügte hinzu, daß sie viel wandert, darunter einmal 5–7 km in jeder Woche, und dabei selbst während der Kur nicht müde wird. Sie ist Vegetarierin.

Doktor N.L. ist gleich aufs Ganze gegangen: Seine erste Traubenkur dauerte 40 Tage!

Gründe für die Kur: »Persönliches Experiment, bevor ich die Traubenkur im folgenden Jahr eventuell meinen Patienten empfehle.«

Kurbericht: »Traubenkur von 40 ganzen Tagen. Täglich 2 Kilo Trauben, die ich mit Schalen und Kernen gekaut habe. Vom 10.–12. Tag an 40 Gramm Sonnenblumenöl. Keine Einläufe. Allmählicher Übergang und Kostaufbau mit Trennkost. Große Leichtigkeit bis zum Ende der Kur, trotz eines erheblichen Gewichtsverlusts ohne Einschränkung der gesellschaftlichen und beruflichen Aktivitäten. Dagegen habe ich am 22. Tag mit dem Joggen aufgehört. Als ich es am 40. Tag wieder versuchte, mußte ich nach zwei Kilometern anhalten, denn meine Beine wollten nicht mehr. Insgesamt ausgezeichnete körperliche und geistige Verfassung.«

Ich habe eine fünfwöchige Traubenkur hinter mir und fühle mich sehr wohl, wenn auch etwas schwächer als sonst.

Mein großes *Fibrom* (Fasergeschwulst) hat erheblich abgenommen, die Schmerzen in meinem linken Bein und die zehn überflüssigen Kilo um mein Becken sind verschwunden.

N.

Nach einem Unfall mußte ich mehrfach am linken Ohr operiert werden. Um mein *Cholesteatom* (Fettgeschwulst am Mittelohr) zu entfernen, mußte ich alle sechs Monate einen chirurgischen Eingriff über mich ergehen lassen. Das ging so über drei Jahre, aber da ich kein Leidenstyp bin, habe ich 1988 vier Monate vor Beginn der Traubenzeit damit angefangen, mich auf eine vierzigtägige Traubenkur ab September zu »programmieren«.

Meiner Meinung nach ist die geistige Vorbereitung von entscheidender Bedeutung. Zu Beginn der Kur wog ich 75 kg (bei 1,80 m), am 20. Tag 68 kg und am 40. Tag 74 kg. Gegen Ende der Kur erlebte ich tiefe meditative Zustände und konnte die Aura sehen. Einmal besuchte mich ein leicht verletzter Fuchs (wir leben auf dem Land), der mich um Nahrung bat. Ich habe (natürlich im übertragenen Sinne) zwanzig Minuten mit ihm geplaudert. Von einem Naturheiler habe ich erfahren, daß der Mensch am Ende einer so langen Traubenkur für Tiere weder aggressive noch schädliche Schwingungen verbreitet. Mein Cholesteatom ist schließlich Ende Februar 1989 nach einer Reiskur völlig verschwunden.

G.F.

Gegen Ende des Zweiten Weltkriegs geriet eine Gruppe alliierter Soldaten hinter die deutschen Linien. Sie hatten 25 Tage lang nichts anderes zu essen als Trauben, die sie nachts aus nahegelegenen Weinbergen holten. Als sie spä-

freit wurden, stellten die Ärzte zu ihrem Erstaunen fest, wie
schnell und gut ihre *Wunden* geheilt waren.

J.F.S.

Mit einer Traubenkur habe ich wunderbare Resultate erzielt. Nach sechs Wochen Kur verlor ich einen großen
Bandwurm, der mich sechs Wochen gequält hatte.

L.L.

Während vieler Jahre »schleppte« ich mich von *Bronchitis* zu
Bronchitis und litt häufig unter Lungenbeschwerden, weil
ich Penicillin nicht mehr vertragen konnte. Die Traubenkur
nach der Methode von Johanna Brandt hat mich wieder
zum Leben erweckt. Ich hatte das Gefühl, daß sich meine
Atemorgane erneuert haben, und die Wiederholung der
Traubenkur in den folgenden drei Jahren hat meine Gesundheit gefestigt.

M.S.

1930 litt ich an einem *Magengeschwür*, das von zwei Ärzten
diagnostiziert wurde. Nach drei reinen Fasttagen, an denen
ich nur Wasser trank, habe ich eine vierwöchige Traubenkur
gemacht. Dabei verzehrte ich 2 Kilo täglich und kaute auch
die Schalen gut. Während der ganzen Zeit der Kur arbeitete
ich nur halbtags, um viel ruhen zu können, und das habe
ich auch noch während der folgenden Phasen der Kur so
gehalten. Diese Kur hat mich wieder gesund gemacht, und
heute führe ich immer noch ein sehr aktives Leben.

M.H.M.B.

Auf Ihre Frage nach meinen Erfahrungen mit der Traubenkur teile ich Ihnen mit, daß ich vor zwei Jahren so sehr an
Gallensteinen litt, daß ich oft an meinem Leben verzweifelte.

Ein Freund gab mir ein Exemplar von Johanna Brandts Buch. Bei meiner Kur fastete ich zunächst fünf Tage lang und aß dann 30 Tage lang nur Trauben. Das geschah vor zwei Jahren. Letztes Jahr fastete ich zu Beginn wieder fünf Tage und machte dann eine Traubenkur von 45 Tagen. Seit der ersten Kur hatte ich keine Beschwerden mit den Gallensteinen mehr. Nach der zweiten Kur waren alle Symptome verschwunden. In diesem Jahr möchte ich wieder eine Kur machen, um mich einfach zu reinigen.

Mr. H.F.P

Vor einem Jahr war ich wegen Frauenbeschwerden zwei Monate lang in ärztlicher Behandlung. Mein Zustand verschlechterte sich, bis der Arzt mir wegen *Gebärmutterblutungen* Bettruhe verordnete. Eine Woche später sollte ich operiert werden. Ein Freund meines Mannes erzählte ihm von der Traubenkur und kannte auch mehrere Personen, die dadurch geheilt worden waren. Als ich davon hörte, beschloß ich, es mit einer Traubenkur zu versuchen, bevor ich mich unters Messer begab.

Da ich zwei bis drei Tage lang nichts gegessen hatte, begann ich sofort mit der Kur, und fünf Tage später hatten die Blutungen fast aufgehört, und ich konnte schon kurzfristig aufstehen. Sechs Wochen lang blieb ich bei der reinen Traubenkur und folgte anschließend den Anweisungen in Johanna Brandts Buch. Ich bin siebzig Jahre alt, fühle mich meistens gut und mache alle Haushaltsarbeiten selbst. Ich bin vom Wert der Traubenkur fest überzeugt und empfehle sie jedem, der danach fragt.

Mrs. R.S.

Vier Jahre litt ich unter einem *Gehirntumor*, aber zum Glück kann ich heute sagen, daß er dank der Trauben verschwunden ist. Ich war von einem der besten Gehirnspezialisten in den USA operiert und anschließend zum Sterben nach Hause geschickt worden. Darauf führte ich eine gründliche Traubenkur in Verbindung mit Sonnenbädern und Wasseranwendungen durch. Inzwischen ist der Tumor ganz verschwunden, und ich bin darüber so froh, daß ich es jedem erzählen möchte.

Mrs. G.S.

Ich wollte, ich könnte es von den Dächern schreien, damit alle wissen, wie ich durch eine reine Traubenkur von *Krebs* befreit wurde. Stellen Sie sich meine Gefühle vor, als der Arzt mir eröffnete, daß ich Krebs hätte, und zu einer sofortigen Operation riet.

Hier folgt, was ich in wenigen Monaten erreichte: Die harten Knoten in beiden Brüsten verschwanden und der tückische Krebs wurde aus meinem Organismus ausgeschieden. Während der Kur stellte die Natur im stillen meinen Körper wieder her. Am 38. Tag der Traubenkur stellte ich fest, daß der dicke Belag auf meiner Zunge sich löste. Ich nahm den Spiegel und prüfte mein Aussehen. Ich kann kaum glauben, daß ich das bin. Meine Augen leuchten, meine Haare glänzen und der Atem ist rein.

Mrs. R.S.

Ich möchte Ihnen mitteilen, was ich von der Traubenkur halte. Das ist eine der großartigsten Entdeckungen, die je gemacht wurden …

Ich hatte *Krebs* und bekam Bestrahlungen, bis die Ärzte mir schließlich mitteilten, daß ich keine Chance mehr hätte. Da hörte ich von der Traubenkur. Ich fing sofort mit einer Kur an, und nach acht Wochen begann ich, wieder zu Kräften zu kommen. Die Kräfte nehmen jetzt immer noch zu. Sie können sich nicht vorstellen, wie sehr ich Ihnen für die Traubenkur danke ...

Mrs. L.W.

Vor drei Monaten bestellte ich ein Exemplar Ihres Trauben-kur-Buches. Heute möchte ich Ihnen mitteilen, daß ich vier Wochen lang eine Traubensaft-Kur gemacht habe, von der ich sehr profitierte. Jetzt kann ich wieder voll arbeiten. Ich war wegen *Dickdarmkrebs* operiert worden. Die Ärzte machten eine Öffnung an meiner Seite, damit ich mich entleeren konnte, und ich bekam neunzehn Bestrahlungen. Aber nach Empfang Ihres Buches verzichtete ich auf alle Behandlungen, und jetzt fühle ich mich viel besser.

E.G.

Fünf verschiedene Ärzte sagten mir, daß ich *Gebärmutterkrebs* hätte, und zwar in einem so fortgeschrittenen Stadium, daß eine Operation unmöglich wäre. Nachdem ich von der Traubenkur gehört und das Buch gelesen hatte, begann ich sofort zu fasten und eine reine Traubenkur von zehn Wochen zu machen. Die verschiedenen Heilungsphasen, die sich während der Kur in meinem Körper abspielten, sind wunderbar und unbeschreiblich. Ich folgte Ihren Anweisungen sechs Monate buchstabengetreu und wurde belohnt mit einer vollständigen Krebsheilung und Aussichten auf eine weit bessere Gesundheit als in den letzten Jahren.

Mrs. L.E.

Was meinen *Krebs* angeht, so sagen die Ärzte, daß keine Spur mehr davon zu sehen sei. Natürlich ist Ihnen bekannt, daß ich 77 Jahre alt bin, aber ich tue meine Bestes, um die Leute für Traubenkur zu interessieren.
Vor einem Jahr besuchte mich eine Frau, der man nach

einer Operation noch sechs Monate zu leben gegeben hatte. Sie entschloß sich zu einer Traubenkur, und es geht ihr inzwischen so gut, daß sie ihre ganze Hausarbeit machen kann und sich rundum wohl fühlt.

Unsere Stadt plant ein neues Krankenhaus, und ich habe gehört, daß man darin eine Abteilung für Traubenkuren einrichten will. Ich werde das mit allen Kräften unterstützen. Herzlichen Dank für alles, was Sie für mich getan haben! Auch ich hatte in Verzweiflung aufgegeben, bis mir ein Bekannter sein Traubenkur-Buch lieh.

N.M.E.

Der Fall meiner Frau ist sicher einer der bemerkenswertesten, wenn man in Betracht zieht, daß der *Krebs* sich durch das Lymphsystem bereits in verschiedenen Körperteilen verbreitet hatte. Die Ärzte in Kalifornien erklärten ihr, daß in ihrem Fall eine Operation ausgeschlossen wäre.

Frau K. begann Ende Juni mit einer reinen Traubenkur und machte bis 1. November weiter. Während dieser Zeit mußte sie eine Krise nach der anderen durchmachen. Die schwerste ereignete sich Mitte November, und danach war sie 24 Stunden bewußtlos. Zu diesem Zeitpunkt wurde ein Arzt gerufen, der uns erklärte, daß sie höchstens noch zwei Wochen zu leben hätte. Zur letzten Krise kam es Anfang Dezember und der folgende komaähnliche Zustand dauerte 30 Stunden. Als sie schließlich wieder zu sich kam, war eine wunderbare Wandlung geschehen. Ihr Appetit war nun so unersättlich, daß sie alle zwei Stunden etwas essen wollte. Von da an begann für sie die dritte Phase der Heilung. Ich zog nun einen Osteopathen hinzu, dessen Behandlung mehr als zufriedenstellend war. Die Fortschritte der Patientin waren fast unglaublich. Keiner der Menschen, die sie gesehen hatten, hätte geglaubt, daß sie sich wieder erholen könnte. Das erste Mal, als wir sie wiegen konnten, lag ihr Gewicht unter 50 Pfund. Da hatte sie aber schon etwas zugenommen, so daß ihr Gewicht vermutlich bis auf 22 Kilo abgesunken war. In den folgenden vier Wochen stieg ihr Gewicht wieder auf 73 Pfund.

W.J.K.

Zeugnisse[*] von Johanna Brandt und Ärzten

Alle Einzelheiten unserer Fälle sind für spätere Veröffentlichungen sorgfältig aufgezeichnet worden. An dieser Stelle will ich mich jedoch auf eine kurze Schilderung unserer Erfahrungen beschränken. Alle, die an diesen Behandlungen in New York beteiligt waren, mußten durch eine Feuertaufe gehen, da sie meistens an *Krebs im Endstadium* litten.
An dieser Stelle möchte ich noch einmal betonen, daß man nicht erwarten darf, daß eine Traubenkur oder irgendeine andere Therapie mit Sicherheit zur Heilung führt. Und doch haben alle Patienten diese Prüfung gut überstanden.

J.B.

Eine junge Frau war sechsmal am *Mastdarm* und am *Steißbein operiert* worden. Ich hatte noch nie einen so total vergifteten Körper gesehen. Sie machte die Traubenkur länger als alle anderen Patienten. Nach Beginn der Kur floß der Eiter nur so heraus. Als sie Würmer auszuscheiden begann, wußte ich, daß ihre schreckliche Prüfung bald vorbei sein mußte.

---

[*] Die ersten neun Zeugnisse stammen aus Johanna Brandts Buch (Kap. IV und XV); die letzten von Kurärzten aus der Blütezeit der Traubenkuren um die Jahrhundertwende (nach Aubert, a.a.O., Seite 67 ff.)

Die Trauben schienen die am tiefsten sitzenden Wurzeln des Übels aufzuspüren und aus dem Organismus auszutreiben.

Ohne die Traubenkur wäre diese Frau zu ständigem Leiden verurteilt gewesen. Ihr Steißbein war entfernt worden, und ein Arzt hatte behauptet, daß sie nie wieder richtig sitzen und nichts sie von den quälenden Schmerzen in der Wirbelsäule befreien könnte. Aber nun erfüllt uns der Anblick ihrer verwandelten Gesichtszüge mit Staunen …

J.B.

Eine andere Patientin stammte aus der Bronx: eine Frau mittleren Alters und Mutter einer großen Familie. Bei meinem ersten Besuch sagte sie mir, daß sie sich im Endstadium von *Magen- und Darmkrebs* befände. Tag und Nacht mußte sie sich übergeben. In diesem Zustand erscheint es unklug, mit drastischen Behandlungsmaßnahmen zu beginnen. Aber ihr Krankenzimmer war erfüllt mit so viel kindlicher, liebevoller Fürsorge, daß ich es nicht übers Herz brachte, meine Hilfe verweigern.

Nur ein paar Trauben auf einmal … Nach 24 Stunden hörte die Frau auf, sich zu übergeben. Die verzweifelte Anspannung hatte sich gelöst. Aber es ging nun ständig bergab mit der abgemagerten Kranken, durch alle Phasen von Schwäche und Erschöpfung, bis sie schließlich sogar einmal das Bewußtsein verlor. Der verbissene Kampf um ihr Leben dauerte fast zwei Monate. Eine Krise folgte auf die andere, und zuletzt begannen ihre Beine anzuschwellen.

»Das ist das Ende«, flüsterte einer ihrer Söhne. »Ja«, antwortete ich, »das Ende der Kur.« Die Giftstoffe waren nun an sichtbarer Stelle gesammelt worden. Ich ließ die Familienmitglieder Traubenumschläge um die geschwollenen Glieder machen, damit sich die Poren öffnen konnten. So würden die Schwellungen in ein oder zwei Tagen zurückgehen. Am nächsten Tag beobachteten wir eine deutliche Besserung, und bald war keine Spur von den Symptomen der Wassersucht mehr zu sehen. Wir konnten erleben, wie die harte Masse im aufsteigenden Dickdarm allmählich vollständig verschwand. Der Magen war nun so normal, daß die Patientin unablässig nach Nahrung verlangte.

An dieser Stelle möchte ich besonders auf die Tatsache hinweisen, daß wir während der kritischsten Phase, als die Frau nicht einmal mehr Trauben kauen konnte, alle zehn bis fünfzehn Minuten reiner Traubensaft mit dem Löffel verabreichten. Dieses natürliche Stärkungsmittel schien sie über die tiefste Krise hinwegzutragen. Ich bin ganz sicher, daß sie auf keine andere Weise hätte gerettet werden können. Als sie wieder zu Kräften kam, trank sie Traubensaft, und nach und nach wurden andere Früchte auf ihren Speisezettel gesetzt. Nun darf sie eine Fülle von köstlichen Rohkostgerichten genießen, wie frische Salate, Tomatenscheiben mit Olivenöl, Brei aus reifen Bananen und Sauerrahm, zusammen mit ihrem Lieblingsgetränk Buttermilch.

J.B.

Ich erinnere mich an eine Patientin mit *Brustkrebs*. Ihre eine Brust war amputiert, die andere schwer vereitert und kurz vor der Entfernung. Noch erschreckender war die Eiterbildung in den vernarbten Geweben der operierten Brust …

Ein paar Wochen später zeigte sich bei der Traubenkur ein deutliches Weichwerden der geschwollenen Brust. Sie war nicht mehr von jener häßlichen, dunkelroten Färbung überzogen, und hier und da zeigte sich schon ein Schimmer von gesundem Rosarot. Bei den Wunden auf der anderen Seite zeigte sich sogar ein noch auffälligerer Wandel: Sie waren weniger vereitert und weniger bösartig. Obwohl die Patientin erschöpft war, kam sie tapfer zur Sprechstunde, um sich untersuchen zu lassen. »Diese Traubenumschläge haben wirklich eine wunderbare Wirkung«, sagte ihr Mann immer wieder.

Wie erklären sich diese Wirkungen? Gerade die Einfachheit der Traubenkur scheint für viele ein Hindernis zu sein …

J.B.

Viele Patienten lassen sich nur schwer dazu bewegen, uns die Veröffentlichung ihrer Fälle zu erlauben. Um so dankbarer bin ich deshalb einem von ihnen, der uns gestattet hat, seine Geschichte zu erzählen:

Herr W., von Beruf Vizedirektor eines südafrikanischen Bergbaubetriebs, litt an *Kehlkopf- und Zungenkrebs.* Im letzten Jahr wurde er von einem unserer besten Spezialisten dreimal operiert. Alle Zähne wurden gezogen, ein Teil seiner Zunge amputiert, zwei Stücke des Kiefers abgesägt und zuletzt eine große seitliche Geschwulst am Nacken entfernt.

Nach dieser Operation gab man dem 50jährigen Mann nur noch drei Monate zu leben. Stellen Sie sich die Bestürzung seiner Frau und seiner Familie vor, als dann die andere Nackenseite zu eitern begann.

Sie hatten von der Traubenkur gehört, aber ich war gerade in Amerika, und es war nicht Traubenzeit. Als ich im Dezember nach Südafrika zurückkehrte, gehörten Herr und Frau W. zu den ersten, die mich konsultierten. Nach der Untersuchung des Kranken hatte ich nicht ein Fünkchen Hoffnung auf Rettung. Der Krebs war tiefer in den Hals eingedrungen, und der Eiter sickerte aus den nicht vernarbten Wunden.

Herr und Frau W. vertrauten mir an, daß der Patient zeitlebens ein großer Trinker gewesen war. Sogar in seinem jetzigen Zustand bezweifelte er, ob er auf den Alkohol verzichten könnte, denn er hatte sich ständig geweigert, schmerzstillende Medikamente zu nehmen. Ich riet ihm, nach und nach vom Trinken abzulassen, und er versprach mir, daß er sich größte Mühe geben wollte.

Die wichtigste Aufgabe bestand darin, ihn bis zum Beginn der Traubenzeit auf eine Weise zu ernähren, die seine Kräfte erhielt und gleichzeitig sein Blut reinigte. Ich verschrieb ihm Sauermilch, Orangen- und Ananassaft, Tomaten und frisches Obst, in kleinen Mengen alle zwei bis drei Stunden, aber niemals mehr als eine Sorte auf einmal.

Ohne den Mut und die Fürsorge seiner Frau hätte man ihn niemals retten können. Sie blieb ständig an seiner Seite und ermutigte ihn zum Durchhalten. Während dieser kritischen Monate, in denen der Patient die Krebsgifte ausschied und dabei an Gewicht und Kraft verlor, hielten seine Tochter und seine Frau die Hoffnung aufrecht. Auf meinen Rat hin machten sie ihm alle zwei bis drei Stunden kleine kalte Umschläge auf die Wunden am Hals. Diese Wunden wurden so monatelang Tag und Nacht feucht und offen gehalten, während der Eiter aus ihnen quoll, bis alle Giftstoffe abgeleitet waren. Dann verheilten sie, und der Mann war außer Gefahr. Aber schon lange vorher war er wieder zu Kräften gekommen, und neues gesundes Gewebe begann sich zu bilden.

Mit der Energie eines jungen Mannes ist Herr W. von neuem auf seinem Posten in der Mine, wo er täglich elf Stunden arbeitet und alle zwei Wochen sogar Nachtschicht macht.

»Unser Haus ist jetzt ein kleines Paradies«, sagte mir seine Frau mit Tränen der Dankbarkeit in den Augen, denn ihr

Mann ist nicht nur von seiner schrecklichen Krankheit, sondern auch vom Alkohol geheilt. Er hält sich weiterhin an eine gesunde Lebensweise.

J.B.

Bei einem meiner Patienten lautete die Diagnose eines Krebsspezialisten auf *Magenkarzinom*, und alle äußeren und inneren Symptome stützten diese Diagnose. Ich ließ ihn eine Traubenkur nach Johanna Brandt machen. In vier Tagen waren alle Krämpfe, das Brennen und die anderen unangenehmen Symptome verschwunden. Das Erbrechen einer kaffeesatzähnlichen dicken Flüssigkeit und die vergleichbaren Blutungen aus dem Mastdarm hatten vom ersten Tag an aufgehört.

Nach drei Wochen mit der reinen Traubenkur war dieser Patient wieder in der Lage, allein in meine Sprechstunde zu kommen, um sich weiter behandeln zu lassen.

Ein 35jähriger Mann, der unter der *Reynaudschen Krankheit* (Absterben der Extremitäten mangels Durchblutung) litt, kam in meine Sprechstunde. Spezialisten in New York hatten ihn untersucht und erklärt, daß er nicht mehr lange zu leben hätte und daß man zweifellos Hand, Fuß oder sogar Bein amputieren müßte.

Unter meiner Kontrolle behandelte man den Mann zweimal wöchentlich mit einem aufbauenden Naturheilverfahren, zu dem auch Sonnenbäder und Gymnastik gehörten. Vor kurzem ließ ich ihn dann mit der Traubenkur nach Johanna Brandt beginnen. Nach etwa sieben Wochen war der Mann in der Lage, ohne Krücken oder Stock in meine Sprechstunde zu kommen. In der letzten Woche zeigte auch sein Fuß Anzeichen der Heilung. Die Nekrose war zum Stillstand gekommen, und neues Gewebe begann sich zu bilden. Sein

Zustand hat sich inzwischen so gebessert, daß er wieder arbeiten wollte.

F.W.C., M.D.

In anderen Fällen haben wir nicht weniger bemerkenswerte Erfahrungen gemacht. Bei unseren Behandlungen haben wir auch ausgezeichnete Ergebnisse bei *offenen Wunden und Geschwülsten* erzielt. Während der Organismus durch die Traubenkur von allen Giftstoffen befreit wird, werden die Wunden durch häufige Anwendung von Traubenkompressen offen gehalten. In den Frühstufen dieser Behandlung sind die Ausflüsse aus diesen Wunden wirklich scheußlich, und weil die Natur gründlich wirkt, kann das wochenlang so weitergehen.

Offensichtlich frißt sich der Traubensaft tiefer und tiefer in das befallene Fleisch, und die Wunden heilen erst, wenn alle Giftstoffe ausgeschieden sind. Danach scheint die Heilung von innen heraus zu erfolgen. So lange die Wunden feucht gehalten werden, können sich weder Schorf noch Krusten bilden. Der Wiederaufbau beginnt dann manchmal sogar vom blanken Knochen aus. Dann bildet sich gesundes, rosiges, neues Gewebe und füllt allmählich die Höhlungen.

J.B.

Bei vielen Gelegenheiten konnte ich feststellen, daß die Traubenkur Wunder an meinen Patienten bewirkte, und ebenso oft habe ich positive Berichte darüber gehört.

R.K.B., M.D.

Die Resultate bei der Anwendung von Johanna Brandts Methode waren ausgezeichnet. In der Tat können wir sogar ein paar spektakuläre Heilungen verzeichnen … Viele könnten gerettet und ihr Leben verlängert werden, wenn man sie über Traubenkuren und ihre Möglichkeiten informieren könnte.

Eines kann ich sogar mit absoluter Sicherheit sagen: In allen Fällen, selbst in den unheilbaren, gelang es mir, die Schmerzen durch die Traubenkur und Wasseranwendungen zu stoppen.

Dr. M.R.

Die Traubenkur als Therapieform scheint so alt wie unsere Zivilisation zu sein und hat im Laufe der Zeiten zu hervorragenden Ergebnissen geführt. Aber wie so manche andere Dinge ist diese altbewährte Behandlungsmethode in Vergessenheit geraten. Ich bin davon überzeugt, daß viele Patienten bei rechtzeitiger Anwendung der Traubenkur nicht jenem Schock ausgesetzt wären, den Operationen oder Bestrahlungen nach sich ziehen.

Bei der Traubenkur wird der Körper auf natürliche Weise gereinigt und regeneriert. Ich habe Aufzeichnungen von ausgezeichneten Heilerfolgen bei Tuberkulose, Arthritis und Krebs, bei denen die Betroffenen durch eine Behandlung mit der Traubenkur vollständig geheilt wurden. Auch in scheinbar noch so hoffnungslosen Fällen rate ich ernstlich zu einer Traubenkur.

E. C. J.

Der 7 Monate alte R., der schon nach einem Monat abgestillt wurde, leidet seit einigen Monaten unter *Magen-Darm-Entzündung*, bei der sich Verstopfung und Durchfall abwechseln. Das Kind ist sehr mager, sein Gesicht sieht alt aus.

Am 15. Februar 1907 wurde ich um 8 Uhr abends gerufen. Das Kind hat 40,3° Fieber, einen harten Bauch und Grippesymptome. Man teilte mir mit, das Kind hätte schon seit vier

Tagen keinen Stuhlgang mehr gehabt und würde alles, was es zu sich nähme, erbrechen.

Ich verschreibe ihm alle zwei Stunden ein Fläschchen mit Traubensaft, mit einem Teelöffel Heilwasser aus Vals verdünnt. Eine Stunde nach dem ersten Fläschchen kommt es zu einer gewaltigen Darmentleerung und der kleine Patient schläft gut ein.

Am folgenden Morgen waren das Fieber, die Aufblähung des Bauchs und das Erbrechen verschwunden. Der Kleine hat zwei- bis dreimal Stuhlgang täglich. Unveränderte Diät.

Am 17. Februar ist der Stuhlgang regelmäßig und normal. Das Kind ist fröhlich. Ich empfehle, ihm alle zwei Stunden abwechselnd ein Fläschchen Traubensaft und ein Fläschchen Milch zu geben.

Ende Februar hat das Kind zugenommen; sein Stuhlgang ist jetzt ganz regelmäßig. Ich hatte später noch oft Gelegenheit, den kleinen R. zu sehen. Sein Gesundheitszustand ist ausgezeichnet; er hat im Sommer ohne Probleme die ersten Zähne bekommen. Er sieht gut aus und war seither nie mehr krank.

Dr. Rey

Herr M., 44 Jahre alt, … litt vor ein paar Jahren unter *Malariaanfällen* und seit 11 Jahren unter *hartnäckiger Verstopfung*. Hat nur einmal pro Woche Stuhlgang. Es ist sogar vorgekommen, daß er zwei Wochen lang keinen Stuhlgang hatte. Erster Besuch am 18. Mai 1907: starke Koliken, harter und aufgeblähter Bauch, belegte Zunge und Fieber (39,5°). Ich verschreibe ihm sofort Traubensaft: einen Liter täglich, mit Heilwasser aus Vals verdünnt. Ungefähr zwei Stunden nach dem ersten Glas kommt es zu einer sehr starken Entleerung des Darms. Der Kranke hat fünfmal hintereinander Stuhlgang. Am nächsten Morgen sind Fieber und Koliken verschwunden. Die Zunge bleibt belegt. Ich empfehle eine Diät von täglich einem Liter Traubensaft und einem Liter Milch.

Am 21. Mai geht es dem Patienten gut damit, und er hat zweimal täglich Stuhlgang.

Am 29. Mai hat der Kranke Hunger: Ich lasse ihn gekochtes grünes Gemüse, Eier und Milchspeisen essen, aber weiterhin Traubensaft trinken.

Am 2. Juni ist sein Zustand so gut, daß ich ihn als geheilt betrachte.

Fünf Monate später hatte ich Gelegenheit, Herrn M. wiederzusehen: Er sieht gesund aus und hat jeden Morgen regelmäßig Stuhlgang.

Dr. Rey

Fräulein M., 50 Jahre alt, leidet seit etwa zehn Jahren stark an *chronischem Rheumatismus*. Das Heilwasser von Lamalou, das sie drei Jahre lang ständig getrunken hat, hat keine spürbare Besserung bewirkt.

Auf den Rat einer Freundin hin entschließt sie sich, »Wein ohne Alkohol« [damalige Bezeichnung für Traubensaft in Flaschen] zu trinken. Nach 12 Flaschen kann sie eine deutliche Besserung feststellen, die weiter anhält, je länger sie diese Kur fortsetzt. Heute sind ihre Schmerzen verschwunden und sie ist in der Lage, ihrer Arbeit nachzugehen, ohne sie wie früher üblich jeden Augenblick unterbrechen zu müssen.

Dr. Pommier

Herr P.P., 44 Jahre alt, litt seit seinem 20. Lebensjahr an *chronischem Rheumatismus,* der jedes Jahr zu einer so heftigen Krise führte, daß er mindestens einen Monat mit heftigen

Schmerzen im Bett verbringen mußte. Sommerliche Bade- und Wasserkur in Aix-les-Bains, in Krisenzeiten Einnahme von Salyzilaten in hoher Dosis.

Seit April 1906 wurde das Frühstück durch einen Viertelliter Traubensaft ersetzt. Die Verdauung wird wieder ganz regelmäßig: täglich normaler Stuhlgang.

Im Juni 1906 letzter Rheumaanfall, der nur drei Tage dauerte; während dieser Zeit hat der Patient nur Traubensaft zu sich genommen.

Seither kein Rückfall und keinerlei Schmerzen. Seit zwei Jahren keine Kuren in Aix und auch keine Salyzilate mehr.

Herr P.P. trinkt bei Tisch statt Wein sehr oft Traubensaft, den er mit Wasser verdünnt ...

Dr. Rey

Bei den Hochzeitsfeierlichkeiten von Napoleon I. (1810) hatte sich Herr M.R. schwer erkältet und sich deshalb eine lebensgefährliche, schwere *Lungenentzündung* zugezogen. Seine Frau, die sich dasselbe Leiden zugezogen hatte, starb im folgenden Winter.

Infolge dieses Leidens blieb Herr M.R. so kränklich, daß er nicht mehr arbeiten konnte und sogar meistens das Bett hüten mußte. Das ging so bis zum Herbst 1811, als die herrlichen Trauben zu reifen begannen. Da ihm sein Arzt, Dr. Pariset, erlaubt hatte, große Mengen davon zu verzehren, aß er täglich bis zu einem Körbchen.

Da ihm diese Diät große Erleichterung verschaffte, machte er damit so lange weiter, wie es Trauben gab, und wurde schließlich so gesund, daß ihm noch ein langes Leben geschenkt wurde.

Er starb schließlich mit 91 Jahren, und von seiner schweren Krankheit aus dem Jahre 1811 war nur eine Neigung zur

Verschleimung zurückgeblieben. 50 Jahre lang hat er allen Freunden unablässig erzählt, daß er sein Leben den Trauben verdankte.

Dr. Herpin

Ein in dieser Gegend gut bekannter Mann, den ich oft auf meinem Weg traf, fragte mich eines Tages wegen seiner *Harnsteine* um Rat. Er litte häufig unter Krisen, bei denen er unter schrecklichen Koliken große Harnsteine ausscheiden würde.

Gut gerüstet gegen diese Art von Leiden, die ich immer erfolgreich mit Heilwasser von Euzet behandelt hatte, brachte ich ihm einen Kasten mit diesem Wasser und versprach ihm, auf diese Weise seinem Leiden ein Ende zu setzen.

Einige Zeit danach hörte ich wieder von ihm: Sein Zustand hatte sich nicht gebessert; die Anfälle waren immer noch genau so häufig und schmerzhaft. Als ich mich darüber erstaunt zeigte, gestand er mir, daß er eine unüberwindliche Abneigung gegen Wasser hätte und sich deshalb nicht dazu durchringen könnte, es zu trinken.

Später traf ich diesen Mann mit seinen besonders hartnäckigen Beschwerden wieder, und er war gesund. Durch welches Mittel?

»Es geschah zur Zeit der Weinlese«, berichtete er. »Da für mich alles, was mit Trauben zu tun hat, irgendwie heilig ist, trank ich mich mit dem Saft voll, der sich im tiefsten Teil jedes mit Trauben beladenen Karrens sammelt. Ich machte davon reichlich Gebrauch und seither leide ich nicht mehr.«

Dr. Perrier

Berichte von Obstkuren

Bis auf das erste Beispiel stammen die restlichen Berichte von R. Mantovani (Les fruits qui guérissent, 1978), und bis auf die ersten beiden Fälle handelt es sich um Zitronenkuren. Leider sind die Wirkungen von Obstkuren nicht so gut dokumentiert wie Traubenkuren oder (reine) Frischkosttherapie, die sich durchaus zum Vergleich anbietet. Die vierzig Fallgeschichten von Dr. Kristine Nolfi über ihre erstaunlichen Heilerfolge mit Frischkostdiät müßten eigentlich jeden Skeptiker überzeugen (K.O. Glaesel und Kristine Nolfi, Geheilt durch lebendige Nahrung, Konstanz o.J.).

Ein achtjähriger Junge litt seit seinem ersten Lebensjahr unter Durchfällen, die weder durch Diät noch durch Medikamente zu beeinflussen waren. Als er ins Krankenhaus aufgenommen wurde, … war er sehr mager, war im Wachstum zurückgeblieben und hatte einen trommelförmig aufgetriebenen Leib. Der Hämoglobingehalt im Serum war sehr niedrig … Die Stuhlentleerungen waren teils breiig, teils dünnflüssig und enthielten nach Probekost massenhaft gespaltenes Fett und unverdaute Stärke. Im Anfang der Kur erhielt der Junge Obstsaft, geriebene Äpfel und Bananen als einzige Nahrung.

Der Stuhl war nach wenigen Tagen geformt, obwohl das Kind sieben Jahre lang unter Durchfall gelitten hatte. Dann wurden langsam Milch, Fleisch und Breie aus feinstem Stärkemehl zugelegt, aber Gemüse und Fett mußten für ein Jahr lang aus der Kost herausgelassen werden, da sie nicht vertragen wurden. Der Stuhl war bei dieser Art von Ernährung geformt und das Körpergewicht stieg innerhalb von vier Wochen um 20 Prozent. Im gleichen Zeitraum stieg der Hämoglobingehalt unter medikamentöser Eisenzufuhr um das Doppelte. Nach zwei Jahren war der Junge völlig gesund

und ist es auch geblieben, wobei er eine gemischte Kost
unter starker Bevorzugung von Obst gut verträgt.

*Weitzel-Heupke, Deutsches Obst
und Gemüse ..., 1950, S. 141/142*

Was meine Schuppenflechte (Psoriasis) angeht, so bin ich
mit Ihrer Behandlungsmethode durch eine Obstkur völlig
zufrieden. Die befallenen Stellen auf der Kopfhaut, am
Rücken und am Hintern sind ganz verschwunden. An den
Unterarmen und den Waden bleiben noch ein paar Stellen,
die aber am Verschwinden sind. Ich bin jetzt sicher, wieder
schnell zu genesen, und danke Gott, daß er mich zu Ihnen
geführt hat.
Ich werde meine Kur bis zur vollständigen Genesung fortsetzen. Mein Allgemeinzustand hat sich auch sehr gebessert,
denn ich verspüre keinerlei Müdigkeit mehr, selbst nach
einem langen Arbeitstag.

G.R.

Wenn ich noch am Leben und wieder bei guter Gesundheit
bin, dann verdanke ich das der von Ihnen gelehrten Methode der »Natürlichen Medizin«.
Im März 1951 bekam ich eine Lungenentzündung, und da
mein Zustand kritisch war, nahm ich große Mengen von
Medikamenten. Nach ein paar Tagen hatte sich der Zustand
der Lunge gebessert, aber gleichzeitig zeigten sich vielfältige
Beschwerden, darunter eine Hüftentzündung ..., blok-
kierte Nieren und schließlich eine schwere Venenentzündung.
Da besuchte mich eine Freundin und brachte mir Ihr Buch
»L'art de se guérir soi-même« (»Die Kunst der Selbstheilung«), denn sie hatte sich gedacht, daß die in diesem Buch

geschilderten Methoden mich bestimmt interessieren würden.

In der Tat verzichtete ich nach der Lektüre des Buches auf alle Medikamente und nahm in den ersten Tagen der Kur nur noch Zitronensaft zu mir (in etwas Wasser oder pur). Darauf ging die Schwellung meiner Beine allmählich zurück, und ich wurde auf diese Weise geheilt.

Im letzten Mai kam es zu einem Rückfall: mit einer Entzündung desselben Lungenflügels und 40° Fieber während einer ganzen Woche. Sofort begann ich mich auf folgende Weise zu pflegen: stündlich trank ich den Saft einer Zitrone in etwas Wasser; alle zwei bis drei Stunden nahm ich »Naturbäder« ... und zweimal täglich machte ich einen Wickel mit einer Mischung aus Kleie, Kohlblättern und Zwiebeln. Ich habe kein einziges Medikament genommen und bin ohne Schwierigkeiten geheilt worden.

Sobald ich wieder essen konnte, habe ich begonnen, frisches Obst und rein vegetarische Kost zu verzehren, und dabei bin ich zu meinem Wohl auch geblieben.

G.L.G.

Ich habe wegen sehr schmerzhaftem Gelenkrheuma eine Zitronenkur gemacht. Dabei nahm ich zwei Wochen lang sechs Zitronen täglich. Nach dem fünften Tag zeigte sich eine große Besserung, und am Ende der Kur war ich geheilt.

Zitronen sind auch sehr hilfreich bei Kopfschmerzen, die mit der Verdauung zusammenhängen ...

P.V.

Seit sieben Wochen folge ich Ihren Anweisungen ganz genau. Die Zitronenkur, die ich in der letzten Woche beendet habe, hat mir wirklich sehr gut getan. Ich habe den Eindruck, daß der Infektionsherd, den ich seit Beginn meiner Krankheit vor vier Jahren hatte, verschwunden ist, denn ich habe kein Fieber mehr. Das ist ein großer Sieg, und ich nehme weiterhin zwei Zitronen täglich …

G.C.

Ich bin zu einer Tante nach Belgien gerufen worden, da es ihr sehr schlecht ging. Seit zwei Wochen litt sie nächtelang oder auch tagsüber unter heftigem Herzklopfen. Ich habe Ihre Methode eingesetzt, so gut ich konnte, und meiner Tante (70) sofort den Saft einer halben Zitrone in einem halben Glas Wasser gegeben. »Oh, das ist genau das, was ich brauche«, sagte sie. Darauf gab ich ihr nach einer Viertelstunde noch einmal eine halbe Zitrone. Nach ein paar Minuten hörte das Herzklopfen auf, und sie beschloß weiterzumachen. Jeden Morgen trank sie nun auf nüchternen Magen den Saft einer halben Zitrone, und das Herzklopfen kam nie wieder.

Ihr Hausarzt war sehr überrascht und sagte beim ersten Mal: »Aber es geht ihr viel, viel besser.« Beim zweiten Besuch hieß es: »Es geht ihr ja sehr gut.« Danach ist sie bei der Zitrone geblieben und will sie nicht mehr missen. Ich bin ihrem Beispiel gefolgt. Nun fühle ich mich viel beweglicher und habe abgenommen …

Mme F.

Ich hatte eigentlich vor, Ihren nächsten Kurs zu besuchen, um Ihnen von den Wirkungen der Heilerde und der Zitrone bei einer 82jährigen Person zu berichten.

Ich persönlich war ganz erstaunt, denn angesichts ihres Zustands hatte ich nichts zu erhoffen gewagt. Heilerde, Zitrone, ein spezieller Kräutertee und eine Mischung aus getrockneten Aprikosen und Zitrone – das war alles, was sie zwei Wochen lang zu sich nahm, und die Geschwulste, die Furunkel und das Geschwür, das sich am Knöchel geöffnet hatte, waren verschwunden.

Als ich dann abreisen mußte, konnte sie schon in ihrer Wohnung gehen und selbst die Umschläge am Knöchel machen ... alles andere war schon fast verschwunden. Heute ist keine Spur mehr davon zu sehen. Sie steigt allein sechs Stockwerke hinauf und hinunter, um ihre Besorgungen zu erledigen ...

S.G.

**Stimmen von KursteilnehmerInnen
beim Fasten mit Früchten**
(nach zwölftägigem Früchte-Fasten auf Madeira)

»Die Zellulitis ist zurückgegangen, das Hautbild besser geworden.«

G.B

»Meine Blutfettwerte haben sich wieder normalisiert.«

E.R.

»Die Leberbeschwerden sind weg. Ich fühle mich wieder wohl.«

H.I.

»Ich habe keine Schlafstörungen mehr. Mit der Bronchitis ist es besser geworden.«

»Ich habe aufgehört zu rauchen und 5 kg abgenommen.«

A.D.

»Innerlich bin ich ruhiger geworden. Habe jetzt weniger Kopfschmerzen.«

F.C.

»Ich habe Arthrose. Jetzt kann ich wesentlich besser laufen.«

F.V.

»Meine Migräne hat sich gebessert.«

I.Ph.

»Ich habe mir in dieser Fastenzeit das Rauchen abgewöhnt. Bei den frischen Früchten war das gar nicht so schwer.«

F.G.

»Ich habe 10 kg abgenommen und viel für meine Ernährungsumstellung erfahren.«

H.L.

»Das Früchte-Fasten hat mir einen schönen Urlaub, Gewichtsreduzierung und Entschlackung gebracht.«

H.S.

»Mein zu hoher Blutdruck ist wesentlich besser geworden.«

R.B.

»Körperlich und seelisch habe ich mich gut erholt und jetzt viel mehr Lebensenergie.«

K.W.

»Ich fand wieder zurück zur Natur, die mit ihren Früchten viel zu unserer Gesundheit beiträgt.«

M.S.

Teil III

Im Garten der Früchte

»Kann der Mensch dauernd von Obst leben?
Selbstverständlich, das braucht man doch nicht zu beweisen, da wäre das ganze Weltall ein Unsinn; es hätte einen
›biologischen Fehler‹, wenn für jeden Wurm der Tisch
gedeckt wäre, nur für den Menschen nicht. Außerdem ist
wissenschaftlich erwiesen, daß im Apfel, in der Banane, in
der Kokosnuß allein schon alles enthalten ist, was ein
Mensch braucht. Eine Kuh lebt ihr Leben lang nur vom
Gras, gibt täglich zehn Liter Milch, zieht den Pflug und wird
zum Schluß verspeist. Dauernd wird Fett, Eiweiß, Muskelan-
satz, Kraft, Wärme nur aus Gras herausverdaut. Das höchst-
stehende Tier, der Mensch, einzig und allein soll so unge-
schickt gebaut sein, daß das organische Leben bei ihm aus
der reichlichen Sonnenküche nicht erhalten werden könnte?«

Arnold Ehrets Fastenlehre, 1924

Einleitung

Im folgenden Kapitel werden in 46 Abschnitten über 50 exemplarische Früchte von Ananas bis Zitrone vorgestellt. Weder mit der Auswahl der einzelnen Beispiele noch mit der Ausführlichkeit der Beschreibung ist irgendeine Wertung verbunden. Ausgewählt wurden neben unserem einheimischen Obst diejenigen »Exoten«, die uns im Handel oder auf Reisen am ehesten begegnen und über die genügend Informationen vorliegen. Um Vergleiche zu ermöglichen und zu zeigen, daß alle pflanzlichen Lebensmittel Heilkräfte besitzen, werden außerdem sieben Vertreter ganz anderer Fruchtfamilien (Gemüse, Nüsse, Hülsenfrüchte) vorgestellt.

Die Länge der einzelnen Abschnitte richtet sich nach dem Umfang des vorliegenden Wissens. Bei der Traube ist dieses Wissen so umfangreich, daß dieser Frucht der ganze zweite Teil dieses Buches gewidmet ist. Aber auch über Zitrone und Apfel liegt ein so großer Wissensschatz vor, daß es schon einzelne Abhandlungen darüber gibt. In den letzten Jahren interessieren sich Naturheilkunde und Ernährungsmedizin immer mehr für die Heilwirkungen von Obst und Gemüse und sind mit erstaunlichem Erfolg dabei, die Schätze aus »Gottes Apotheke« zu heben.

So dürfen wir durchaus damit rechnen, daß dank aktueller Entdeckungen aus Forschung und Praxis bald neue Sterne am Früchtehimmel erscheinen. Aber auch unserem eigenen Forschergeist sind bei der praktischen Anwendung des hier vorgestellten Wissens keine Grenzen gesetzt.

Die *längeren Abschnitte* (z. B. Ananas) sind in sechs Unterabschnitte gegliedert:

A. *Wirkungen:* Hier werden in Stichworten jeweils bis zu fünf besonders wichtige und bewährte Eigenschaften (oben) und Indikationen (unten) zusammengefaßt.

B. *Wissenswertes:* Hier werden die einzelnen Früchte ganz kurz vorgestellt (Herkunft, Botanik, Entwicklung, wirtschaftliche Bedeutung, Inhaltsstoffe usw.).

C. *Eigenschaften:* Hier geht es um die Wirkungen der Früchte als Lebensmittel und als Heilmittel.

D. *Indikationen:* Hier wird erklärt, bei welchen Beschwerden (im weitesten Sinne) der Verzehr einer bestimmten Frucht angezeigt und heilsam sein kann.

E. *Anwendungen:* Hier werden ein paar praktische Vorschläge für Obsttage und Obstkuren gemacht und Variationsmöglichkeiten aufgezeigt.

F. *Hinweise:* Hier finden Sie die wichtigsten Angaben zum Verzehr, zu Vorsichtsmaßnahmen und Verwendungsformen, zu Reife, Auswahl und Lagerung.

Zu B. und F. finden Sie sehr viele Angaben in der einschlägigen Literatur (Nachschlagewerke, Warenkunde, Kochbücher usw.).

Was die Reihenfolge und die Terminologie angeht, so habe ich mich in den Abschnitten A., C. und D. an Dr. Brukers Klassifikation der ernährungsbedingten Zivilisationskrankheiten orientiert (M. O. Bruker, Unsere Nahrung – unser Schicksal, 1989).

Fettgedruckt im Text sind die hervorragenden und spezifischen Eigenschaften und Indikationen einer bestimmten Frucht (z. B. »**fördert die Verdauung**« bei Ananas)

Bei den 22 kurzen Abschnitten (z. B. Baumtomate) war zu wenig Material zu finden, um alle Unterabschnitte zu füllen. In der Abfolge richten sich diese kurzen Texte aber nach A.–F.

Alle Mengenangaben bei den Inhaltsstoffen beziehen sich wie im ganzen Buch auf den eßbaren Teil von 100 g Früchten. Die Bezeichnungen für Mineralstoffe und Vitamine habe ich zum Teil abgekürzt. Die genauen Mengenangaben und Bezeichnungen stehen in den **Tabellen** (am Ende des Buches). Dort finden Sie in **Tabelle I** alle Früchte dieses Kapitels in alphabetischer Reihenfolge sowie in **Tabelle II** eine große Auswahl an Trockenfrüchten, Fruchtsäften und Vergleichsbeispielen.

Beschreibung der einzelnen Früchte

Ananas *ananas sativus*

A. Wirkungen
- **fördert die Verdauung** (von Eiweiß)
- entwässernd
- entgiftend

- Verdauungsbeschwerden und -schwäche
- Vergiftungen
- Arteriosklerose (Arterienverkalkung)
- rheumatische Beschwerden
- Menstruationsbeschwerden

B. Wissenswertes
Unter den 1600 Bromelienarten (Ananasgewächse) gibt es
nur sehr wenige eßbare Erdpflanzen wie unsere Speiseana-
nas. Diese stammt ursprünglich aus den Wäldern des Mato
Grosso, wo es heute noch drei Wildsorten gibt, und wurde
zu Kolumbus' Zeiten bereits in allen tropischen Gebieten
Süd- und Mittelamerikas kultiviert. Der Name Ananas leitet
sich her von der indianischen Bezeichnung »nana meant«,
die *köstliche Frucht*. Die Kolonialmächte brachten die Ananas
nach Afrika und Asien, aber erst in der zweiten Hälfte des
19. Jahrhunderts wurden die ersten Ananasplantagen (vor
allem auf Hawaii) angelegt. In wenigen Jahren begann von
dort aus der Siegeszug der Ananas in Dosen.
Die Weltproduktion ist von 300 000 Tonnen im Jahre 1930

auf über 5 Millionen Tonnen (1980) gestiegen. Auch heute finden sich die größten Ananasproduzenten auf Hawaii, und über 90% der Weltproduktion werden immer noch in Dosen eingemacht. Seit ein paar Jahren sind diese köstlichen Früchte auch bei uns ganzjährig als Frischobst zu erhalten. Frische Ananas werden in Deutschland zu 90% von der Elfenbeinküste importiert; auch die Azoren-Insel San Miguel mit ihren 4000 Gewächshäusern beliefert den deutschen Markt mit geringen Mengen von kleinwüchsigen, rötlichen *Baby-Ananas*.

C. Eigenschaften
Wegen ihres erfrischenden Geschmacks, ihres vorzüglichen Aromas und ihrer ausgezeichneten Heilwirkungen trägt die Ananas als *Königin der Früchte* nicht zu Unrecht eine Krone aus grünen Rosettenblättern. Ananas sind nahrhaft, erfrischend, gut verdaulich und magenfreundlich und wirken vor allem entwässernd und entgiftend. Sie hemmen Entzündungen, verdünnen das Blut und fördern das Wachstum.

D. Indikationen
Die Ananas gilt fast als Allheilmittel bei Verdauungsschwäche und -beschwerden, besonders nach protein- und fettreichen Mahlzeiten. Diese Wirkung beruht in erster Linie auf ihrem Gehalt an *Bromelin* (Bromelain), einem Enzym, das die Proteine aus der Nahrung in Aminosäuren aufspalten kann. Deshalb wird Ananas unter anderem als Zartmacher in Fleischgerichten empfohlen. Auch bei Magenleiden und Magensaftmangel hat sich der regelmäßige Genuß von Ananas und *frischem* Ananassaft bewährt. Bromelin hemmt außerdem Entzündungen (zum Beispiel Pankreatitis) und wirkt der Blutgerinnung entgegen. In der Krebs-Therapie findet dieses Enzym Verwendung, weil es die Bildung von

Tochtergeschwüren bremsen und zu niedrigeren Rückfall-quoten führen soll. Dies trifft nur auf frische Ananas oder frischgepreßten Saft zu, weil Bromelin wie alle Enzyme beim Erhitzen (Einmachen) seine Wirksamkeit verliert. Ferner helfen Ananas bei Regelstörungen, Vergiftungserscheinungen, Rheuma (Arthritis) und Arteriosklerose. Diese Frucht ist auch wirksam bei Stoffwechselstörungen wie Gicht, Fettsucht (Übergewicht) und Steinleiden. In der Kosmetik findet Ananas als straffendes Hauttonikum Verwendung.

E. Anwendungen

Neben anderen enzymreichen exotischen Früchten (wie Papaya und Mango) stehen Ananas bei der *Hollywood-Star-Diät* ganz oben auf dem Speisezettel. Bei dieser modischen Diät soll die Umsetzung von Nahrungsmitteln im Stoffwechsel durch reichliche Enzym-Zufuhr aus Tropenfrüchten beschleunigt werden, damit überflüssige Reserven schnell verbrannt und Stoffwechselrückstände möglichst vermieden werden.

Ananas sollten Sie während der Saison (von September bis April) verzehren. Da der Saft dieser Frucht eine Art von natürlichem Magensaft darstellt, ist bei Magen- und Verdauungsschwäche zu empfehlen, vor jeder Mahlzeit eine Scheibe (frische) Ananas zu essen. Mehrtägige Kuren sind vor allem beim Wechsel der Jahreszeiten zu raten. Doch sollten Sie bei *Ananaskuren* bedenken, daß bei uns kaum naturreife und unbehandelte Früchte auf den Markt kommen.

F. Hinweise

Wegen ihrer hohen Faserstoff- und Pektinanteile sollten Ananas gründlich gekaut werden. Sie sind reich an Vitaminen und Fruchtsäuren, was bei Empfindlichkeit zu Reizungen von Lippen und Mund führen kann. Frische Ananas (und Kiwis) sollten auf keinen Fall mit Milchprodukten gegessen werden, da dabei ein unangenehmer, bitterer Geschmack entsteht. Bei der Auswahl von Ananas sollten Sie besonders auf die Reife achten, denn diese Früchte reifen nicht mehr nach, wenn sie zu früh geerntet werden. *Reife* Ananas haben goldbraun-dunkle Schalen ohne (grüne) Flecken, sind druckfest, aber nicht hart, und duften aromatisch. Die Rosettenblätter ihrer Krone lassen sich leicht herauszupfen. Richtig geerntete Ananas können Sie bei 15–18 °C auf einer weichen Unterlage aufbewahren oder an der Krone aufhängen und noch ein paar Tage nachreifen lassen.

Apfel *malus sylvestris/m. communis*

A. Wirkungen
– nahrhaft und sättigend
– **fördert und reguliert Verdauung und Darmtätigkeit**
– entgiftend
– Lösen und Ausscheiden von Harnsäure
– keimtötend

– Durchfall und Entzündungen und Infektionen von Darm und Magen (geriebene Äpfel)
– Verstopfung (ganze Äpfel)
– **senkt den Cholesterinspiegel**
– Diabetes (stabilisiert Blutzucker)
– Herz- und Gefäßkrankheiten, Bluthochdruck

B. Wissenswertes
Auch wenn am Baum der Erkenntnis nicht unbedingt ein Apfel hing, so steht diese Frucht als Inbegriff des europäi-

schen Obstes zu Recht an erster Stelle. »pomum«, das lateinische Wort für Apfel, bedeutete ursprünglich nämlich einfach Frucht. In den gemäßigten Breiten galt der Apfel schon immer als *Frucht der Früchte* und hat wie kaum eine andere Frucht in Ost und West Eingang in Sagen, Mythen, Märchen, Brauchtum und Kunst gefunden. Stammvater der zahllosen heutigen Apfelsorten sind die wilden Holzäpfel und Zwergäpfel, die bereits in der Steinzeit in Vorderasien und Europa weit verbreitet waren und von unseren Vorfahren als Lebensmittel gehegt und geschätzt wurden. Mit Feige, Dattel und Banane dürfte der Apfel zu den ältesten Kulturfrüchten gehören und als solche aus Westasien stammen. Heute gibt es weltweit rund 20 000 und in Deutschland Hunderte von verschiedenen Apfelsorten. Die Welternte betrug 1986 41 Millionen, die deutsche Ernte 2 Millionen Tonnen; damit steht der Apfel weltweit hinter Weintrauben und Bananen an dritter Stelle.

Je nach Reifezeit lassen sich bei uns drei *Apfelsorten* unterscheiden:

Sommersorten/Frühsorten (Juli/August): z.B. Klarapfel, Gravensteiner;

Herbstsorten (September): z. B. Goldparmäne, Elstar, Cox Orange;

Wintersorten/Lagersorten (Oktober): z. B. Berlepsch, Boskop, Delicious …

Form, Farbe, Geschmack und Duft der vielen Apfelsorten sagen uns aber kaum etwas über deren inhaltliche Zusammensetzung, die ganz erheblich schwanken kann: so zum Beispiel der Vitamin-C-Gehalt in einheimischen Äpfeln zwischen 3 mg und 35 mg (pro 100 g) – also um etwa das 12fache.

In Deutschland, wo im Jahresdurchschnitt 40 kg (pro Person) und in über 85% aller Haushalte Äpfel verzehrt werden, gilt diese Frucht vor allem in der kälteren Jahreszeit fast als Grundnahrungsmittel. Und das zu Recht, denn die knackig-frischen und wochenlang haltbaren Äpfel sind von größtem Wert in Ernährung und Naturheilkunde: als vollständiges Lebensmittel und wichtiger Energiespender für alle Altersstufen, als bedeutender Lieferant von Fruchtzuckern (vor allem Fruktose), Vitalstoffen und Pektin; als wahre Quelle der Gesundheit mit ebenso guten Heilkräften wie Weintrauben oder Zitrusfrüchte. Als Beleg dafür steht die Geschichte von einem französischen Gärtner, der über 20 Jahre lang fast ausschließlich von seinen eigenen Äpfeln gelebt und sich dabei rundum wohl befunden haben soll. Elf Monate im Jahr aß er täglich 3-4 kg Äpfel; nur in der Traubenzeit ersetzte er diese Monokost einen Monat lang durch Weintrauben.

C. Eigenschaften

Den europäischen Völkern waren die Heilwirkungen des Apfels, besonders bei Verdauungsstörungen, schon lange bekannt. Davon zeugen die beiden englischen Sprichwörter:

»An apple a day keeps the doctor away«
(»Ein Apfel am Tag, mit dem Arzt keine Plag«), und
»To eat an apple going to bed,
will make the doctor beg his bread«
(»Ein Apfel zur Nacht den Arzt zum Bettler macht«).

Als neutrale, alkalibildende Frucht (mit hohem Kalium- und minimalem Natriumgehalt) sorgt der Apfel in besonderer Weise für das biochemische Gleichgewicht im Organismus. Äpfel sind erfrischend und sättigend; sie entspannen und beruhigen; sie stärken und erneuern Nerven, Gehirn, Muskeln und andere Gewebe; sie fördern die Sekretion der Verdauungssäfte. Sie wirken entwässernd, (mild) abführend, reinigend, entgiftend und desinfizierend. Die im Apfel enthaltenen Wirkstoffe können Entzündungen hemmen, Bakterien abwehren, Harnsäure lösen und den Cholesterinspiegel senken. Apfelpektin fördert auch die Gerinnungsfähigkeit des Blutes.

D. Indikationen

Die Liste der Indikationen, bei denen der Verzehr von Äpfeln vorbeugend und heilend wirken kann, ist so lang wie bei kaum einer anderen Frucht. Äpfel helfen bei Nervosität und Schlaflosigkeit, bei Kopfschmerzen und Migräne. Sie spenden Energie bei Überarbeitung und Erschöpfung; sie führen dem Organismus bei Mineralmangel die fehlenden Mineralstoffe zu. Dank ihres hohen *Pektingehalts* haben sich Äpfel besonders bei Beschwerden des Verdauungssystems bewährt. Geriebene rohe Äpfel wirken selbst bei Kleinkindern normalisierend sowohl bei Verstopfung als auch bei Durchfall, Darmkatarrh, Darmkolik und Ruhr. Äpfel helfen bei Magenbeschwerden (wie Magenschleimhaut-Entzündung); bei Störungen von Leber, Gallenblase, Nieren, Harnwegen und Darm; bei Stoffwechselkrankheiten wie Fettsucht, Gicht, Diabetes und Wassersucht. Die amerikanische Diabetes-Gesellschaft empfiehlt Äpfel als Teil ihres Gesamternährungsplans; sie eignen sich bestens als Zwischenmahlzeiten für Diabetiker, da sie auf dem Glykämie-Index ganz unten stehen, den Blutzuckerspiegel (Glykämie) stabilisieren und reichlich Pektin enthalten. Zuckerkranken wird nämlich empfohlen, täglich etwa 15 g Pektin zu sich zu nehmen.

Auch bei Herz-, Kreislauf- und Gefäßkrankheiten wie Bluthochdruck, Arteriosklerose und Herzinfarkt stellen Äpfel ein gutes Mittel dar, denn sie stärken die Blutgefäße und senken den Cholesterinspiegel (je 1 Apfel zu jeder Mahlzeit). Bei manchen Herzkrankheiten werden auch Apfelsaftkuren empfohlen. Mehr noch als bei rheumatischen Beschwerden (wie Rheuma und Arthritis) beweisen Äpfel ihre heilenden Kräfte bei allen möglichen Arten von Infektionen und Entzündungen: wie Infektionen durch Kolibakterien, Darm- und Harnblasenentzündungen, Grippe (geriebene Äpfel), Fieberzustände (Mischung aus Apfel- und Zitronensaft im Verhältnis 4:1) und Beschwerden der Atemwege (Bronchitis). Äpfel sind gut für alle Schleimhäute und für die Hautpflege: Innerliche und äußerliche Anwendungen sind zu empfehlen bei Hautkrankheiten wie Schuppenflechte, Ekzemen und Entzündungen. Im Tierversuch hat sich erwiesen, daß Äpfel auch das Krebswachstum hemmen können.

E. Anwendungen

Hier gibt es eine Fülle von Vorschlägen und Anwendungsformen. Das beginnt mit dem guten Rat, eine halbe Stunde vor jeder Mahlzeit oder zumindest jeden Morgen auf nüchternen Magen einen Apfel zu verspeisen.

Apfeltage (Monokost):
Essen Sie ein bis drei Tage nur Äpfel; dazu können Sie jeden Morgen und Abend ein Glas frisch gepreßten Apfelsaft trinken.

Legen Sie einmal im Monat einen Darmentgiftungs-Tag mit Äpfeln ein! Dabei wird folgender Speiseplan vorgeschlagen: morgens Apfelsaft (mit dem Saft einer halben Zitrone), vormittags 1–2 Äpfel, mittags Apfelschalentee (mit Honig) und 1–2 Stunden danach 3–4 Äpfel, nachmittags 1–2mal Apfelsaft und abends Apfelmus.

Apfeldiät:
Bei Darmkatarrh, Ruhr und Darminfektionen bewirken geriebene Äpfel wahre Wunder. Dabei verzehrt man 1–3 Tage lang insgesamt 2–3 Pfund fein geraspelte Äpfel ohne Kerne und Gehäuse in 5–8 Portionen (oder alle 2 Stunden) über den Tag verteilt. Dabei sollte man auf alle anderen Nahrungsmittel und Getränke (außer Kräutertee, wie zum Beispiel dünnen Blutwurztee) verzichten. Diese Darmkur ist in Kombination mit Bananen auch für Kleinkinder hervorragend geeignet.
Diese Diät ist auch gegen Grippe wirksam.

Apfelkur zur Raucherentwöhnung (nach W. May):
Starke Raucher haben meist eine Abneigung gegen Äpfel. Wenn diese Menschen sich 2–3 Tage lang einer reinen Apfelkost unterwerfen (bis zu 20 Äpfel pro Tag und keinerlei sonstige Nahrung und Getränke) und ihre Abneigung überwinden, kommt es oft zu einer Umkehrung der Abneigung, die sich dann gegen das Rauchen richtet.

Apfel-Fasten:
Zur Blutreinigung und Entgiftung können Sie eine mehrwöchige Apfelkur durchführen:
In der 1. Woche nehmen Sie jeden Morgen ein reichliches Apfel-Frühstück zu sich. Sie sollten die Äpfel langsam kauen und gut einspeicheln.
In der 2. Woche ersetzen Sie das Abendessen ebenfalls durch eine Apfelmahlzeit. Eine Stunde vor dem Schlafengehen können Sie noch ein Glas Apfelsaft mit dem Saft einer Zitrone trinken. In der 3. Woche legen Sie dann 1–7 reine Apfeltage ein, an denen Sie etwa 2 kg Äpfel verspeisen und mittags zusätzlich ein Glas Apfel-Zitronen-Saft trinken dürfen.

Die 4. Woche entspricht der 2. und die 5. der 1. Woche.
Mögliche *Varianten:*
Sie können die 1. und 5. Woche auch weglassen.
Wenn Ihnen der 1-Wochen-Rhythmus zu lang ist, können
Sie auch alle 3 oder 5 Tage wechseln.

Alternierende Apfelkur:
Mehrere Wochen lang je ein reiner Apfeltag im Wechsel mit
einem Tag mit leichter vegetarischer Kost.

F. Hinweise
Essen Sie möglichst reife Äpfel aus kontrolliertem biologischem Anbau oder zumindest aus integrierter Produktion,
vor allem wenn Sie längere Apfelkuren durchführen! Leider
gehören die handelsüblichen Äpfel zu den Obstarten, die
am meisten mit Pestiziden und anderen Chemikalien behandelt werden (bis zu 25mal!). Deshalb sollten Sie Äpfel
vor dem Verzehr gut waschen und abtrocknen.
Äpfel sollten stets gründlich gekaut und gut eingespeichelt
und weder zu kalt noch zu heiß verzehrt werden.
Essen Sie Äpfel nach Möglichkeit mit der Schale, denn in
den Schalen und direkt darunter befinden sich, wie bei
vielen Obstsorten, die vitalstoffreichsten Schichten. Beim
Apfel ist zum Beispiel der Vitamin-C-Gehalt in diesen Außenschichten 4–6mal höher als im Innern.
Äpfel mit glänzend gewachsten Schalen sollten Sie dagegen
schälen.
Auch das Kerngehäuse ist reich an wertvollen Vitalstoffen
und Pektin: Es enthält 20 Mineralstoffe (und Spurenelemente), darunter 24mal mehr Jod als der restliche Apfel.
Die Apfelkerne können Sie dabei ausspucken, denn sie
enthalten ganz winzige Anteile der giftigen Blausäure (siehe
auch bei *Mandel*).

Vorsicht geboten ist bei angefaulten Äpfeln, da sich durch Pilzfäule das hochgiftige, krebserregende und ziemlich hitzebeständige *Patulin* bildet, das auch in gesund erscheinende Teile der Frucht eindringt. Bestenfalls können Sie noch Äpfel mit kleinen Faulstellen verwenden, die aber großzügig auszuschneiden sind.

Äpfel sollten Sie nie nach der Größe und Schönheit auswählen, nach denen sich die gängigen Handelsklassen leider richten. Nehmen Sie kleinere Äpfel, und informieren Sie sich über die Inhaltsstoffe in den verschiedenen Sorten!

Äpfel reifen gut nach; das dabei freigesetzte Reifegas Äthylen unterstützt auch andere Früchte beim Nachreifen.

Ein großer Vorteil des Apfels ist die ausgezeichnete Lagerfähigkeit bestimmter Winter-/Lagersorten, sei es nun bei traditioneller, schonender Lagerung in einem kühlen Keller oder mit dem modernen, kommerziellen CA-Verfahren (»controlled atmosphere«).

Apfelsine/Orange *citrus sinensis*

A. Wirkungen
– reguliert und fördert Verdauung und Darm
– Vitamin- und Mineralstoff-Spenderin (Vitamin C und Ca)
– Gefäßschutz
– stärkt die Abwehrkräfte (Immunsystem)
– erneuert Zellen und Nerven

– Erschöpfung
– senkt den Cholesterinspiegel
– Arteriosklerose
– Fieber, Erkältungen und (Virus-)Infektionen
– Schutz gegen (Magen-)Krebs

238

B. Wissenswertes

Die (süße) Orange ist heute die Zitrusfrucht mit der größten weltwirtschaftlichen Bedeutung; sie wird in allen warmen Regionen der Erde angebaut. Die lateinische und die deutsche Bezeichnung dieser Zitrusfrucht (citrus *sinensis*/Apfel-*sine*) verweisen auf den chinesischen Ursprung dieser Frucht. Dort beschäftigte man sich schon vor über 3500 Jahren mit der Zitruskultur. In Europa wurde die Orange lange Zeit nur als Zierpflanze in den fürstlichen Orangerien gezüchtet, und bis zum 16.–17. Jahrhundert kannte man nur bittere Sorten wie *Pomeranzen* (Bitterorangen) und Bergamotten, bevor man Ende des 18. Jahrhunderts auf den (süßen) Geschmack kam und die ersten Plantagen in Spanien anlegte. Durch Weiterzüchtung eßbarer Sorten kennt man heute rund 400 Orangensorten, von denen etwa 30 kommerziell genutzt werden.

Apfelsinen werden eingeteilt in die frühreifen, süßen *Blondfrüchte* (zu denen Sorten wie Navel und Jaffa gehören) und die mittelreifen, herberen *Blut- und Halbblutfrüchte*, die sich durch einen mehr oder minder sichtbaren Gehalt des Farbstoffs Anthocyan auszeichnen. *Winterorangen* aus dem Mittelmeerraum haben bei uns Saison von November bis Mai, während wir für den Rest des Jahres mit *Sommerorangen* von der südlichen Hemisphäre versorgt werden; ihr Marktanteil beläuft sich auf 10%. Der Bundesbürger verspeist heute stolze 35 kg Zitrusfrüchte im Jahr.

Orangen sind reich an Fruchtsäuren (bis zu 2% Zitronensäure), ätherischen Ölen, Aromastoffen, Vitaminen, Mineralstoffen (vor allem Kalzium, Phosphor und Eisen), Enzymen und Faserstoffen. Eine mittelgroße Apfelsine deckt unseren Tagesbedarf an Vitamin C. Es wäre aber falsch, die vielseitigen Wirkungen der Orangen und anderer Zitrusfrüchte allein ihrem Vitamin-C-Gehalt zuzuschreiben, denn es gibt zahlreiche andere Obst- und Gemüsesorten, die wesentlich mehr Vitamin C enthalten (z. B. Paprika). Orangen enthalten die Bioflavonoide (Farbstoffe) Rutin und Hesperin, welche die Wirkung des Vitamin C verstärken und die Mikrozirkulation in den Kapillaren (Haargefäßen) sowie den Herz-Kreislauf anregen.

C. Eigenschaften

Die aromatisch-saftigen Orangen sind erfrischend, appetitanregend, belebend und nährend. Außerdem wirken sie entwässernd, (mild) abführend, entgiftend, entschlackend und verjüngend. Apfelsinen stärken und erneuern das Immunsystem, Gefäße, Nerven und Gehirn und fördern das Wachstum; sie verdünnen das Blut und regulieren seine Zusammensetzung.

Dr. Wilcox, ein amerikanischer Arzt und Naturheilkundiger, kam nach über zwanzigjähriger Forschung und therapeutischer Erfahrung zu dem Ergebnis, daß Orangen ein ideales Lebens- und Heilmittel darstellen. Für ihn ist diese goldene Sonnenfrucht die Königin aller Früchte und ihr Saft ein »goldenes Lebenselixier aus Gottes Küche«. Er berichtet von zahlreichen Menschen, die wochen- und monatelang ausschließlich von Orangen und ihrem frischen Saft lebten und dabei von schweren Leiden gesundeten, ohne mit ihrer normalen Arbeit auszusetzen. Bei einer seiner Patientinnen, einer schwerkranken jungen Frau, dauerte diese erfolgreiche Apfelsinenkur sogar sechs Monate.

Es wird auch berichtet, daß Ninon de Lenclos, eine französische Schriftstellerin und Freundin des Philosophen Voltaire, jeden Morgen ein Dutzend Orangen frühstückte und deshalb im Alter von 60 Jahren noch wie eine Dreißigjährige ausgesehen haben soll.

D. Indikationen

In ihren heilsamen Wirkungen kommt die Apfelsine der Zitrone nahe. So ist diese Frucht besonders zu empfehlen bei allen möglichen Beschwerden der Verdauungsorgane, Mangelerscheinungen (wie Skorbut und Rachitis), Erkältungen und Infekten, Stoffwechselstörungen, Gelbsucht, rheumatischen Beschwerden, Herz-Kreislauf-Erkrankungen und Vergiftungszuständen. Auch den Diabetikern sind Orangen zu empfehlen. Orangen bilden ein ideales Lebensmittel für Kleinkinder und Rekonvaleszenten. Bei Hautleiden sind äußerliche Anwendungen angezeigt. Bei Magen- und Darmgeschwüren, bei Magenschleimhaut-Entzündungen und bei bestimmten Leberleiden sollten Apfelsinen gemieden werden.

E. Anwendungen

Im Prinzip können Sie alle Formen von *Zitronenkuren* auch mit Orangen (oder Grapefruits) durchführen. Das ist dann anzuraten, wenn Sie auf die starke Säure der Zitronen empfindlich reagieren. In der kalten Jahreszeit sollten Sie reichlich Orangen und andere Zitrusfrüchte verzehren, um sich zu entschlacken und vor Infektionen zu schützen.

Ideal ist eine 1–3monatige *Apfelsinenkur*, besonders für Kleinkinder und Fettsüchtige: dabei essen Sie morgens nur Orangen zum Frühstück und mittags und abends je eine Orange vor den Mahlzeiten.

Bei einer 1–3wöchigen *Orangenkur* ersetzen Sie zwei Mahlzeiten am Tag durch 12 Apfelsinen.

F. Hinweise

Leider ist auch bei den Orangen die übliche Handelsware ausgiebigen Behandlungen mit verschiedenen Chemikalien (durch Spritzen, Konservieren und Wachsen) ausgesetzt, bevor sie beim Verbraucher ankommt. So ist natürlich auch der Orangensaft nicht frei von Rückständen. Inzwischen bieten aber Naturkostläden Apfelsinen aus biologischem Anbau an, deren Schalen ebenfalls vielfältig verwendbar sind. Der Vermerk *unbehandelt* bei normalen Orangen und Zitronen bedeutet dagegen nur, daß die Frucht *nach* der Ernte keiner weiteren Behandlung unterzogen wurde. Da Orangen nach der Ernte nicht nachreifen, kommt es beim Kauf nicht auf das schöne Äußere, sondern auf die inneren Werte dieser Frucht an.

Aprikose *prunus armeniaca*
(Marille)

B. Wissenswertes
Die Aprikose ist eine uralte Kulturpflanze aus Zentralasien und Nordchina, die im 1. Jh. n. Chr. über Armenien (daher auch der lateinische Name) ins römische Reich gelangte und heute in fast allen Mittelmeerländern gedeiht. Eines der wenigen größeren Anbaugebiete nördlich der Alpen ist das Walliser Rhônetal. Vollreife Aprikosen sind sehr saftig und süß. Da sie schnell verderben, sind wir im allgemeinen auf Trockenfrüchte angewiesen, die sich durch einen besonders hohen Gehalt an Kalium und den Vitaminen A und K auszeichnen. Ferner enthalten sie relativ viel Eisen und Kupfer sowie Spuren von Kobalt; das erklärt ihre gute Wirkung bei Blutarmut.

C. Eigenschaften
Aprikosen sind erfrischend, appetitanregend und sehr nahrhaft; sie wirken beruhigend, abführend, zusammenziehend und entgiftend. Sie versorgen den Organismus mit

wichtigen Nähr- und Aufbaustoffen, fördern die Durchblutung und stärken das Immun- und Nervensystem; sie sind auch ein ausgezeichnetes Mittel bei Vitamin-A-Mangel und allen sonstigen Mangelerscheinungen.

D. Indikationen

Aprikosen eignen sich gut für alle Arten von Obstkuren und sind besonders zu empfehlen bei **Blutarmut** (Anämie), Erschöpfung, Verstopfung (getrocknete Aprikosen), Durchfall (frische Aprikosen), Leber- und Gallenleiden, Gicht, Nierenentzündung und Herzbeschwerden. Dank ihres hohen Gehalts an ß-Carotin (Provitamin A) gelten besonders die getrockneten Aprikosen als gutes vorbeugendes Mittel gegen **Krebs** (vor allem Lungen-, Haut- und Bauchspeicheldrüsenkrebs).

Auch die meisten anderen Früchte mit orangerotem Fruchtfleisch, wie Baumtomate, Hagebutte, Kaki, Mango, Papaya, Tomate und Zuckermelone, zeichnen sich durch einen sehr hohen ß-Carotin-Gehalt und ähnliche Wirkungen aus.

E. Anwendungen

Bei einer zweiwöchigen *kombinierten Aprikosenkur* verzehren Sie in der 1. Woche zum Frühstück nur frische Aprikosen und in der 2. Woche zusätzlich auch zum Abendessen. Zu den anderen Mahlzeiten essen Sie vegetarische Kost.

Bei einer *reinen Aprikosenkur* bereiten Sie sich mit 3 Obst- und Rohkosttagen vor, bevor Sie 3 Tage lang ausschließlich gut gereifte Aprikosen verzehren (bis zu 2 kg täglich). An diesen Aprikosentagen trinken Sie morgens ein Glas verdünnten Aprikosensaft auf nüchternen Magen, zum Frühstück gibt es Aprikosen, vormittags wieder Saft, mittags wieder Aprikosen, am Nachmittag Aprikosen-Kompott (mit

Eisenkrautblättern) und abends wieder Aprikosen. Dazwischen können Sie nach Bedarf Kräutertee trinken. Gehen Sie langsam wieder zu normaler Kost über, und nehmen Sie anschließend noch 10 Tage lang morgens immer ein Glas Aprikosensaft!

F. Hinweise
Für eine Aprikosenkur sollten Sie möglichst unbehandelte, vollreife Früchte nehmen, die bei uns kaum im Handel sein dürften, denn leider gehören die empfindlichen Aprikosen zu den meistbehandelten Früchten. Auch beim Kauf von getrockneten Aprikosen sollten Sie auf einwandfreie, unbehandelte Ware achten.

Vom Verzehr von Aprikosen abzuraten ist bei Leber- und Verdauungsschwäche. Sehr selten zeigen sich beim Verzehr von Aprikosen allergische Reaktionen (Nesselfieber).

(Entbitterte) Aprikosenkerne dienen als Mandelersatz sowie zur Herstellung eines feinen Öls und des Marzipanersatzes Persipan. Rohe Aprikosenkerne sollten wegen ihres Blausäuregehalts nicht verzehrt werden.

Da Aprikosen sich nach der Ernte außen zwar gelb färben, innen aber nicht nachreifen und sich nur kurz lagern lassen (im Kühlschrank bei 3° C etwa eine Woche), sollten Sie am besten reife Früchte kaufen und diese möglichst rasch verzehren.

Avocado *persea gratissima*
(Avocado- oder Alligator-Birne/Butterfrucht)

B. Wissenswertes
Die Avocado, einst Lieblingsfrucht der Inkas, ist eine alte indianische Kulturpflanze aus dem tropischen Süd- und

Mittelamerika, die heute auch in Südeuropa und Israel gedeiht. Ihr Name leitet sich her vom aztekischen »aha-cuatl«, »Butter aus dem Wald«. Der hohe Avocado-Baum, der zur Familie der Lorbeergewächse gehört, wird in Mexiko schon seit Jahrtausenden kultiviert. Zu den botanischen Besonderheiten dieses Baumes gehört, daß er zwar unzählige Blüten treibt, aber aus 5000 Blüten nur eine einzige Frucht wächst. Die Größe der Früchte schwankt je nach Sorte zwischen Hühnerei und Riesenbirne (von bis zu einem Pfund Gewicht). Die Farbskala der lederartigen, glatten oder runzligen Schale reicht von Hellgrün bis Violettschwarz, während das Fruchtfleisch stets hellgrün bleibt. Auffällig ist der große Kern, der bis zu einem Drittel der Frucht ausmachen kann.

Mit der Züchtung begann man um 1900; ihren kommerziellen Siegeszug trat die Avocado nach 1960 an. So stieg zwischen 1965 und 1985 der deutsche Verbrauch um das 60fache. Heute werden weltweit etwa 2 Millionen Tonnen geerntet. Bei uns sieht man vor allem die birnenförmige, grünhäutige Variante dieser außerordentlich wertvollen Steinfrucht, die vor allem aus Israel importiert wird. Mit ihrem hohen Fettgehalt von 17–30% (vor allem hochwertige ungesättigte Fettsäuren) und einem Eiweißgehalt von 2–3% gehören Avocados zu den energiereichsten und nahrhaftesten Gemüsefrüchten. Sie zählen auch zu den ertragreichsten Baumfrüchten; allerdings sind Anbau, Ernte und Transport recht aufwendig. Beachtlich ist auch ihr Gehalt an Mineralstoffen, Vitaminen (vor allem der B-Gruppe), Aminosäuren und pflanzlichen Antibiotika.

C. Eigenschaften

Avocados bilden ein komplettes und leicht verdauliches Nahrungsmittel, das sich als Hauptgericht eignet und in vollreifem, butterweichem Zustand gut eingespeichelt und langsam verzehrt werden sollte. Eine mittelgroße Avocado auf einmal reicht aus, und man sollte sie auch nicht jeden Tag essen. Im Gegensatz zu den verschiedenen Nußarten, die im Stoffwechsel Säuren bilden, gehören Avocados zu den Basenbildnern.

D. Indikationen

Der Verzehr der nahrhaften Avocados ist deshalb ganz besonders angezeigt bei Appetitmangel, Untergewicht, Übermüdung, Schwangerschaft, Rekonvaleszenz und Alterserscheinungen. Avocados gelten als gutes Mittel bei Verstopfung, Magen- und Darmbeschwerden, bei Leber- und Gallenleiden, bei Nervosität, Menstruationsbeschwerden und bei Husten. Sie enthalten Wirkstoffe, die zum Schutz von Haut und Geweben, zur Ausscheidung von Säuren und zur Abtötung von Bakterien beitragen. Avocado-Öl findet in der kosmetischen Industrie Verwendung.

F. Hinweise

Die leicht nußartig schmeckenden Avocados können nur roh verzehrt werden und lassen sich sehr vielseitig verwenden. Nach dem Aufschneiden sollte man sie sofort mit Zitrone beträufeln, damit sie sich nicht dunkel verfärben.
Israelische Avocados werden übrigens weder gespritzt noch mit Chemikalien behandelt.
Avocados werden hart geerntet (*Baumreife*); in Papier eingewickelt oder im Dunkeln reifen Sie bei Zimmertemperatur langsam nach. Bei der Nachreife steigt der Fettgehalt noch einmal an. Allerdings scheinen in letzter Zeit im Handel auch bestrahlte Avocados aufzutauchen, die innerlich zu verderben beginnen, ohne richtig nachzureifen. Daher ist zu empfehlen, entweder Avocados aus biologischem Anbau

oder keine harten Früchte mehr zu kaufen. Wenn das Fruchtfleisch insgesamt auf Fingerdruck etwas nachgibt, können wir sicher sein, daß die Avocado noch bis zur Genußreife mit butterartiger Konsistenz nachreift.

Banane *musa sapientium/m. paradisiaca*

A. *Wirkungen*
– aufbauend und stärkend
– senkt den Cholesterinspiegel
– Magengeschwüre

B. *Wissenswertes*
Die ursprünglich aus Südostasien stammende Banane ist heute die wichtigste tropische Frucht und eine der ältesten Kulturpflanzen der Menschheit, die schon seit 8000 Jahren kultiviert wird. Von der Wertschätzung dieser Frucht sprechen auch ihre lateinischen Bezeichnungen: »Speise der Weisen« und »paradiesische Speise«. Bananen wachsen nicht auf Bäumen, sondern auf 4–10 m hohen Stauden, die in wenigen Monaten nachwachsen, 5–20 Fruchtstände tragen und 5–6mal abgeerntet werden können. Die Araber gaben dieser Frucht den Namen »banan« (Finger) und brachten sie im 7. Jh. n. Chr. nach Nordafrika. Bereits im 16. Jahrhundert wurden die ersten Bananenpflanzungen auf den Antillen angelegt, aber erst im letzten Viertel des 19. Jahrhunderts stieg die Banane zur Welthandelsware auf. Heute werden im Bananengürtel der Tropen weltweit jährlich rund 45 Millionen Tonnen Bananen geerntet; davon wurden 1989 fast 8 Millionen Tonnen Obstbananen exportiert. Die größten Erzeugerländer, Brasilien und Indien, produzieren allerdings ausschließlich für den Eigenbedarf.

80% der Bananenernte entfallen auf *Gemüse- und Mehlbananen,* die in den Erzeugerländern ähnlich wie bei uns die Kartoffeln als Grundnahrungsmittel dienen. In Afrika hat es Stämme gegeben, deren Nahrung ausschließlich aus verschiedenen Bananensorten und -zubereitungen bestand. Mit einem Jahresimport von fast 1,5 Millionen Tonnen (aus Mittel- und Südamerika) und einem Jahresverzehr von etwa 15 kg pro Kopf (25 kg in den neuen Ländern) im Jahre 1991 sind die Deutschen Weltmeister im Bananenverzehr. Bananen sind damit in der BRD zum drittwichtigsten Obst nach Äpfeln und Zitrusfrüchten geworden.

C. Eigenschaften

Bananen zeichnen sich aus durch einen hohen Brennwert (90 kcal/100g), einen relativ hohen Zucker-, Pektin-, Mineral- (Kalium-) und Vitamin-B-Anteil und einen sehr geringen Natriumgehalt. Sie enthalten das geschwürhemmende Vitamin U (Anti-Ulkus-Faktor) und die Pflanzenhormone Noripinephrin und Serotonin, die für Gehirn- und Nerventätigkeit von Bedeutung sind. Bananen sind im Stoffwechsel gute Alkalibildner und wirken sich wie Kartoffeln günstig auf die Regulation des Säure-Basen- und des Elektrolyt-Haushalts aus, wie überhaupt ihr Nährstoffgehalt und ihre Wirkungen mit Kartoffel und Topinambur vergleichbar sind.

D. Indikationen

Es dürfte nur wenige Früchte geben, die so wertvoll und vielseitig verwendbar wie die Banane sind. Suchen Sie sich möglichst vollreife Bananen aus, und kauen Sie sie gründlich! Je nach verzehrter Menge und Anwendungsform bilden Bananen ebenso eine hervorragende *Aufbaukost* (besonders für Kleinkinder) wie auch eine geeignete *Schon- und*

Schlankheitskost (z. B. bei Übergewicht). Bananen sind besonders zu empfehlen bei allen Schwäche-, Ermüdungs- und Mangelerscheinungen sowie bei Verdauungsstörungen wie Durchfall (vor allem bei Kleinkindern). Wegen ihrer guten Verträglichkeit sind Bananentage auch bei schweren Dünndarmstörungen wie Zöliakie und Sprue zu empfehlen. Durch ihre entwässernde und harnsäurelösende Wirkung helfen Bananen ferner bei Stoffwechselstörungen, rheumatischen Beschwerden und Kreislaufschäden. Vor allem *grüne (Gemüse-)Bananen* (auch in Pulverform) tragen zur Senkung des Cholesterinspiegels und zum Herzschutz bei und wirken vorbeugend und heilend bei Magen- und Zwölffingerdarmgeschwüren. Sie enthalten Wirkstoffe, welche die Schleimhäute der Magenwand schützen, erneuern und stärken.

F. Hinweise

Bananen reifen bei Zimmertemperatur gut nach; das dabei freigesetzte Äthylen fördert das Nachreifen anderer Früchte. Bei der *Nachreife* wird die schwer verdauliche Stärke durch enzymatische Prozesse in Zucker umgewandelt. Dabei kann der Stärkegehalt innerhalb von wenigen Tagen von 25% auf 1–2% sinken. Vollreife Bananen erkennen Sie an der goldgelben Schale, auf der sich kleine dunkle Punkte zeigen. In den Tropen gedeihen Bananen das ganze Jahr über. Sie müssen unreif geerntet werden, damit sie die lange Reise zu uns überstehen können. Die Nachreifung wird auf den schnellen Kühlschiffen unterbrochen, um dann bei uns in Reifekammern durch Äthylen-Begasung wieder in Gang gesetzt zu werden.

Trotz ihres Wohlgeschmacks, ihrer vielen Vorzüge und guten Wirkungen sollte der übermäßige *Bananenkonsum* bei uns eingeschränkt werden, denn auch heute kann die Banane immer noch als Inbegriff der »Kolonialware« gelten. Inzwischen ist allgemein bekannt, daß die etwa 30mal gespritzten und grün geernteten Bananen auf dem Weg zum Verbraucher mehrfach behandelt werden und daß die Bananenproduktion in Monokulturen in den Erzeugerländern der dritten Welt schlimme soziale und ökologische Folgen nach sich zieht. Die Suche nach Alternativen bleibt derzeit noch ziemlich unbefriedigend, obwohl Naturkostläden auch schon weniger behandelte Bananen aus Nicaragua, Israel und den USA anbieten.

Baumtomate *cyphomandra betacea* (Englische Tomate/Tamarillo)

Als tropisches Nachtschattengewächs ist die Baumtomate eine Kusine unserer Tomate. Sie stammt ursprünglich aus Peru und wird hauptsächlich längs der Anden angebaut. Die kleinen, tropfenförmigen, ziegelroten Früchte wachsen an ertragreichen, strauchartigen Tomatenbäumen und erinnern im Aussehen, aber nicht im Geschmack an Tomaten. Das vitaminreiche, rote Fruchtfleisch enthält zahlreiche eßbare, dunkle Kerne und hat einen süßlichen Geschmack mit leicht bitterem Anklang. Die dünne, feste Schale schmeckt sehr bitter und sollte auf keinen Fall verzehrt werden. Zum Essen schneidet man die Frucht am besten durch und löffelt sie aus. Die Schale läßt sich nach kurzem Blanchieren auch gut abziehen. Baumtomaten sind bei Zimmertemperatur 1–2 Wochen lagerfähig und reifen gut nach. Die reifen Früchte, die Sie an der dunkelroten Schale und dem relativ weichen Fruchtfleisch erkennen, sollten Sie rasch essen.

Birne *pirus communis*

Neben dem Apfel gehört die Birne zu den ältesten, wichtigsten und beliebtesten einheimischen Obstarten. Sie soll ursprünglich aus China stammen; ihre Wildformen, die sogenannten Holzbirnen, dienten bei uns aber schon den Steinzeitmenschen als Nahrung. In der Antike und im Mittelalter wurde die Birne höher geschätzt als der Apfel. Im 1. Jh. n. Chr. kannten die Römer bereits über 40 Birnensorten. Besonders in Frankreich werden Birnen seit Jahrhunderten gezüchtet, weil sie beim Adel überaus beliebt waren. Heute zählt man etwa 5000 Sorten, die je nach Verwendung in *Frisch- und Lagerbirnen oder in Most-, Saft- und Dörrbirnen* eingeteilt werden. Obwohl Birnen sich im allgemeinen nicht so gut lagern und transportieren lassen wie Äpfel, sind manche Lagerbirnensorten in Kühlhäusern bis zum Frühjahr haltbar.

Die säurearmen Birnen sind relativ reich an Fruchtzuckern, Mineral- und Faserstoffen. Diese saftig-erfrischenden, nahrhaften und mineralreichen Früchte wirken entwässernd, abführend, reinigend, beruhigend, fäulnishemmend und zusammenziehend.

Bewährt haben sich Birnen bei Übermüdung, Blutarmut und Erschöpfung; bei Verdauungsbeschwerden, Rheuma und Gicht; bei Bluthochdruck, Kreislauf-, Blasen- und Nierenbeschwerden. Birnen tragen auch zur Auflösung und Ausscheidung überschüssiger Harnsäure bei.

Auch wenn von längeren Birnenkuren abzuraten ist, so kann man doch über einen mehrwöchigen Zeitraum wöchentlich 2 Birnentage einlegen, an denen man sich von 3–4 Pfund reifen, süßen Butterbirnen ernähren sollte. Bei hohem Blutdruck wird empfohlen, an 3 Tagen hintereinander je $^1/_2$–1 Pfund Birnen zu essen.

Birnen reifen nach dem Pflücken noch nach.

Sie sollten nicht zu kalt gegessen werden.

Manche der zahlreichen Birnenarten enthalten einen ziemlich hohen Anteil an Gerb- und Faserstoffen und haben stellenweise verdeckte Zellwände (*Steinzellen*). Da es dadurch zu Belastungen des Verdauungskanals und zu Gärungsprozessen im Darm kommen kann, sollten solche Sorten bei Magen-, Darm- und Gallenbeschwerden gemieden oder in Form von Birnensaft oder Kompott genossen werden.

Brombeere *rubus fructicosus*

Brombeeren und Himbeeren gehören zur selben Art, die heute in Hunderten von Sorten verbreitet ist. Sie wurden erst im späten Mittelalter in Kultur genommen und im 19. Jahrhundert mit amerikanischen Wildsorten gekreuzt. Brombeeren, die »fruchttragenden Dornen« (so der botanische Name) gibt es in zahlreichen wilden und kultivierten Varianten. Ihre Beeren sind Sammelscheinfrüchte, die sich aus zahlreichen winzigen Steinfrüchten zusammensetzen. Diese vitamin- und mineralstoffreiche Beerenfrucht (u. a. Provitamin A und Spuren von Mangan) ist leicht verdaulich, erfrischend, durstlöschend, nahrhaft und aufbauend und wirkt vor allem reinigend, mild abführend (reife Brombeeren), stopfend und zusammenziehend (grüne Brombeeren).

Brombeeren haben sich bewährt bei Verstopfung, Durchfall und Darmbeschwerden (wie Darmkatarrh und Diarrhöe), Erkältungen und Krankheiten der oberen Atemwege und Lunge, Entzündungen im Mund- und Halsbereich sowie äußeren und inneren Blutungen (Wunden, Blutspucken).

In der Brombeerzeit können Sie jeden Morgen eine Schale Brombeeren auf nüchternen Magen essen. Zu empfehlen ist auch eine 2–3tägige reine *Brombeerkur*, bei der Sie täglich 1–2 kg frische, reife Brombeeren zu sich nehmen.

Wie bei all den empfindlichen Beerenfrüchten empfiehlt es sich, auch Brombeeren nicht zu lagern, sondern sie am besten im Herbst in freier Natur zu pflücken und sofort zu verzehren. Brombeer- und Himbeerblätter benutzt man wegen ihres hohen Gehalts an Gerbstoffen, ätherischen Ölen und organischen Säuren für Kräutertees und Abkochungen.

Cherimoya *anona cherimolia* (Anona/Zuckerapfel)

Die Cherimoya ist die Sammelfrucht eines aus den Anden stammenden Flaschenbaumes und gehört zur großen Familie der Annonen, die in vielen Arten über die ganzen Tropen verbreitet ist. Anonas sind im allgemeinen herzförmig; ihre Größe schwankt zwischen Tennisball und Riesenfaust (von 200 g bis 2 kg); sie haben eine grünliche, leicht geschuppte Oberfläche. Das weiß-bläuliche, puddingartige Fruchtfleisch duftet und schmeckt süß-aromatisch nach Erdbeeren und Ananas. Deutsche Benennungsversuche wie Süßsack, Rahm-, Zimt- oder Zuckerapfel treffen den unvergleichlichen Wohlgeschmack dieser Frucht aber kaum.

Die säurearmen Cherimoyas sind reich an Einfachzuckern (bis zu 20% Glukose und Fruktose) und Proteinen (fast 2% Aminosäuren). Diese nahrhaften und leicht verdaulichen Früchte sind bei allen Mangel- und Erschöpfungszuständen, vor allem auch für Kinder und Rekonvaleszenten, zu empfehlen.

Die zahlreichen länglichen, schwarzen, harten Kerne werden entfernt, wenn man die Cherimoya zum Essen aufschneidet und auslöffelt. Anonas schmecken noch besser, wenn man sie gekühlt serviert und mit etwas Zitronensaft beträufelt.

Bei Früchten mit etwas körnigem Fruchtfleisch sollten sie nicht ganz bis zur Schale löffeln, da die Randschichten qualitativ zweitklassiger Sorten im Geschmack nachlassen.

Harte und unreife Anonas kann man bei Zimmertemperatur noch ein paar Tage lagern und (in einer Tüte) nachreifen lassen. Sobald sie sich auf Fingerdruck butterweich anfühlen, sind sie reif und müssen dann sofort verzehrt werden. Schwarze Flecken auf der Schale (unreife Früchte) sagen nichts über das Innere aus, während braune Stellen an reifen Früchten auf beginnende Fäule hinweisen. Da Annonen zu den köstlichsten Tropenfrüchten gehören, ist anzunehmen, daß sie in Zukunft eine größere Rolle auf dem Obstmarkt spielen werden; allerdings sind sie leicht verderblich und sehr empfindlich und vertragen den Transport nur schlecht.

Dattel *phoenix dactylifera*

B. Wissenswertes

Die Dattelpalme gehört zu den ältesten und bedeutendsten Kulturpflanzen der Menschheit. Eine arabische Legende berichtet, daß Gott die Dattelpalme aus dem Stoff schuf, der bei der Erschaffung des Menschen übriggeblieben war. Von den Babyloniern veredelt, verbreitete sie sich bereits vor 5000 Jahren in allen Wüstengebieten des Vorderen Orients. Heute wird sie in Hunderten von Sorten vor allem in den ariden Regionen des Mittleren Ostens und Nordafrikas, aber auch in Indien, Australien und den USA kultiviert.

Dattelpalmen sind langlebig und ertragreich: So kann ein Baum über hundert Jahre lang jährlich eine Ernte von 100–120 kg liefern. Weltweit zählt man rund 100 Millionen Dattelpalmen; davon stehen im Haupterzeugerland Irak, der ein Drittel der Welternte erzeugt, über 30 Millionen Bäume. Dattelpalmen müssen »mit den Füßen im Wasser und mit dem Kopf in den Flammen stehen«, sagen die Araber. Die biologische Tatsache ihrer Zweihäusigkeit hat den Wüstenbewohnern reichlich Stoff für romantische Liebesgeschichten zwischen männlichen und weiblichen Palmbäumen gegeben. Die Datteln, die Beerenfrüchte der weiblichen Dattelpalme, werden von November bis Januar geerntet und bilden in diesen Regionen ein unentbehrliches Grundnahrungsmittel. Ohne das *Brot der Wüste* (oder Fleisch der Wüstensöhne) und das Wüstenschiff hätte sich die Oasenkultur niemals entwickeln können. Es dürfte auch kaum eine andere Nutzpflanze geben, deren Früchte und Teile so vollständig und vielseitig nutzbar sind.

Da frische, weiche, goldgelbe Datteln zwar köstlich schmecken, aber leicht verderblich sind und nur bei −20° tiefgekühlt nach Europa verschickt werden können, kennt man bei uns seit alters her die Datteln nur in ihrer haltbaren, *getrockneten Form*. Je nach Zucker- und Wassergehalt unterscheidet man: weiche Saftdatteln (mit etwa 20% Wassergehalt), halbweiche und harte Datteln – mit abnehmendem Wasser- und zunehmendem Zuckeranteil. In den Oasen und Palmenhainen wachsen auch zuckerarme *Mehldatteln*, die man eher wie Getreide nutzt.

Keine andere Frucht fängt in ihrer sechsmonatigen Reifezeit so viel pures und konzentriertes Sonnenlicht und -energie ein wie die Dattel. Deshalb sind Trockendatteln ganz besonders reich an Zucker (bis zu 65%); das erklärt ihren hohen Brennwert (über 270 kcal/100 g) und ihre gute Haltbarkeit. Ferner enthalten sie relativ hohe Anteile an Eiweiß, Vitaminen (der B-Gruppe, darunter B12 sowie Vitamin D), Mineralstoffen und Faserstoffen.

D. Indikationen

Die nahrhaften Datteln sind gute Mineralstoff-Lieferanten, stärken Nerven und Muskeln und wirken vorbeugend bei Alterserscheinungen und **Krebs**, der in der Wüste praktisch unbekannt ist. Datteln sind besonders zu empfehlen bei allen **Schwäche- und Mangelzuständen**, wie Erschöpfung, Blutarmut, Rekonvaleszenz sowie in der Schwangerschaft, bei Sport und bei Schlaflosigkeit. Sie wirken mild abführend und helfen bei Beschwerden der Luftwege und Tuberkulose. Datteln lassen sich bei Appetitlosigkeit und Störungen der Leberfunktion gut verwenden.

E. Anwendungen

Bei Verstopfung wird zu einer mehrtägigen *kombinierten Dattelkur* geraten, bei der Frühstück und Abendessen durch Datteln ersetzt werden sollen. Im Winter kann man eine reine Dattelkur machen, bei der eine tägliche Ration von 3 Pfund genügt. 60 g Datteln in 1 Liter Wasser gekocht ergeben ein (schleimlösendes) Getränk, das sich bei Erkältungen, Halsweh und Brustbeschwerden bewährt hat.

F. Hinweise

Frische, tiefgefrorene Datteln sollten nach dem Auftauen sofort verzehrt werden. Bei den Trockendatteln ist bei uns leider davon auszugehen, daß normale Handelsware aus sterilisierten, künstlich getrockneten und mit Zucker überzogenen Früchten besteht, von deren Verzehr eher abzuraten ist. Es gibt aber auch unbehandelte, hochwertige Natur-datteln, die in der Sonne getrocknet werden. Wegen des hohen Zuckergehalts sollten Sie nicht zu viele von diesen Sonnenpralinen auf einmal genießen.

Erdbeere *fragaria vesca*

A. *Wirkungen*
– aufbauend und stärkend
– reinigend
– entgiftend
– entwässernd
– senkt Cholesterinspiegel

– **rheumatische Beschwerden**
– **Gicht**
– Leber- und Gallenbeschwerden
– Nieren- und Blasenstörungen
– vorbeugend bei Krebs

B. *Wissenswertes*
Die Erdbeere, die erste Gartenbeere des Frühsommers, wird zum sauren Obst gerechnet und ist eine überaus beliebte, köstliche und vielseitig verwendbare Beerenfrucht, die bereits von antiken Autoren wegen ihres Aromas gepriesen wurde. Noch im 16. Jahrhundert sollen die einheimischen *Walderdbeeren* den Boden stellenweise wie ein roter Teppich bedeckt haben. Erdbeeren gehören zur Familie der Rosengewächse; botanisch gesehen sind sie eigentlich keine Beeren, sondern Sammelnußfrüchte. Die heutigen großfruchtigen Gartenerdbeeren wurden im 18. Jahrhundert aus Kreuzungen mit amerikanischen Sorten gezüchtet. Ihre

bemerkenswerten nährenden, reinigenden, keimtötenden und heilenden Eigenschaften verdankt diese wasserreiche Frucht (fast 90%) unter anderem ihren hohen Anteilen an Enzymen, Mineralstoffen (145 mg Kalium, ein hoher Eisen- und ein bedeutender Siliziumgehalt) und Vitaminen (65 mg Vitamin C) sowie einem besonderen Gehalt von bis zu 1 mg Salizylsäure (methylsalizylsaurer Äther), einem guten Mittel gegen Rheuma und Gicht.

C. Eigenschaften

Erdbeeren gehören zu den gesündesten und wohlschmekkendsten, aber auch zu den empfindlichsten Früchten. Ihre Heilkräfte waren in der Volksmedizin schon lange bekannt. Das berühmteste Beispiel für die gesundheitserhaltende und lebensverlängernde Wirkung der Erdbeeren ist der französische Philosoph Fontenelle, ein überzeugter »Erdbeer-Fan«, der von 1657 bis 1757 lebte und sein langes Leben und seine ungebrochene Vitalität dem reichlichen Genuß von Erdbeeren zuschrieb. Der berühmte Naturforscher Carl von Linné heilte seine Gicht mit Erdbeeren, und auch Sebastian Kneipp hat Erdbeer-Kuren wärmstens empfohlen.

Erdbeeren sind erfrischend und belebend, nahrhaft und stärkend, und sie scheinen innere Hitze absorbieren zu können. Im Körper wirken sie mineral- und alkalibildend und fördern die Verdauung, Entwässerung, Entgiftung und Reinigung. Ganz allgemein wirken Erdbeeren anregend auf den Stoffwechsel. Besonders hervorzuheben sind auch ihre zusammenziehenden und keimtötenden Eigenschaften, die sich vor allem bei der Wundheilung und der Stärkung der Immunabwehr zeigen. Auch als Kosmetikum ist die Erdbeere beliebt, denn sie trägt zur Verbesserung des Bindegewebes und zur Straffung der Haut bei.

D. Indikationen

Erdbeeren sind vor allem in Zeiten der Genesung ein bewährtes Mittel bei Erschöpfungszuständen, Blutarmut, Mineral- und Vitaminmangel. Erdbeeren helfen bei Störungen des Verdauungssystems wie Verstopfung, Leber- und Gallenbeschwerden sowie bei Stoffwechselstörungen wie Übergewicht, Gicht, Grieß- und Steinbildung. Auch für Diabetiker ist diese Frucht zu empfehlen, weil sie relativ wenig Kohlenhydrate und fast nur Glukose und Fruktose enthält. Erdbeeren wirken vorbeugend und heilend bei rheumatischen Beschwerden (wie Arthritis) und bei zahlreichen Erkrankungen des Herz-Kreislauf-Systems, wie Arterienverkalkung, Herzkrankheiten, Bluthochdruck, venösen Stauungen und Hämorrhoiden. Besonders bewährt haben sich Erdbeeren bei Vergiftungszuständen und Infektionen: Sie reinigen und entgiften die Körperflüssigkeiten, fördern die Ausscheidung von Harnsäure und lindern fiebrige Zustände wie Harnblasen- und Nierenentzündungen. Ferner helfen sie bei Beschwerden der Atemwege, bei Tuberkulose und gegen Würmer und wirken regelnd auf die Leber-, Drüsen- und Nervenfunktionen.

In den Erdbeeren hat man auch Wirkstoffe entdeckt, welche die Nitrosaminbildung und gewisse Oxydationsvorgänge verhindern und somit in der Krebsvorsorge von großem Nutzen sind.

E. Anwendungen
Mono-Mahlzeiten:

Statt Frühstück und Abendessen verzehren Sie morgens und abends je 1–2 Pfund frische Erdbeeren. Das Mittagessen sollte aus leichter vegetarischer Kost bestehen.

Erdbeertage:
Beginnen Sie mit einer 3tägigen Vorbereitung:
Vormittags trinken Sie ein Glas frischen Saft von einer sauren oder halbsüßen Frucht. Mittags gibt es Gemüsesaft und eine leichte vegetarische Mahlzeit. Nachmittags trinken Sie wieder ein Glas Fruchtsaft, und das Abendessen entspricht dem Frühstück. Zwischen den Mahlzeiten können Sie nach Bedarf Kräutertee trinken.
Vom 4. bis 6. Tag besteht ihre Nahrung nur aus Erdbeeren: Morgens nüchtern ein Glas Erdbeersaft, zum Frühstück 500 g Erdbeeren, vormittags Saft, mittags 500 g Erdbeeren, nachmittags ein Erdbeerdessert (aus 500 g Früchten und $1/3$ Vanilleschote), abends wieder 500 g Erdbeeren.

Monatskur:
Essen Sie einen Monat lang jeden Morgen auf nüchternen Magen 1 Pfund frische, vollreife Erdbeeren! Sollten Sie vormittags starke Hungergefühle verspüren, dann können Sie ein paar Haselnüsse oder Mandeln knabbern.

F. Hinweise
Walderdbeeren sind natürlich den Gartenerdbeeren in geschmacklicher, inhaltlicher und therapeutischer Hinsicht weit überlegen. Deshalb genügen geringere Mengen, wenn Sie bei den verschiedenen Anwendungen Walderdbeeren essen. Erdbeeren sind vielseitig verwendbar, und auch ihre Blätter und Wurzeln lassen sich in der Naturheilkunde nutzen.
Erdbeeren verderben sehr schnell und sind selbst im Kühlschrank nur 1–2 Tage haltbar.
Leider gehören Erdbeeren heutzutage zu denjenigen Früchten, die am meisten gespritzt werden, damit die Erträge steigen und der unersättliche Markt mit schönen, gro-

ßen, haltbaren und preiswerten, aber leider auch ziemlich wäßrigen und geschmacklosen Erdbeeren versorgt werden kann. Gerade bei einer Kur mit einer so leicht verderblichen Frucht sollten Sie auf absolut einwandfreie Qualität achten. Für längere Erdbeerkuren sind frische, reife Früchte erforderlich, die nicht gespritzt, angefault und verdorben sein dürfen. Erdbeeren sollten unmittelbar vor dem Verzehr rasch und gründlich in kaltem Wasser gewaschen werden, da sie sonst nicht nur ihr Aroma, sondern auch wertvolle Mineralstoffe verlieren.

In seltenen Fällen gibt es Menschen, die auf Erdbeerverzehr *allergisch* mit Hautausschlägen, Juckreiz und Nesselfieber reagieren. Das liegt meistens nicht an den Erdbeeren, sondern am unrichtigen Erdbeerverzehr (wie der Kombination mit unverträglichen Lebensmitteln) und kann auch ein Gradmesser für den inneren Vergiftungszustand des Organismus sein. Bei Gefahr einer allergischen Reaktion kann man folgende Tricks anwenden: a) eine Stunde vorher eine einzelne Erdbeere probieren; b) Erdbeeren mit Rahm oder Sahne essen; c) Erdbeeren durch ein Sieb passieren und etwas Kalkpulver zugeben. Wenn eine Erdbeer-Allergie vorliegt, ist es möglich, daß auch andere Vertreter der Familie der Rosengewächse nicht vertragen werden. Deshalb wird empfohlen, bei Hautleiden und Verdauungsschwäche auf den Genuß von Erdbeeren zu verzichten.

Feige *ficus carica*

B. Wissenswertes

Wie die Datteln wurden auch Feigen schon zu biblischen Zeiten kultiviert und bildeten im Altertum ein wichtiges Lebens- und Heilmittel. Im alten Ägypten hat man schon

3500 v. Chr. den Toten Feigen als Proviant ins Jenseits mitgegeben, und für die alten Griechen war dieser Baum dem Gott Dionysos geweiht. Mit den Phöniziern verbreitete sich der Feigenbaum im ganzen Mittelmeerraum. Im Mittelalter gehörten Trockenfeigen mit Mandeln, Rosinen und Haselnüssen zu den *Vier Bettlern*, der exklusiven, traditionellen Opfergabe für die vier Bettelorden (Augustiner, Dominikaner, Franziskaner, Karmeliter), die damit wirklich eine hervorragende Wahl getroffen hatten. Heute finden sich diese üppigen, schattenspendenden Bäume auf allen Kontinenten, doch werden im Mittelmeergebiet noch immer 90% der Weltproduktion geerntet. Da der Feigenbaum dreimal im Jahr blüht, kann man auch bis zu drei Ernten jährlich erzielen.

Die vielseitig verwendbaren Feigen werden auch zu Marmelade, Wein, Käse und Kaffee-Ersatz verarbeitet. Getrocknete Feigen sollten Sie wie alle Trockenfrüchte vor dem Verzehr mehrere Stunden einweichen. Bedenken Sie auch, daß getrocknete Feigen (mit bis zu 300 kcal/100 g) fünfmal so gehaltvoll sind wie die frischen Früchte (mit 60 kcal).

C. Eigenschaften

Für Dr. Charles Klein, einen amerikanischen Mediziner, sind Feigen das gesündeste Obst überhaupt: Sechs Früchte decken den Tagesbedarf der wichtigsten Vitalstoffe ab. Feigen sind nahrhaft, kräftigend und gut verdaulich; daher ist ihr Verzehr bei Erschöpfung, Rekonvaleszenz, Schwangerschaft und Alterserscheinungen zu raten.

D. Indikationen

Feigen haben positive Wirkungen auf die Gesamtregulation des Stoffwechsels, das »Innere Milieu«, und erhöhen so die Widerstandskraft und Leistungsfähigkeit des Organismus.

Feigen enthalten Verdauungsenzyme und zeichnen sich aus durch besonders gute darmanregende, entwässernde und abführende Wirkungen, die sie zum besten natürlichen **Abführmittel** machen. Ferner sind Feigen ein altbewährtes, anregendes und schleimlösendes Mittel bei allen Beschwerden der Verdauungsorgane (auch bei Leber- und Gallenleiden) und der Atemwege (wie Bronchitis und Asthma), bei Angina, Steinleiden und Hämorrhoiden. Auch bei akuten Fieberzuständen und allen Arten von Entzündungen oder Infektionen (der Lunge, des Magens, des Dickdarms und der Blase) helfen die bakterientötenden Wirkstoffe der Feigen. Dank des hohen Gehalts an Kalzium und Phosphor sowie an den Vitaminen A, B_1 und B_6 bilden (Trocken-)Feigen ein gutes Aufbaumittel bei Knochen- und Nervenschäden. Japanische Wissenschaftler haben aus Feigen einen Wirkstoff isoliert, der das Tumorwachstum selbst in fortgeschrittenem Krebsstadium deutlich bremsen kann. Feigensaft beseitigt Bakterien und Spulwürmer. Ferner gibt es auch vielfältige äußerliche Anwendungsmöglichkeiten, wie zum Beispiel bei Abszessen und Wunden.

F. Hinweise

Die köstlichen *frischen Feigen* sind bei uns in den letzten Jahren ab und zu erhältlich. Sie sind sehr empfindlich und kaum lagerfähig. Probieren Sie eine vor einem größeren Kauf, und vermeiden Sie Feigen mit Druckstellen! Die Schale frischer Feigen brauchen Sie nicht unbedingt mitzuessen. *Trockenfeigen* kommen in zwei Handelsformen vor: Sie sollten beim Kauf darauf achten, daß es sich wirklich um luftgetrocknete *Naturalfeigen* (meist aus Griechenland) und nicht um bearbeitete Smyrna-Feigen handelt. Letztere stammen aus der Türkei, wo sie abgekocht, mit Wasserdampf behandelt und in Formen gepreßt werden.

Granatapfel *punica granatum*

B. Wissenswertes

Der Granatapfel ist die Scheinfrucht eines aus dem alten Persien stammenden Baumes; er wurde in der Antike als heiliges Symbol der Fruchtbarkeit und des Überflusses verehrt. So galt er bei den Griechen als Frucht der Aphrodite. Bei dem berühmten Apfel vom Baum der Erkenntnis soll es sich um einen Granatapfel gehandelt haben. Nach einer hebräischen Legende entspricht die Zahl von 613 Samenkernen in dieser Frucht genau der Zahl der Gesetze im Alten Testament. Die Römer lernten diese Frucht in Karthago kennen und nannten sie »malum punicum« (»punischer Apfel«). Den Namen dieser Frucht finden wir in der spanischen Stadt Granada und in Granate wieder.

Die apfelgroßen, bis zu 500 g schweren Früchte wachsen auf kleinen Bäumen und haben eine dicke, gelbrote, lederigharte und stark gerbsäurehaltige Schale. Das Innere ist in 20–25 häutige Kammern eingeteilt, in denen sich die zahlreichen Samenkerne befinden.

C. Eigenschaften

Genießbar an dieser Frucht sind nur die weichen, glashellen, rötlichen, saftigen und süß-säuerlich aromatisch schmeckenden Samenmäntel, die relativ reich an Einfachzuckern und Zitronensäure sind und eine erfrischende, verdauungsfördernde, herzstärkende und zusammenziehende Wirkung aufweisen. Ferner enthalten Granatäpfel einige Anthocyane und den wurmtreibenden Wirkstoff Pyridin.

D. Indikationen

Granatäpfel werden bei folgenden Beschwerden empfohlen: Blutarmut und Erschöpfung; Lungenleiden und Asthma; Durchfall und zu starker Gallenfluß; Entzündungen der Harnwege und Fieberzustände. Ihr Saft hilft bei Zahnfleischbluten und -entzündungen, Übelkeit (Reisekrankheit) sowie bei Magenuntersäuerung.

F. Hinweise

Beim Verzehr ist es recht mühsam, diese eßbaren Samenhüllen (mit einem kleinen Löffel oder Messer vorsichtig) herauszuholen und die Kerne auszukauen, aber man kann die saftreichen Früchte (85% Wasser) auch aussaugen oder auspressen. Deshalb werden Granatäpfel meist zu einem Saft verarbeitet, der als Grenadine bezeichnet wird. Schale und Innenhäute enthalten einen wirtschaftlich nutzbaren, hohen Anteil an Gerb- und Bitterstoffen, die so starke Flecken geben, daß sie sich kaum mehr auswaschen lassen.

Wählen Sie möglichst große Früchte aus, denn die sollen am süßesten sein! Als Winterfrucht ist der Granatapfel bis zu sechs Monaten lagerfähig. Bei der (Nach-)Reifung und Lagerung verfärbt sich die Schale von Gelbrot nach Dunkelrot-Violett und wird durch Austrocknen ganz hart. Der köstliche Inhalt wird auf diese Weise aber um so besser geschützt.

Grapefruit *citrus paradisi*

B. Wissenswertes

Grapefruits werden heute in vielen subtropischen Regionen angebaut, doch stammen über 90% der Welternte aus den

Südstaaten der USA. Wie alle Zitrusfrüchte weisen Grapefruits einen ziemlich hohen Gehalt an Vitaminen, Fruchtsäuren (1–1,5% Zitronensäure), Mineral- und Aromastoffen auf. Häufig werden Grapefruits mit einer anderen Zitrusart verwechselt: den *Pampelmusen* (citrus maxima), auch Pomelo genannt. Mit einem Gewicht bis zu 6 kg und einem Durchmesser bis zu 25 cm ist diese dickschalige, bitter-saure Tropenfrucht der Riese unter den Zitrusfrüchten.

C. Eigenschaften

Ihr mild-säuerliches Fruchtfleisch enthält den Bitterstoff Limonin und Vitamin P (Gefäßschutzfaktor), der zum **Gefäßschutz** beiträgt. Grapefruits sind ein hervorragendes Mittel, um den **Cholesterinspiegel** zu senken und **Ablagerungen in den Arterien** aufzulösen und damit Herz und Kreislauf zu entlasten. Der Gehalt an organischer Salizylsäure fördert die Auflösung von Ablagerungen in den Gelenken. Diese erfrischende und belebende Zitrusfrucht wirkt vor allem anregend auf Verdauung und Stoffwechsel, abführend, entwässernd, entgiftend, entschlackend, keimtötend und vorbeugend gegen Erkältungskrankheiten. Grapefruits verdünnen das Blut, fördern die Harnsäure-Ausscheidung und aktivieren Herz, Kreislauf und Stoffwechsel.

D. Indikationen

Grapefruits werden empfohlen bei Appetitmangel, Skorbut, Verdauungsschwäche, Darmbeschwerden, Diabetes, rheumatischen Beschwerden, Arterienverkalkung, Herz- Kreislauf-Beschwerden, Gefäßschwäche und Vergiftungserscheinungen. Sie hemmen Entzündungen (der Harnwege und des Verdauungskanals), verbessern den Gallenfluß und haben sich bei Leberstau und Fettsucht bewährt. Sie wirken entlastend bei Krampfadern, Venenentzündungen und ver-

266

dicktem Blut. Grapefruits enthalten auch Substanzen, die das Krebswachstum (vor allem bei Magen- und Bauchspeicheldrüsenkrebs) verhindern und hemmen können.

E. Anwendungen

Professor Cerda von der Universität Florida, der die Wirkungen der Grapefruit erforscht hat, empfiehlt allen, täglich eine Grapefruit zu essen.

Grapefruits bilden eine ausgezeichnete Schlankheits- und Herzdiät. Deshalb sind den Übergewichtigen, Gefäß- und Herzkranken 1–2 *Grapefruit-Tage* pro Woche wärmstens zu empfehlen. Um die Wirkstoffe voll zu nutzen, sollten Sie 3–5 Grapefruits zusammen mit den leicht bitteren Fruchthäuten essen.

Statt einer Zitronenkur kann man zur Entschlackung und Entfettung oder gegen Rheuma ebensogut eine *Grapefruit-Kur* durchführen. Grapefruits sind oftmals besser verträglich als Zitronen. Bei einer Kur kann man die Menge von 1–2 Früchten täglich allmählich auf 4–5 steigern und dann wieder zurückgehen. Zuletzt bleibt man eine Zeitlang bei einer Tagesration von 1–2 Grapefruits.

F. Hinweise

Grapefruits reifen langsam nach und sind bei 8–10° C 2–3 Wochen haltbar. Reife Grapefruits fühlen sich schwer und fest, aber nachgiebig an und sollten keine braunen Flecken aufweisen.

Guave *psidium guajava*
(Guajave/Goyave)

Diese alte Kulturpflanze der Inkas und Mayas stammt aus den tropischen Gebieten Südamerikas und gehört zu den

Myrtengewächsen. Der anspruchslose und robuste Guaven-
baum gedeiht heute in zahlreichen wilden und kultivierten
Sorten auch im tropischen Afrika und Asien. Die gelblich-
grünen Früchte schwanken in der Größe zwischen Tischten-
nis- und Tennisball. Das zarte und je nach Sorte weiß-gelbliche oder rosarote Fruchtfleisch enthält in mehreren Kammern zahlreiche Kerne, doch ist man jetzt dabei, kernlose
Sorten zu züchten.

In Guaven hat man über 50 verschiedene Aromastoffe nachgewiesen. Die reifen Früchte duften intensiv aromatisch
und haben einen süß-säuerlichen Quittengeschmack. Als
Vitamin-Kraftpaket ist diese Frucht äußerst reich an Vitamin
C (bis zu 900 mg pro 100 g), das sich vor allem in der Schale
und den Außenschichten konzentriert und bei der Reifung
deutlich zunimmt. Ferner enthält die Guave eine günstige
Phosphor-Eisen-Verbindung.

Über die Heilkräfte dieser wenig bekannten Tropenfrucht
ist bei uns kaum etwas zu erfahren, doch scheint sie günstige
Wirkungen auf das Verdauungssystem zu haben. In reifem
Zustand wirken Guaven abführend, während für unreife
(grüne) Früchte das Gegenteil gilt.

Reife Guaven erkennt man am Duft, an der goldgelben
Schale und am weichen Fruchtfleisch; sie sollten sofort
verzehrt werden. Sie können wie Äpfel mit (oder ohne)
Schale einfach frisch gegessen werden; wegen ihrer Ver-
derblichkeit werden sie aber meist zu Saft verarbeitet. Unreif geerntete Guaven reifen bei kühlen Temperaturen gut
nach, doch verderben sie auch in grünem Zustand sehr
schnell, vor allem wenn sie Druckstellen aufweisen.

Gurke *cucumis sativus*

B. Wissenswertes

Um das Spektrum der Früchte abzurunden und Vergleiche zu ermöglichen, sollen in dieser Auflistung auch typische Vertreter von anderen Fruchtfamilien vorgestellt werden, auch wenn sie nicht zum Obst im engeren Sinne zu rechnen sind. Die Gurke ist eigentlich die Beerenfrucht eines Kürbisgewächses; sie ist mit den Melonen verwandt. Diese aus Nordindien stammende Gemüsefrucht wurde bereits im Altertum hochgeschätzt und ihre Heilwirkungen waren bereits den Griechen und den Arabern bekannt. Erst im 19. Jahrhundert fand die Gurke als Volksnahrung weite Verbreitung. Bei uns unterscheidet man größere *Salatgurken,* die meist aus dem Gewächshaus stammen, und kleinere *Einlegegurken,* die mehr im Freien angebaut werden. Gurken werden zwischen Mai und November unreif geerntet, verzehrt oder verarbeitet, Sie gehören zu den wasserreichsten (über 95%) und kalorienärmsten Früchten. Diese gesunde, basenreiche Frucht ist relativ reich an Mineralstoffen. Manche Gurken enthalten Bitterstoffe; in der Gurkenhaut finden sich außerdem Reizstoffe. Deshalb sollte man bei Verdauungsschwäche die Gurken vor dem Verzehr besser schälen. Gurken bilden den Rohstoff für zahlreiche Kosmetika; aus ihren Kernen wird ein besonderes Öl hergestellt.

C. Eigenschaften

Gurken wirken erfrischend, durstlöschend, entwässernd, entschlackend, reinigend, beruhigend und leicht einschläfernd. In der Volksmedizin wußte man schon lange, daß Gurken einen dreifachen Einfluß auf den Organismus ausüben, nämlich einen harntreibend-entgiftenden, einen stuhlregulierenden und einen hautreinigenden. Gurken tragen auch dazu bei, Harnsäure zu lösen; ihre Kerne sind wurmtreibend. Gurken fördern die Magen-Darm-Sekretionen; ferner enthalten sie ein Enzym, das mit Insulin verwandt ist und den Blutzuckerspiegel senkt. Deshalb sind sie für **Diabetiker** bestens geeignet.

D. Indikationen

Gurken sind zu empfehlen bei Verdauungsbeschwerden, (z. B. Verstopfung), Rheuma, Arthritis, Gicht, Nierenleiden und Fieber. Außerdem sind sie ein bewährtes Mittel gegen Harngrieß und -steine und Darmentzündungen durch Kolibakterien. Frischer Gurkensaft ist gut geeignet für Schlankheitskuren. Für die **Hautpflege** gibt es kaum ein besseres Naturmittel als die Gurke und ihren Saft. Unreinheiten der Haut bessern sich durch innerliche und äußerliche Behandlung mit Gurkensaft. Äußerlich lassen sich Gurken ebenfalls anwenden zur Hautpflege, bei Juckreiz und gegen Warzen. Ferner enthalten sie einen Wirkstoff, der die Hautdurchblutung fördert.

F. Hinweise

Die Gurke ist eine der wenigen Früchte, die in der Regel unreif (grün) geerntet und gegessen wird. Da sie außerdem noch einen recht hohen Faserstoffgehalt aufweist, ist es nicht verwunderlich, daß Gurken, besonders als Gurkensalat mit Öl, relativ schwer verdaulich sind und deshalb stets gründlich gekaut werden sollten. Vermeiden Sie es auch bitte, (Wasser) zusammen mit Gurken(salat) zu trinken, denn das kann zu äußerst unangenehmen Gärungen im Darm führen!

Hagebutte *rosa canina*

Als Hagebutten bezeichnen wir die scharlachroten, vielsamigen Scheinfrüchte (Sammelnußfrüchte) der wilden Heckenrosen, von denen es in Mitteleuropa etwa 20 Sorten gibt. Je nach Sorte schwanken Größe, Form und Zusammensetzung der Hagebutten, was ihren Wert aber nicht schmälert. Während die Kartoffelrose die größten und schmackhaftesten Früchte trägt, weisen die viel kleineren Hagebutten der weit verbreiteten *Hundsrose* (rosa canina) den höchsten Vitamingehalt auf. In Osteuropa werden Wildrosen sogar kommerziell angebaut.

Wie alle Wildfrüchte ist die Hagebutte besonders reich an wertvollen Inhaltsstoffen. Mit ihrem Provitamin-A-Gehalt (bis zu 5 mg) und einem **Vitamin-C**-Gehalt (0,5–3 g/100 g) steht sie mit Abstand an der Spitze aller einheimischen Früchte. Ferner sind Hagebutten reich an Vitamin K und Vitaminen der B-Gruppe, Mineralstoffen und Spurenelementen (Mg, Ca, P und Kupfer), Pektin (20–25%), Zuckern, Fruchtsäuren, Gerbstoffen, ätherischen Ölen und wertvollen Farbstoffen (vor allem roten und gelben Carotinoiden).

Als beste Vitamin-C-Spender sind Hagebutten bei allen Mangel- und Erschöpfungszuständen, bei Infektionen und Fieber und zur generellen Vorbeugung und Stärkung zu empfehlen. Ein Teelöffel (frisches) Hagebuttenmark reicht aus, um den Tagesbedarf an diesem Vitalstoff zu decken. Hagebutten wirken harntreibend und reinigend und haben einen günstigen Einfluß auf die Verdauungsorgane.

Das »einbeinige Männlein mit seinem purpurroten Mantel und seiner schwarzen Krone« ist eigentlich eine viel zu kostbare Gabe der Natur, als daß wir es nur wegen seiner Schönheit bewundern sollten. Probieren Sie auf einem Spaziergang im Spätherbst einfach einmal ein paar Hagebutten (natürlich nur das Fruchtfleisch ohne Haare und Kerne)! Die getrockneten Kerne finden übrigens als »Kernlestee« Verwendung. Sammeln sollte man die Rosenfrüchte, bevor sie durch die ersten Fröste zwar schmackhafter, dafür aber zu weich zum Verarbeiten werden. Wer das mühsame Ernten und Verarbeiten scheut, kann im Reformhaus aus einer Reihe von Hagebuttenprodukten auswählen.

Heidelbeere *vaccinium myrtillus* (Blaubeere)

B. Wissenswertes

Neben den in den heimischen Gebirgen verbreiteten *Waldheidelbeeren* gibt es seit einigen Jahren auch hochwachsende *Gartenheidelbeeren*, die durch Kreuzung mit der nordamerikanischen *Blaubeere* gezüchtet wurden. Sie alle gehören zur Familie der Heidekrautgewächse. Aufgrund ihrer spezifischen Kombination von Fruchtsäuren, Aroma-, Gerb- und Farbstoffen zählen Heidelbeeren zu den nützlichsten und heilkräftigsten Früchten. Diese fruchtzuckerreichen Beeren haben einen hohen Brennwert; sie enthalten vor allem vier Fruchtsäuren und relativ hohe Anteile von Pektinen (bis zu 30%), Gerbstoffen (bis zu 10%) und Farbstoffen (Anthocyane, Flavonoide). Dazu gehört der Farbstoff Myrtillin, der schützend auf die Darmschleimhaut und bakterientötend wirkt.

Heidelbeere, Holunder und schwarze Johannisbeere werden in der Naturheilkunde als die *Drei Schwarzen* bezeichnet, da sie alle zusammen mit den dunklen Farbstoffen (aus der Gruppe der Anthocyane) das Gefäßschutz-Vitamin P enthalten und deshalb vergleichbare positive Wirkungen beim Schutz der Blutgefäße und bei Erkrankungen von Darm,

Leber und Bauchspeicheldrüse haben. Diese Wirkstoffkombination findet sich in allen dunkelfarbigen Früchten sowie in geringerer Konzentration, auch in Äpfeln, Aprikosen, Pflaumen und Hagebutten.

C. Eigenschaften

Heidelbeeren wirken in ganz besonderem Maße **zusammenziehend, bakterientötend**, desinfizierend, entzündungshemmend und harnsäurelösend. Heidelbeersaft und -extrakt üben eine bakterientötende Wirkung aus: Sie können verschiedene Arten von Bakterien innerhalb von wenigen Stunden unwirksam machen. Die Haupteigenschaft dieser Beeren, **Durchfälle** und **Darmentzündungen** aller Art zu heilen, war schon in der alten Volksmedizin bekannt. Hauptverantwortlich dafür ist der hohe Gerbstoffgehalt, der in der Frucht so gebunden ist, daß er erst im Darm (und nicht schon im Magen) wirksam wird. Ferner tragen Heidelbeeren zur Regeneration der Darmschleimhaut bei.

Bestimmte Wirkstoffe in den Heidelbeeren sorgen dafür, daß sich Cholesterin nicht in den Gefäßwänden (vor allem den Kapillaren im Gehirn) ablagern kann.

D. Indikationen

Die Liste der *Indikationen* ist umfangreich: Beschwerden der Verdauungsorgane wie Verstopfung und Durchfall (getrocknete Heidelbeeren), Leber- und Gallenleiden, Darmkrankheiten (Regeneration der Darmschleimhaut); Stoffwechselstörungen (wie Harnsäure-Überschuß im Blut) und Diabetes; Gefäß- und Herz-Kreislauf-Erkrankungen wie Arterienverkalkung, alle Formen von Gefäßschwäche und -krankheiten (auch Infarkte und Hämorrhoiden). Heidelbeeren haben sich bestens bewährt im Kampf gegen innere Fäulnis- und Gärungsvorgänge, gegen Viren, Bakterien und Infektionen (Kolitis, Darmfäule, Typhus), gegen alle Arten von Entzündungen (auch Zahnfleisch- und Bindehautentzündungen) und gegen (nächtliche) Sehschwäche. Ekzeme, Wunden und Geschwüre lassen sich mit Heidelbeersaft behandeln.

E. Anwendungen

Die Anwendungsformen dieser Beerenfrucht sind ebenfalls vielfältig: Bei einem *Heidelbeer-Tag* essen Sie dreimal täglich ein halbes Pfund frische Heidelbeeren. Sie können auch über einen längeren Zeitraum morgens auf nüchternen Magen eine Schale frische Heidelbeeren genießen. Bei einer reinen *Heidelbeerkur* verzehren Sie 3 Tage lang täglich ausschließlich Heidelbeeren. Auch in getrockneter oder eingekochter Form sowie als Saft, Extrakt oder Tinktur vermögen Heidelbeeren die gleichen guten Wirkungen zu entfalten.

Heidelbeer-Tinktur ist ein besonders gutes Mittel bei Magenbeschwerden und Entzündungen.

Himbeere *rubus idaeus*

Der anspruchslose *wilde Himbeerstrauch* ist in ganz Europa und Nordasien in rund 600 Wildarten verbreitet und wurde seit der Bronzezeit geschätzt. Die Kultur der Himbeere begann in Europa allerdings erst um 1500; bei den heutigen Kultursorten sind amerikanische Wildarten eingekreuzt worden. Es gibt auch mehr als 1000 Kreuzungen zwischen Himbeeren und Brombeeren. Bei den Gartenhimbeeren unterscheidet man zwei Sorten: solche, die im Jahr einmal blühen und tragen; und solche, die das zweimal tun. Himbeeren gehören zur selben Unterfamilie der Rosengewächse wie Erdbeeren und weisen eine ähnliche Zusammensetzung auf; dazu gehört auch ein wirksamer Anteil an natürlicher Salizylsäure. Allerdings ist ihr Vitamin-C-Gehalt wesentlich geringer. Auch die Wirkungen und Indikationen lassen sich mit der Erdbeere vergleichen.

Die köstlich-erfrischenden und aromatischen Himbeeren wirken anregend und stärkend, entwässernd, abführend und entschlackend, reinigend, entsäuernd und schweißtreibend. Bei allen **Fieberzuständen** hat sich Himbeersaft als besonders linderndes Naturheilmittel erwiesen. Auch bei Diabetes ist diese zuckerarme Frucht (kaum Saccharose) zu empfehlen. Himbeeren wirken am besten, wenn sie morgens auf nüchternen Magen genossen werden.

Himbeerkuren sind bei folgenden Beschwerden angezeigt: Erschöpfung; Verstopfung; Magen-, Darm-, Leber- und Gallenleiden; Verdauungsschwäche und Blähungen; Gicht, Harnsäureüberschuß und Nierenkrankheiten; nervöse Schmerzen, Arthritis und Rheuma; Fieber und Entzündungen (Harnwege); sowie Hautleiden (wie Skrofulose). Himbeerblättertee fördert Verdauung und Durchblutung und kann bei Angina und Entzündungen im Mundraum zum Gurgeln benutzt werden.

Holunder *sambucus nigra*
(Holler- oder Fliederbeere)

B. Wissenswertes

Der in ganz Europa und Nordasien weit verbreitete *schwarze Holunder* scheint heute zu den vergessenen Wildfruchtarten zu gehören, obwohl er unseren Vorfahren bereits in der Stein- und Bronzezeit als Nahrungs-, Heil- und Zaubermittel diente. Wie sein Name verrät, war dieser Strauch der germanischen Erdgöttin Holla (Frau Holle) geweiht. Schon bei Hippokrates werden die Heilwirkungen des Holunders erwähnt. Bei uns wurde er bis in die Neuzeit wegen seiner magischen Kräfte hochgeschätzt. Von der Verehrung für diesen altehrwürdigen und wertvollen Beerenstrauch zeugt noch der Spruch: *»Vor dem Holunder, den Hut herunter!«* Da in der Volksmedizin alle Pflanzenteile des Holunders von Nutzen waren, bezeichnete man diesen »Beschützer von Haus und Hof«, der an keinem Bauernhof fehlen durfte, als »Bauern-Apotheke«, »Herrgotts Apotheke« oder »lebendige Hausapotheke des Einödbauern«. Holunder wächst nicht nur wild, sondern wird heute auch in geringem Umfang kultiviert.

Die 5–8 mm großen, dreisamigen Steinfrüchte des Holunders reifen Ende September/Anfang Oktober. Holunderbeeren sind reich an Mineralstoffen (K, P, Fe) und Spurenelementen, an Provitamin A sowie an Vitaminen der B-Gruppe (B_1, B_6 und Niacin). Weiter zeichnen sie sich aus durch beachtliche Anteile von Gerbstoffen (3%), Pektin, ätherischen Ölen (mit 30 verschiedenen Aromastoffen) und eine Vielzahl von therapeutisch wirksamen Farbstoffen und Glykosiden (Pflanzenwirkstoffe, die chemisch an Zucker gebunden sind). Auch die berauschend duftenden Holunderblüten enthalten einen hohen Anteil an wertvollen Aromastoffen und Fruchtsäuren. Sowohl Blüten als auch Beeren sind vielseitig verwendbar; allerdings sollten die glänzenden dunkelvioletten Beeren nur in vollreifem Zustand verzehrt und verarbeitet werden.

C. Eigenschaften

Reife Holunderbeeren sind erfrischend und nahrhaft; sie wirken entwässernd, mild abführend, schweißtreibend, schleimlösend, reinigend, blutbildend und windtreibend.

Sie unterstützen Verdauung und Stoffwechsel, fördern das Wachstum und die Bildung von Muttermilch, stärken die Vitalität und das Immunsystem und regen die Funktion der Drüsen an.

D. Indikationen

Holunder ist ein altbewährtes Mittel bei Erkältungen und Beschwerden der Atemwege und der Stimme; bei Hals- und Rachenentzündungen; bei Nerven-, Ohren- und Kopfschmerzen (auch Ischias und Neuralgie); bei Fieber und Durchfall (getrocknete Beeren); bei Gicht und Rheuma; bei Wassersucht und Nieren-Blasen-Leiden; sowie bei Gewichtsproblemen und Fettsucht. Als Abführmittel genügt ein Eßlöffel frische Holunderbeeren.

E. Anwendungen

Besonders zur Gewichtsreduktion und inneren Reinigung wird eine *Holundersaft-Kur* empfohlen: Dieses ausgefeilte 7-Tage-Programm können Sie in reiner oder in kombinierter Form durchführen. Allerdings werden dabei Holunderbeeren nicht in frischer Form benutzt, sondern statt dessen in Form von Holundersaft und Holundertabletten (Extrakt) aus dem Reformhaus in Verbindung mit Abführdragees und Entwässerungskapseln.

F. Hinweise

Trotz anderslautender Warnungen spricht nichts dagegen, reife Holunderbeeren in geringen Mengen roh zu essen oder sie zu trocknen. *Unreife (grüne) Beeren* und *alle grünen Teile* des Holunderstrauches sind dagegen *giftig*; ebenso zwei seltenere, verwandte Holunderarten, die auf keinen Fall mit dem schwarzen Holunder verwechselt werden dürfen: der kleinere *Zwergholunder* (Attich) und der *Traubenholunder*

(roter Holunder), dessen knallrote Beeren bereits im Hoch-
sommer reifen. Ihre Beeren schmecken scheußlich bitter
und enthalten ebenso wie alle grünen Holunderteile den
Giftstoff Sambunigrin, der im Stoffwechsel Blausäure
abspaltet. Vollreife Beeren enthalten diesen Stoff
nicht mehr, und auch durch Erhitzen wird Sambunigrin
zerstört.

Johannisbeeren

Schwarze Johannisbeere *ribes nigrum*

B. Wissenswertes
Bei den seit dem 16. Jahrhundert kultivierten Johannisbeeren sind *schwarze, rote und weiße Sorten* zu unterscheiden. Die
Stachelbeere ist eng mit den Johannisbeeren verwandt. Die
Bezeichnung Johannisbeere verrät uns, daß diese Früchte
etwa am Johannistag (24.6.) reifen. Der Johannisbeer-
strauch ist überall im Norden Europas und Asiens als Wild-
und Kulturpflanze heimisch. Die Welternte beträgt jährlich
etwa 500 000 Tonnen; davon entfallen auf Deutschland
rund 130 000 Tonnen. Schwarze Johannisbeeren gelten zu
Recht als die wertvollste Beerenart, denn sie sind besonders
reich an Fruchtsäuren (3 g), Mineralstoffen (K, Ca, Mg, Fe,
Spuren von Mangan) und Vitamin C (175 mg/100 g). Ferner enthalten sie nennenswerte Anteile an Pektin, Farbstoffen (wie das schwarzviolette Anthocyan in der Schale), Niacin und Vitamin P (Gefäßschutzfaktor). Ein großer Vorzug
der schwarzen Johannisbeeren besteht darin, daß vor allem
der Vitamin-C-Anteil ungewöhnlich hitzebeständig ist und
in einem Jahr nur um 15% abnimmt. Die im Sommer

reifenden Beeren werden meist zu Saft verarbeitet. Getrocknete schwarze Johannisbeeren bilden einen guten Ersatz für Rosinen.

C. Eigenschaften

Die nahrhaften und erfrischenden schwarzen Johannisbeeren wirken vor allem aufbauend, entgiftend, entschlackend, schweißtreibend, entwässernd, zusammenziehend und anregend für Verdauung und Stoffwechsel. Sie fördern die Verdauung, regen die Durchblutung der Kapillaren an und tragen zur Blut- und Alkalibildung im Stoffwechsel bei. In ihren reinigenden Wirkungen, vor allem bei der Ausscheidung von Harnsäure, stehen die schwarzen Johannisbeeren nicht hinter der Zitrone oder dem Apfel zurück. Sie enthalten ferner Wirkstoffe, die Infektionen vorbeugen und zur Abdichtung von Gefäßen beitragen.

D. Indikationen

Die frischen Beeren oder ihr Saft sind bei einer Vielzahl von Beschwerden angezeigt: Schwächezustände wie Übermüdung, Erschöpfung und Blutarmut; Entzündungen im Magen-Darm-Trakt, in den Harnwegen und in den Lymphbahnen; Skorbut, Migräne, klimakterische Beschwerden, Durchfall, Leberleiden; Bluthochdruck und Arteriosklerose; sowie Wunden und Verletzungen. In der Volksmedizin waren die ausgezeichneten Wirkungen bei rheumatischen Beschwerden, Gicht und Steinleiden schon lange bekannt, und deshalb hat man den schwarzen Johannisbeeren den Namen *Gichtbeere* gegeben. In Schweden wird aus den getrockneten Schalen der schwarzen Johannisbeeren ein Pulver (Pecarin) gegen Durchfall hergestellt.

Bei Hautkrankheiten, Ekzemen, Furunkeln, Abszessen, Wunden und Insektenstichen finden schwarze Johannisbeeren äußerlich (auch in Form von Blättern) Anwendung.

E. Anwendungen
In der Reifezeit sind mehrtägige *reine oder kombinierte Kuren* mit schwarzen Johannisbeeren sehr zu empfehlen. Bei Durchfall können Sie mehrmals täglich 1 Glas frischen, ungesüßten Johannisbeersaft als einzige Nahrung trinken.

Rote Johannisbeere *ribes rubrum*

Die verschiedenen Johannisbeersorten und Stachelbeeren gleichen sich in ihren Eigenschaften und Wirkungen, was auch aus dem Vergleich ihrer Inhaltsstoffe am Ende von Tabelle II (siehe hinten) hervorgeht. Die *weißen (*genauer: *gelben) Johannisbeeren* stellen als Mutation der roten Variante sozusagen eine Albino-Form dar. Da ihnen die Anthocyane und ein Teil der Fruchtsäuren fehlen, schmecken sie ziemlich süß. Die rote Johannisbeere wurde im 15. Jahrhundert zum ersten Mal erwähnt; heute werden etwa 50 Kultursorten gezählt. Sie läßt sich etwas besser transportieren und länger lagern als ihre schwarze Schwester. Bei den Wirkungen sind die Akzente etwas anders gesetzt: Rote Johannisbeeren gelten vor allem als appetitanregend, verdauungsfördernd, harntreibend und mild abführend. Wegen ihres geringen Zuckergehalts bilden sie eine geeignete Diabetikerkost. Bei den Indikationen stehen Fieberzustände und Magen-Darm-Entzündungen an erster Stelle.

Kaki *diospyros kaki*
(Kakifrucht, -pflaume, -feige /
Japanische Persimone)

Der Kakibaum gehört in die Familie der Ebenholzgewächse und stammt aus dem Fernen Osten, wo er schon seit Jahrhunderten in zahlreichen Sorten kultiviert wird. Kakis sind die Beerenfrüchte dieses bis zu 8 Meter hohen Baumes. Im Lauf des 19. Jahrhunderts hat er sich auf die anderen Kontinente ausgebreitet und gedeiht heute auch in Südeuropa. Da es für diese Frucht eine ganze Anzahl verschiedener Namen gibt, sei hier die botanische Bezeichnung *diospyros kaki* erklärt: »kaki« ist das japanische Wort für diese Frucht, und »diospyros« bedeutet auf Griechisch, »Götterfeuer«. Die orangeroten Früchte leuchten wirklich wie Feuer, wenn sie nach dem Blattfall in der Herbstsonne an den kahlen, hohen Bäumen hängen. Haupterzeugerland für Kakis ist Japan, wo sie in Hunderten von Sorten kultiviert und jährlich etwa 300 000 Tonnen geerntet werden.

Kakifrüchte ähneln großen, glatten Tomaten. Sie zeichnen sich aus durch einen hohen Gehalt an Glukose (über 15%) und β-Carotin. In unreifem, hartem Zustand enthalten die meisten Kakisorten viel Gerbstoff, was sie zunächst herb und zusammenziehend schmecken läßt. Mit einem Zuckergehalt von fast 20% (bis zu 90% Einfachzucker) sind die vielseitig verwendbaren Kakifrüchte ausgezeichnete Energiespender; als Babynahrung sind sie den Karotten in etwa gleichwertig. Besonders hoch ist ihr Gehalt von 5–6 mg Carotinoiden, von denen das krebshemmende β-Carotin etwa 1,5 mg ausmacht (vgl. *Aprikose* D.). Kakis erhöhen die Widerstandskräfte (gegen Erkältungen) und unterstützen die Verdauungsorgane.

Ihren vollen Geschmack entfalten diese Früchte erst in

einem Zustand, in dem andere Früchte schon als überreif abgelehnt werden. Dann ist das weiche, köstliche Fruchtfleisch, das bis zu acht große, dunkelbraune Kerne umgibt, angenehm süßlich ohne ausgeprägtes Eigenaroma und kann einfach ausgelöffelt werden. Inzwischen hat man in Israel kernlose, gerbstoffarme Sorten gezüchtet, die als »Sharon« in den Handel kommen.

Wählen Sie möglichst dunkelrote Kakis aus! Unreife Kakis sind lange haltbar und reifen bei Zimmertemperatur in einer Tüte gut nach. Reif sind sie, sobald sie weich werden und die Haut einen glasig-durchscheinenden Glanz bekommt.

Auch als Trockenobst werden sonnengetrocknete »Kakifeigen« im Fernen Osten und in Nordafrika sehr geschätzt.

Kaktusfeige *opuntia ficus indica*
(Kaktusfrucht, -birne / Stachelbirne / Distelfeige / Feigen-Opuntie)

Wegen ihrer hartnäckigen, feinen Stacheln sehen die gelbbraunen bis lachsfarbenen, warzigen Beerenfrüchte des aus den Wüstengebieten Süd- und Mittelamerikas stammenden Feigenkaktus zunächst unnahbar aus. Heute sind diese Kakteengewächse in zahlreichen Sorten in vielen warmen Gegenden verwildert anzutreffen. Im Sommer tragen sie gleichzeitig Blüten und Früchte; diese stellen vielerorts ein wichtiges Volksnahrungsmittel dar.

Die 4–10 cm langen, eiförmigen orange-rötlichen Früchte enthalten leicht säuerliches, saftig-erfrischendes Fruchtfleisch von derselben Farbe, das mit den Kernen gegessen werden kann und reich an Gerb-, Aroma-, Schleim- und Faserstoffen (Pektin) ist. Das durstlöschende Fruchtfleisch

wirkt verdauungsfördernd, abführend und zusammenziehend. Kaktusfeigen helfen vor allem bei Beschwerden der
Atemwege und Lymphstau. Bei Nierensteinen sollten Sie
diese Früchte meiden.

Beim Umgang mit dieser Frucht sollte man vorsichtig zu
Werke gehen, damit die winzigen Stachelhärchen mit ihren
Widerhaken nicht unter die Haut gehen, wo sie Juckreiz und
Entzündungen verursachen können. Am besten faßt man
die Früchte nicht mit der bloßen Hand an und benutzt
Messer und Gabel zum Schälen und Essen. Um die Stacheln
besser lösen zu können, legen Sie die Früchte erst ein paar
Stunden in Wasser. Zum Essen schneiden Sie sie der Länge
nach in zwei Hälften, die Sie dann einfach auslöffeln.

Für den Versand werden Kaktusfeigen grün geerntet. Bei
der Nachreife werden sie dann farbig und weich. Gekühlt
sind sie etwa eine Woche haltbar.

Karambola *averrhoa bilimbi*
(Karambole / Sternfrucht)

Karambolas sind die Früchte des tropischen Baumstachel-
beerbaumes, der ursprünglich aus Malaysia stammt. Diese
Beeren haben die Form und Größe eines zugespitzten En-
teneis mit 5–6 tiefen Kanten (Längsrippen). Sie lassen sich
in dekorative *sternförmige* Scheiben schneiden. Das knackig-
saftige Fruchtfleisch ist hellgrün bis dunkelgelb und enthält
wenig Zucker und relativ viel Oxalsäure. Es schmeckt süß-
säuerlich, erfrischend und pikant und erinnert im Aroma
an feine Quitten und Stachelbeeren. Die bei uns meist aus
Brasilien importierten Früchte können Sie vollständig mit
der dünnen Haut und den kleinen Kernen verzehren. Im
Reifezustand wird die Schale wachsartig durchsichtig und

läßt das Innere bernsteingelb durchschimmern. In kühlen, feuchten Räumen lassen sich Karambolas noch ein paar Tage lagern. Sollten die Längskanten sich dabei braun verfärben, schneiden Sie sie an der Oberfläche ab.

Kirschen

Süßkirsche *prunus avium*

A. *Wirkungen*
– Mineralstoffspender
– verdauungsfördernd
– reinigend und entgiftend
– entwässernd und harntreibend

– Leber- und Gallenleiden
– Fettsucht und Übergewicht
– rheumatische Beschwerden
– Gicht und Steinleiden

B. *Wissenswertes*
Aus Funden bei den Pfahlbauten im Bodenseegebiet geht hervor, daß Wildkirschen schon immer bei uns heimisch waren und bereits 4000–3000 v. Chr. der menschlichen Ernährung dienten. Der römische Feldherr und Feinschmecker Lukullus hat 74 v. Chr. den kultivierten Kirschbaum aus dem kleinasiatischen Kerasos mitgebracht, und dieser Ort hat der Kirsche in fast allen europäischen Sprachen ihren Namen gegeben. Später wurden Kirschen von vielen Herrschern aufs höchste geschätzt und durften auf keiner Festtafel fehlen.

Der stattliche Kirschbaum kann 30 Meter hoch werden und ein Alter von 300 Jahren erreichen. Kein Wunder, daß sich seit jeher vielerlei Bräuche und Legenden um ihn ranken. Auch in der Volksheilkunde wurden die verschiedenen Teile des Kirschbaumes in alten Zeiten vielfältig genutzt.

Die Kulturformen der *Süßkirsche* leiten sich von Kreuzungen der wilden *Vogelkirsche* (Vogelbeere/Eberesche) mit vorderasiatischen Kirschsorten ab. Heute existieren diese köstlichen Früchte in Mitteleuropa in Hunderten von Sorten, bei denen die weichen Herzkirschen und die festeren tiefroten Knorpelkirschen zu unterscheiden sind. Der kleinere, buschige *Sauerkirschenbaum* (Amarellen/Morellen/Weichseln) stammt ebenfalls aus Kleinasien. *Bastardkirschen* sind Kreuzungen aus Süß- und Sauerkirschen. Ferner gibt es noch die wilden Traubenkirschen, deren erbsengroße, widerlich schmeckende Früchte in Trauben angeordnet sind und nicht als Obst verwendet werden.

Heute werden weltweit 1,2 Millionen Tonnen Kirschen geerntet; davon entfallen 150 000 Tonnen auf die deutsche Produktion. Kirschen sind reich an Mineralstoffen (bis zu 230 mg Kalium) und Spurenelementen, Einfachzuckern (13 g) und Vitaminen der B-Gruppe (B_2, B_6 und Niacin). Dunklere Sorten sollen mehr Mineralstoffe (Mg, Fe, Silizium) enthalten als hellere.

C. Eigenschaften

Die heilsamen, nährenden und verjüngenden Kräfte der Kirschen sind schon lange bekannt. Die leicht verdaulichen und vitalstoffreichen Kirschen wirken erfrischend, aufbauend, beruhigend, sättigend, entwässernd, abführend, entgiftend, reinigend und desinfizierend. Sie öffnen den Darm und stärken das Immunsystem. Saft (von schwarzen Kirschen) hat eine vorbeugende Wirkung gegen Zahnkaries.

D. Indikationen

In den medizinischen Schriften der berühmten »Schule von Salerno« aus dem 13. Jahrhundert lesen wir über die Kirschen: »Wenn du Kirschen verzehrst, wirst du davon großen Nutzen haben. Sie reinigen den Magen; ihre Kerne befreien dich von Steinen; das Blut ihres Fruchtfleischs macht das deine besser.«

Kirschen fördern das Wachstum, beugen der Arterienverkalkung und den Alterserscheinungen vor und versorgen den Körper mit Mineralstoffen. Sie unterstützen die Gewebe- und Blutbildung. Bei Verdauungsstörungen wie Durchfall und Verstopfung, Darmfäule, Magen- und Leberbeschwerden sind Kirschen ebenfalls von großem Nutzen. Sie helfen auch bei rheumatischen Beschwerden sowie bei Übergewicht, Fettsucht, Gicht, Steinbildung und Nierenbeschwerden. Bei Diabetes kann der Verzehr der saccharosearmen Kirschen empfohlen werden.

Als gute Alkali-Bildner im Organismus können sie zur Verhinderung von Übersäuerung beitragen. Deshalb sind sie auch wirksam bei Herz- und Gefäßkrankheiten und Kreislaufstörungen. Die Wirkstoffe der Kirschen stärken die Abwehrkräfte und tragen so zur Verhinderung und Heilung von Infektionen bei.

E. Anwendungen

Kirschen-Mahlzeiten und Kirschen-Tage

In der Reifezeit sind Kirschen-Mahlzeiten und -Tage eine Wohltat für Leib und Seele.

Zur Entgiftung empfiehlt es sich, jeden Morgen auf nüchternen Magen Kirschen zu verzehren. Beginnen Sie mit einer kleinen Portion, und steigern Sie die Menge jeden Tag. Später verteilen Sie größere Mengen vormittags auf zwei bis drei Portionen.

Bei Fettsucht wird empfohlen, eine Zeitlang vor jeder Mahlzeit 250–300 g Kirschen zu essen.

Kirschenkur:
In der Kirschenzeit können sie eine mehrtägige reine Kirschenkur zur Entgiftung durchführen. Dabei dürfen Sie nach Herzenslust Kirschen essen, die Sie in mehreren kleinen Portionen über den ganzen Tag verteilen. Beginnen Sie vorsichtig (z. B. mit ein paar Mono-Mahlzeiten wie oben), testen Sie die Verträglichkeit, und trinken Sie nichts zu den Kirschen. Mischen Sie dabei nach Möglichkeit süße und saure Sorten!
Welche Sorten Sie wählen, richtet sich nach dem Angebot und Ihrem Geschmack. *Kirschenkuren* im Frühsommer sind genau so empfehlenswert wie *Traubenkuren* im Herbst.

Kombinierte Frühjahrskur mit Kirschen:
In der Kirschenzeit verzehren Sie über einen längeren Zeitraum täglich 1–2 Kirschen-Mahlzeiten.

F. Hinweise
Vermeiden Sie es unbedingt, bei oder nach dem Verzehr von Kirschen (und anderen Steinfrüchten) Wasser zu trinken, denn das kann zu äußerst unangenehmen Gärungen im Darm führen!

Sauerkirsche *prunus cerasus*

Sauerkirschen wachsen an Sträuchern oder kleineren Bäumen. Man unterscheidet drei Varianten: die süß-säuerlich schmeckenden dunkelroten (Schatten-) *Morellen*, die säuerlich schmeckenden rötlich-braunen (Süß-) *Weichseln* und die sauer schmeckenden hellroten *Amarellen* (Glaskirschen). Obwohl sie in der Küche der Süßkirsche vorgezogen wird, liegt ihre Produktion wesentlich niedriger: jährlich weltweit 450 000 und in Deutschland knapp 100 000 Tonnen. Sauerkirschen enthalten etwa doppelt so viel Fruchtsäure, aber weniger Zucker als süße Kirschen; ansonsten stimmen die inhaltliche Zusammensetzung und die Wirkungen der beiden Arten weitgehend überein. Da ihr Saft bei Fieber kühlt und harntreibende Wirkungen besitzt, läßt er sich bei Wassersucht empfehlen, Sauerkirschen sind ein ideales Obst für Diabetiker, weil sie die Blutzuckerwerte kaum beeinflussen.

Kiwi *actinidia chinensis*
(Chinesische Stachelbeere)

Diese Frucht ist zwar nach dem neuseeländischen Nationalvogel benannt, stammt aber ursprünglich auch China, wo sie schon seit alter Zeit gezüchtet wird. Seit 1906 werden Kiwis in Neuseeland kultiviert, wo man in den dreißiger Jahren die ersten Plantagen angelegt hat. Heute werden Kiwis auch in Südeuropa (vor allem in Italien und Südfrankreich) angebaut und gedeihen sogar bei uns. In Rußland wurden seit 1924 zwei andere winterfeste Actiniden-Arten in Kultur genommen, die viel kleinere Beeren liefern. Die zweihäusige Kiwipflanze ist ein kräftiges, ertragreiches Rankengewächs, das bis zu 8 Meter hoch wachsen kann. Dank ihres feinen, süß-säuerlichen Geschmacks und ihrer vielseitigen Verwendbarkeit ist diese Winterfrucht (Erntezeit von November bis Mai) in den letzten Jahren bei uns sehr schnell zu einer äußerst beliebten Obstart geworden.
Die Kiwi ist besonders reich an Vitamin C (bis zu 300 mg) und Pektin und enthält wirksame Anteile an Fruchtsäuren,

Gerbstoffen sowie etwa 300 mg (pro 100 g) an oxidativen und eiweißspaltenden Enzymen (u. a. Actinidin). Deshalb sollten Sie Kiwis ebenso wie Ananas nicht zusammen mit Milchprodukten essen, da sich dabei nach kurzer Zeit unangenehme Bitterstoffe entwickeln, die aber durch Erhitzen verschwinden.

Kiwis sind gute Energiespender; sie wirken sanft abführend, entgiftend und entschlackend und haben sich bei Blutarmut, Darmbeschwerden (Verbesserung des Darmmilieus und Unterstützung der guten Darmbakterien), Gelenkerkrankungen, Muskelschmerzen, Infektionen, Zahnfleischbluten, Bindegewebsschwäche und Immunschwäche bewährt.

Ein weiterer Vorzug dieser Frucht ist ihre gute Transport- und Lagerfähigkeit. Kiwis können hart geerntet und bis zur Genußreife monatelang bei 0° C und 90% Luftfeuchtigkeit gelagert werden. Neben Äpfeln sind Kiwis diejenigen Früchte, die am besten nachreifen. Im Reifezustand dürfen sie nicht zu weich sein und keine Runzeln oder Falten aufweisen. Unreife Kiwis sind hart und sauer; überreife Kiwis schmecken widerlich.

Litchi *litchi chinensis* (Litschi/Litschipflaume)

Litchis sind die Früchte eines 10–12 Meter hohen südchinesischen Baumes, der im Reich der Mitte schon seit 3000 Jahren kultiviert wird. Seit alter Zeit werden sie von den Chinesen als edelstes Obst anerkannt und als »Liebesfrucht« oder »Spenderin der Lebensfreude« gepriesen. Sie galten als so wertvoll, daß manche Provinzen im alten China ihre Steuern in Form von Litchis entrichten mußten. Die

Bezeichnung für diese Frucht ist aus dem Chinesischen übernommen worden, wo sie in der Hochsprache »li-tzu« lautet. Auf seinem Weg um die Welt ist dieser Name unter anderem auch zum englischen »lychee« verballhornt worden und taucht in dieser Form auf den Speisekarten der China-Restaurants auf, wo die eingedosten Litchis als beliebtes Standarddessert serviert werden. Manchmal trifft man auch auf die Bezeichnung »chinesische Haselnuß«, die sich im Grunde aber nur auf (luft)getrocknete Litchis beziehen dürfte.

Heute werden Litchibäume weltweit im Tropengürtel zwischen dem 15. und 30. Breitengrad angebaut. Die 2–4 cm großen, rund-ovalen, ziegelroten Früchte reifen in Rispen zu 10 bis 30 Stück. Unter der dünnen, schuppig-rauhen Schale verbirgt sich der weiße, geleeartige, perlmuttartig durchscheinende Samenmantel (arillus), der den haselnußgroßen, dunkelbraunen, ungenießbaren Kern umgibt. Das feste, saftige Fruchtfleisch duftet zart nach Rosen und hat ein exquisites süß-säuerliches Aroma, das an Sauerkirschen mit ein wenig Muskatbeigeschmack erinnert.

Litchis sind reich an Zucker (bis 20 g) und Vitaminen. In China galten Litchis auch als Heilmittel für eine ganze Reihe von Beschwerden. Da Litchis nicht nachreifen, müssen sie zum Reifezeitpunkt geerntet werden. Da der unvergleichliche Wohlgeschmack dieser Frucht beim Konservieren ziemlich leidet, sollten Sie einmal reife, frische Litchis genießen. Achten Sie bei der Auswahl darauf, daß die empfindliche Schale ganz ziegelrot, fest, trocken und unverletzt ist, und machen Sie vor einem größeren Kauf einfach eine Probe! Zum Essen öffnen Sie die Schale ein wenig (am Ende) und drücken sich den köstlichen Inhalt einfach in den Mund.

Mandarine *citrus reticulata*

Die *Mandarine* wurde erst im 19. Jahrhundert aus Südostasien ins Mittelmeergebiet eingeführt. Heute wird sie in
einer Vielzahl von Varianten in allen subtropischen Regionen der Erde angebaut. Die kleinen, süßen, kernarmen
Tangerinen stammen aus der Gegend von Tanger. Die leicht
schälbaren *Satsumas* kommen ursprünglich aus der gleich-
namigen Provinz an der Südspitze Japans, gedeihen heute
aber ebenso gut in Südeuropa. Die kernlosen *Clementinen*
wurden zu Beginn des 20. Jahrhunderts in Algerien aus
einer Kreuzung von Mandarine und *Pomeranze* (Bitteroran-
ge) entwickelt. Wie aus den Vergleichsbeispielen am Ende
von **Tabelle II** hervorgeht, ähneln alle Mitglieder der Man-
darinen-Art in ihrer Zusammensetzung, Wirkung und Anwendung der *Orange*.
Mandarinen enthalten etwas weniger Mineralstoffe und
Vitamine als Orangen, dafür aber Spuren von Brom und
wirken daher beruhigend bei nervöser Unruhe und Reizbarkeit. Sie haben sich gut bewährt bei Verdauungsstörungen
(Verstopfung, Blähungen), Vitaminmangel, Schlaflosigkeit
und Herzstörungen. Beruhigend sollen auch Kuren mit
Mandarinen und Kopfsalat wirken.

Mandel *prunus dulcis*

B. Wissenswertes
Als Heimat der Mandeln gelten Vorder- und Zentralasien,
während sie heute vor allem in den Mittelmeerländern
angebaut werden. Mandeln gehören zum Steinobst; die
eigentlichen Mandeln sind die Kerne der Steinfrüchte des
Mandelbaumes, der mit Aprikose und Pfirsich eng verwandt

ist und an geschützten Stellen in Süddeutschland schon im Vorfrühling zu blühen beginnt. Je nach Gehalt an Bittermandelöl unterscheidet man *süße Mandeln,* zu denen auch die *Krachmandeln* zählen, und *Bittermandeln.* Am Vergleich von grünen und trockenen Mandeln läßt sich gut ablesen, welche erstaunlichen Veränderungen beim Reifeprozeß der Früchte ablaufen:

Inhaltsstoffe	Grüne Mandel	Trockene Mandel
Wasser	87,0	4,5
Proteine	5,7	18,1
Fette	2,2	54,2
Kohlenhydrate	3,2	18,0
Zellulose	0,4	2,8
Mineralstoffe (insgesamt)	1,0	2,5
(Alle Mengenangaben in g/100 g)		

Mandeln sind ein hochwertiges Lebensmittel mit hohem Brennwert (über 600 kcal/100 g) und Nährwert: Sie enthalten etwa 20% hervorragendes Protein, 55% vorzügliches Mandelöl und 15–20% Kohlenhydrate; außerdem wie alle Nußarten hohe Anteile an Mineralstoffen, Spurenelementen (K, P, Ca, Mg, Fe, Mn) und Vitaminen der B-Gruppe sowie Lezithin und geringe Mengen von Polyphenolen, denen unter anderem eine vorbeugende und hemmende Wirkung gegen Tumorbildung zugeschrieben wird. Was ihren Nähr-, Genuß- und Heilwert angeht, so gilt die Mandel zu Recht als Königin der Schalenfrüchte.

C. Eigenschaften
Mandeln sind nahrhaft und aufbauend; sie versorgen den Organismus mit Mineralstoffen, stärken die Nerven und

wirken innerlich antiseptisch (z. B. bei Darmfäule). Ihr Verzehr ist vor allem Kopfarbeitern, Kindern, Sportlern, Schwangeren, Rekonvaleszenten, Vegetariern und Diabetikern zu empfehlen. Auch bei Verstopfung, bei Beschwerden der Atemwege, bei Infektionen und bei Nieren- und Blasenleiden haben sich Mandeln bewährt.

Mandel- und *Nußöl* trägt zur Senkung des Cholesterinspiegels bei, und selbst Leberkranke können Mandelöl gut vertragen. Besonders praktische Formen von Mandelnahrung sind *Mandelpüree* und *Mandelmilch;* sie sind leicht assimilierbar und deshalb bei gestörter Bauchspeicheldrüsen- und Leberfunktion zu empfehlen. Bei Unverträglichkeit von (Kuh-)Milcheiweiß sollten vor allem Kleinkinder Mandelmilch trinken.

Mandeln in verschiedenster Form sind nicht nur ein beliebter Leckerbissen, sondern finden auch in der Kosmetikherstellung vielfältige Verwendung.

F. Hinweise

Mandeln sollen gut gekaut werden, denn sonst werden sie unverdaut ausgeschieden. In leicht gegrillter Form scheinen sie leichter verdaulich zu sein. Mandeln und Nüsse stellen eine konzentrierte Form von Nahrung dar und sollten deshalb in Maßen verzehrt werden: Bei Mandeln reichen 5–15 Stück pro Tag. Die meist aus Italien stammenden *Bittermandeln* sind äußerlich kaum von den süßen Mandeln zu unterscheiden, enthalten aber bis zu 8% des Glykosids Amygdalin, aus dem sich in wäßriger Lösung die hochgiftige *Blausäure* (HCN) abspaltet, die sich aber beim Erhitzen verflüchtigt. Die tödliche Blausäuredosis bei Erwachsenen beträgt etwa 125 mg, was 50–60 Bittermandeln entspricht, doch für Kinder können schon 5–10 rohe Bittermandeln lebensgefährlich sein. Noch gefährlicher ist das *Bittermandel-*

öl, das heute meist günstiger aus Aprikosen- und Pfirsichernen gewonnen wird.

Es scheint, daß die Natur auch *andere Samenkerne* mit diesem Giftstoff vor tierischen und menschlichen Räubern schützen will. So enthalten die Kerne folgender Obstarten ganz geringe Mengen von blausäurehaltigen Substanzen: Apfel, Birne, Aprikose, Bittermandel, Kirsche, Pfirsich, Pflaume und Zitrone.

Auf Mandeln und Nüssen sowie auf Trockenfrüchten und Obst siedelt sich bei Feuchtigkeit leicht der gefährliche *Schimmelpilz aspergillus flavus* an, der die hochgiftigen *Aflatoxine* bildet. Diese gehören zu den am stärksten krebserregenden Stoffen und können Leberkrebs hervorrufen. Am meisten gefährdet sind Erd- und Paranüsse. Nüsse und Mandeln können sogar schon am Baum befallen werden. Da dieser Schimmelpilz ungewöhnlich widerstandsfähig gegen Erhitzung und andere Verarbeitungsformen ist, muß man besonders bei verarbeiteten Produkten mit Pilzbefall rechnen. Es ist daher dringend zu empfehlen, *Angeschimmeltes* (Mandeln, Nüsse, Trockenfrüchte, Obst, Hülsenfrüchte, Getreide und Getreideprodukte) auf jeden Fall *ganz wegzuwerfen* und auf geschälte Erdnüsse und Erdnußprodukte lieber zu verzichten. In Deutschland gibt es Höchstmengen-Verordnungen und regelmäßige Kontrollen der gefährdeten Nahrungsmittel.

Mango *mangifera indica*

Mangos, mit über 1000 Sorten das wichtigste Tropenobst nach Bananen und Zitrusfrüchten, sind die Steinfrüchte eines 10–30 Meter hohen, riesigen Baumes, der ursprünglich aus dem nordöstlichen Indien und Burma kommt. Er wird vor allem in Indien schon seit 4000 Jahren als heilige Frucht geschätzt und genutzt und ist heute im gesamten Tropengürtel verbreitet. Die Mango ist die Nationalfrucht Indiens, wo zwei Drittel der Welternte von etwa 15 Millionen Tonnen geerntet werden. Obwohl diese Frucht nach Meinung der Experten bessere Eigenschaften und Wirkungen aufweist als die Banane, spielt sie im Obsthandel keine große Rolle, weil sie sich nicht gut transportieren und lagern läßt und deshalb auf dem Luftweg versandt werden muß.

Je nach Sorte, Typ und Herkunft reicht ihre Größe von Pflaume bis Melone; Mangos können bis zu 2 kg schwer werden. Auf dem deutschen Markt erscheinen heute ganzjährig meist nierenförmige, faustgroße Mangos mit lederiger, gelbgrüner bis roter Haut, die man schälen muß, um an das zarte, aprikosenfarbene, saftige und faserreiche Fruchtfleisch heranzukommen, das im Geschmack an Pfirsiche erinnert und mit dem großen, länglich-flachen Kern faserig verwachsen ist.

Die Mango gilt wegen ihres unvergleichlichen exotischen Wohlgeschmacks, ihrer Schönheit und ihrer vielseitigen Verwendbarkeit als Königin der Tropenfrüchte. Der beträchtliche Gehalt an Aromastoffen (Estern) sorgt für das ausgeprägte Aroma dieser vitaminreichen Frucht. Mit 0,5–6 mg (pro 100 g) haben Mangos den höchsten Carotin-Gehalt sämtlicher Obstarten und sind ferner wie Ananas und Papaya besonders reich an verdauungs- und stoffwechselfördernden Enzymen. In manchen tropischen Ländern bilden Mangos ein Hauptnahrungsmittel. Sie sind nahrhaft, aufbauend und blutbildend und tragen zur Linderung von Verdauungsbeschwerden und zur Verbesserung des Teints bei.

Unreife, harte Mangos können Sie bei Zimmertemperatur nachreifen lassen und etwa eine Woche aufbewahren. Reife

Mangos geben auf leichten Daumendruck nach und duften aromatisch. Zum Verzehr ziehen Sie am besten die Schale vorsichtig ab und trennen das köstliche Fruchtfleisch mit einem Messer in Längsrichtung vom Kern. Legen Sie die Mango dabei auf einen Teller, denn sie ist wirklich sehr saftig, und Mango-Flecken lassen sich nur schwer entfernen. Inzwischen soll es bereits Sorten geben, deren Kern sich leicht wie ein Pfirsichkern herauslösen läßt. Allgemein wird empfohlen, nach dem Genuß von Mangos zwei Stunden lang weder Wasser noch Milch noch Alkohol zu trinken. Manche Mango-Sorten haben einen leichten Terpentinge-schmack, den man mildern kann, indem man die Früchte vor dem Verzehr in den Kühlschrank stellt. Bei unreifen Früchten ist dieser störende Beigeschmack stärker.

Marone *castanea sativa*
(Eß-, Edelkastanie)

Der europäische Eßkastanienbaum ist botanisch verwandt mit Eiche und Buche. Die größten und schönsten Bäume wachsen aber in China, wo die Eßkastanie ebenfalls schon seit dem Altertum geschätzt und kultiviert wird. Es braucht viel Geduld und Pflege, bis diese prächtigen Bäume nach 100 Jahren ihren vollen Ertrag liefern. Sie erreichen ein Alter von 500 Jahren, in einzelnen Exemplaren auch von über 1000 Jahren. Maronen waren früher vor allem in der Winterszeit in ärmeren Gegenden Südeuropas ein wichtiges Volks- und Grundnahrungsmittel; ihr Anbau war in frühe-ren Zeiten auch in den Weinbaugegenden Süddeutschlands verbreitet.

In ihrer Zusammensetzung und Verwendung lassen sich Maronen gut mit anderen Grundnahrungsmitteln wie Getreide und Kartoffeln vergleichen. Deshalb wurden sie auch als »kleine Brote der Natur« bezeichnet. Die äußerst nahrhaften Eßkastanien sind ebenso reich an Kohlenhydraten wie Getreide (über 40%) und enthalten zum Teil sehr hohe Anteile an Vitaminen der B-Gruppe und Mineralstoffen (K, Mg, P). Im Gegensatz zu Getreide und Nüssen sind Eßkastanien basenüberschüssig und sehr natriumarm; beides ist vorteilhaft bei Rheuma und Gicht. Im Vergleich zu Maronen enthalten Nüsse etwa 3mal mehr Kalorien und 30mal mehr Fett.

Hervorzuheben sind vor allem ihre stärkenden und aufbauenden Wirkungen, die sie zu einem ausgezeichneten Mittel bei Schwächezuständen, Erschöpfung, Blutarmut, Schwangerschaft, Rekonvaleszenz und Alterserscheinungen machen. Auch bei Verdauungsschwäche, Durchfall, Krampfadern, Gefäßschwäche (Venen), Hämorrhoiden, Herz- und Kreislaufbeschwerden, Gelbsucht, Nieren- und Milzleiden haben sich Maronen bewährt. Wegen ihres hohen Stärkegehalts (40%) sind sie für Diabetiker ungeeignet.

Im Spätherbst können Sie beispielsweise nach einer Traubenkur in einem Monat *4 Maronentage* einlegen: An einem Tag in der Woche essen Sie morgens 250 g Maronencreme, mittags 400–500 g gekochte Maronen (z. B. mit Fenchel) und abends eine leichte Frischkostmahlzeit.

Da Maronen in rohem Zustand kaum genießbar sind, werden sie im allgemeinen geröstet oder gekocht verzehrt, denn durch das Erhitzen »verzuckert« sich die unverdauliche Stärke. Frische Kastanien sollten Sie vor dem Erhitzen ins Wasser legen. Dann steigen faule und wurmige Exemplare nach oben, und zum Rösten bestimmte Maronen trocknen weniger aus. Frische Maronen sind leicht verderblich und sollten so bald wie möglich verzehrt werden.

Es gibt auch Kastanienmehl, das sich gut zum Kochen und Backen eignet.

Melonen

A. Wirkungen
– harntreibend
– abführend
– reinigend
– blutverdünnend

– rheumatische Beschwerden und Gicht
– Hämorrhoiden
– Krebsvorbeugung

B. Wissenswertes
Die zur Kürbis-Familie gehörenden Wasser- und Zuckermelonen zählen eigentlich zu den Gemüsefrüchten. Als Früchte von einjährigen Pflanzen zählen sie genaugenommen nicht zum Obst. Sie stammen aus den subtropischen Steppengebieten Afrikas und Westasiens und werden in Ägypten schon seit Jahrtausenden angebaut. Erst im 15. Jahrhundert gelangten sie als seltene Delikatesse nach Mittel- und Nordeuropa. Heute werden sie in zahlreichen Varianten weltweit angebaut und in großen Mengen geerntet (im Jahr 1986 9 Mill. Tonnen Zuckermelonen und 28 Mill. Tonnen Wassermelonen).

Die grünschaligen *Wassermelonen (citrullus vulgaris)* können 15 kg und mehr wiegen; sie sind extrem wasserhaltig (95 %) und sehr kalorienarm. Unter der dicken Schale verbirgt sich das saftige, rosa bis rote Fruchtfleisch; in Taiwan hat man auch Sorten mit gelbem Fleisch gezüchtet. Melonen enthalten relativ viel Silizium, besonders unter der Schale, Schalen(teile) von Wassermelonen lassen sich außerdem zu einem wertvollen, chlorophyll-haltigen Saft verarbeiten.

Zuckermelonen (cucumis melo) erreichen höchstens ein Gewicht von 5 kg und zeichnen sich aus durch einen relativ hohen Kalium- (330 mg) und β-Carotin-Gehalt (1,8 mg). Ihr Fruchtfleisch ist aroma-, vitamin- und nährstoffreicher als das der Wassermelonen. Bei der großen Sortenvielfalt unter den Zuckermelonen lassen sich drei Grundtypen unterscheiden:

Glatte Melonen: gelb, glattschalig und länglich geformt (z. B. Honigmelonen);

Netzmelonen: Ihre Schale ist von einem weißlich-braunen Netz überzogen. Das Fruchtfleisch ist aprikosenfarben (z. B. Galia).

Kantalup-Melonen: empfindliche, besonders aromatische, kugelige, kleine Sorten mit warzenähnlichen Erhebungen auf den Rippen (z. B. Charentais aus Frankreich oder Ogen aus Israel).

Außerdem gibt es noch Kreuzungen verschiedener Sorten.

C. Eigenschaften

Die besonders wasserhaltigen Melonen sind eine der besten Quellen für reines Zellwasser. Auch bei uns hat man in den letzten Jahren die durstlöschenden, erfrischenden, kühlenden und appetitanregenden Eigenschaften der Melonen in der heißen Jahreszeit kennen- und schätzengelernt. Melonen sind nicht sonderlich nahrhaft, sie wirken vor allem entwässernd, entschlackend, reinigend und abführend und unterstützen die Gewebebildung. Der Verzehr von Melonen trägt außerdem zum Ausgleich des Säure-Basen-Haushalts im Stoffwechsel bei.

Kantalup-Melonen enthalten (wie Zwiebeln, Knoblauch

und Ingwer) einen blutverdünnenden Wirkstoff (Adeno-sin), der die Blutgerinnung verhindert und bei Thrombo-sen, Herzschlag und anderen Durchblutungsstörungen von großem Nutzen ist. In Verbindung mit Aspirin soll Adenosin noch besser wirken. Wie andere gelbe oder orangerote Früchte enthalten Zuckermelonen einen beachtlichen Anteil von Carotinoiden, die sich durch deutlich krebshemmende Eigenschaften auszeichnen.

D. Indikationen

Melonen wirken vorbeugend und heilend bei einer Fülle von Beschwerden, wie Blutarmut, Verstopfung, Überge-wicht, Fettsucht, Gicht, Blasensteinen, Hämorrhoiden, Rheuma, Fieber (Melonensaft) und Tuberkulose. Aufgrund ihrer harntreibenden Eigenschaften sind Melonen auch bei Nieren-, Harnwegs- und Blasenleiden zu empfehlen, Was-sermelonen mit ihrem geringen Kohlenhydratgehalt und relativ hohen Fruktoseanteil sind für Diabetiker gut geeig-net. Melonenkerne sollen gegen Bandwürmer helfen.

E. Anwendungen

Melonenkur:

Besonders in der Sommerzeit sind mehrtägige Melonenku-ren anzuraten; ihre Wirkung soll kaum hinter den berühm-ten Traubenkuren zurückstehen.

Während der 3tägigen Vorbereitung essen Sie zum Früh-stück Pfirsiche, vormittags $^1/_2$–1 Melone, mittags eine leich-te vegetarische Mahlzeit, nachmittags Melone wie vormit-tags und abends wieder eine leichte Mahlzeit. Dazwischen können sie nach Bedarf Kräutertee trinken.

An den folgenden Tagen gibt es nur Melonen: roh, in Form von Saft und als Kompott. Beginnen Sie morgens mit einem Glas frischgepreßten Melonensaft auf nüchternen Magen;

zum Frühstück und Mittagessen gibt es Melonen nach Herzenslust; am Vormittag trinken Sie wieder Saft. Nachmittags
und abends essen Sie Melonenkompott (im Mixer zerkleinerte Melonen mit Vanilleschote, ungesüßt). An diesen
Tagen sollten Sie kein Wasser, sondern nur Kräutertee
trinken.
Bei Darmentzündung und Verdauungsschwäche sollten
Melonen gemieden werden.

F. Hinweise

Melonen und Trauben sollten *immer allein* gegessen werden;
das heißt, auch nicht zusammen mit anderem Obst oder als
Dessert nach Mahlzeiten. Verzehren Sie Melonen nicht zu
kalt, und kauen Sie sie gründlich!
Getrocknete Melonenkerne sind im Orient zum Knabbern
beliebt und liefern ein wertvolles Kernöl.
Melonenschalen können als Gesichtsmaske verwendet werden. Trotz aller Tests und Tricks bleibt die Auswahl reifer
Melonen Glückssache. Je schwerer sie in der Hand wiegen,
desto besser. Wenn Sie eine reife *Wassermelone* in der einen
Hand halten und mit der anderen darauf klopfen, sollte es
»singen«: d. h. der hohle Klang ist durch die ganze Frucht
zu fühlen. Zum Glück werden Wassermelonen häufig in
Stücken angeboten, so daß Sie sich nach der Farbe (möglichst kräftig) und dem Geschmack richten können. Einfacher zu testen sind die *Zuckermelonen:* Reife Früchte duften
aromatisch; ihre Schale sollte oben am Stielansatz auf Druck
nachgeben. Melonen reifen zu Hause bei Zimmertemperatur nach. Bei kühlen Temperaturen lassen sie sich 2–3
Wochen lagern.

Mispel *eriobotrya japonica*
(japanische Mispel/Wollmispel/Loquat)

Die (japanische) Mispel ist die Scheinfrucht eines ursprünglich aus Ostasien stammenden Baumes, der vor allem in
Japan und im Mittelmeerraum in nennenswertem Umfang
angebaut wird. Mit einer Ernte von 15 000 Tonnen im Jahr
ist Japan Erzeugerland Nummer 1. Der Mispelbaum blüht
im Herbst, so daß die birnenförmigen gelben Früchte über
Winter reifen und schon im späten Frühjahr geerntet werden können. Das relativ dünne, aprikosenfarbene Fruchtfleisch ist fest und saftig und hat ein angenehmes, süß-
säuerliches Aroma. Zum Verzehr sollte man nur vollreife
Früchte auswählen, die ihren hohen Säureanteil verloren
haben. Man beißt einfach in die Mispeln hinein und spuckt
die zwei bis fünf großen, ungenießbaren, dunkelbraunen
Kerne aus.
Wenn die zähe, flaumige, gerbstoffhaltige Haut zu hart sein
oder unangenehm schmecken sollte, kann man sie abziehen. Mispelkompott in Dosen ist unter der englischen Bezeichnung *Loquat* im Handel.
Mispeln haben stärkende, verdauungsfördernde, entwässernde und zusammenziehende Eigenschaften. Sie helfen
bei Blutungen und bei verschiedenen Beschwerden der
Verdauungsorgane. Die japanische Mispel sollte nicht mit
unserem einheimischem Mispelbaum (mespillus germa-
nica) verwechselt werden.

Papaya *carica papaya*
(Baummelone)

B. Wissenswertes

Die auffällige, gerade, astlose Papaya-Staude gehört zu den Melonenbaumgewächsen und stammt aus dem tropischen Amerika. Heute ist diese fruchtbare Staude, die schon im ersten Jahr fruchten und pro Jahr bis zu 100 Früchten tragen kann, in allen tropischen Regionen der Erde zu Hause. Sie fruchtet kontinuierlich während des ganzen Jahres. Die Früchte dieser schnellwachsenden Staude hängen wie Kokosnüsse in einer Traube von der Krone herab und können je nach Sorte bis zu 9 kg schwer werden. Ihre Form ähnelt einer plumpen Birne mit Längsrippen; durchgereift sind sie, wenn die dünne, lederartige Haut sich bis zum Stielansatz gelb-orange färbt und dem Fingerdruck nachgibt. Darunter befindet sich eine dicke Schicht von weichem, blaßgelbem bis lachsrotem Fruchtfleisch, die einen großen Hohlraum mit vielen schwarzgelackten, ungenießbaren Kernen umgibt. In unreifem, grünem Zustand können Papayas auch als Gemüse gekocht werden.

C. Eigenschaften

Der Papaya werden sehr gute Heilwirkungen zugeschrieben. Obwohl diese Frucht mehr Vitamin C (80 mg) als die Zitrone und zahlreiche Aromastoffe, dafür aber wenig Zucker und kaum Fruchtsäuren enthält, schmeckt sie für sich allein süßlich-fade und kann etwas Zitronen- oder Limettensaft zur Erhöhung des Geschmacks vertragen. Papayas sind reich an Faserstoffen (8,5 g), β-Carotin und Vitamin C und wirken als mildes Abführmittel. Zusammen mit Ananas und Mangos gehören sie zu den enzymreichsten Tropenfrüchten; sie eignen sich deshalb bestens für

Schlankheitskuren oder auch als Zartmacher (für Fleischgerichte).

Von wirtschaftlicher Bedeutung ist das eiweißspaltende und verdauungsfördernde Enzym *Papayotin*, das in dem durch Abzapfen gewonnenen Milchschleim-Extrakt *Papain* enthalten ist. Dieser Wirkstoff findet sich vor allem in den unreifen Früchten, den Samen und den Blättern. Rohpapain bildet einen wichtigen Rohstoff bei der Kaugummiherstellung. Papain kann Proteine bis zum 2000fachen seines Eigengewichts auflösen. Als Heilmittel hat Papain drei spezifische Wirkungen: 1. Es verdaut alle Darmparasiten; deshalb sollte man in den tropischen Ländern täglich ein Stück Papayablatt oder einige Papayakerne kauen. 2. Es wirkt ähnlich wie das Magenenzym Pepsin bei der Proteinverdauung und fördert die Bauchspeicheldrüsen-Funktion. 3. Es ist bei Diabetes von Nutzen. Deshalb wird Papain in südlichen Ländern bei folgenden Beschwerden benutzt: Verdauungsschwäche, Herzschwäche, Störungen der Verdauungssekretion und der Fettverdauung sowie bei Würmern. Äußerlich läßt sich Papain zur Heilung von Warzen, Geschwüren und Brandwunden anwenden.

F. Hinweise

Papayas sind transportempfindlich und reifen nicht nach, wenn sie grün geerntet werden. In halbreifem, gelbgrünem Zustand reifen sie jedoch bei Zimmertemperatur nach, bis sie sich gelb färben und butterweich werden. Dabei können sich auch leichte Flecken auf der Haut zeigen. Reife Papayas sollten sofort verzehrt werden. Dazu schneiden Sie die Frucht einfach der Länge nach durch, entfernen die Kerne in der Mitte und löffeln sie aus.

Passionsfrucht *passiflora edulis*
(Maracuja/Purpurgrenadilla)

Die rund 400 Arten der weitverzweigten Gattung der Passionsblumengewächse (passiflora) gehören zu den Lianen (Schling- oder Kletterpflanzen) und stammen ursprünglich aus dem tropischen Südamerika. Auffällig sind die überaus farbenprächtigen, großen Blüten, die mit der Dornenkrone und den Marterwerkzeugen Christi verglichen wurden und der Pflanze ihren Namen gegeben haben. Von den 50–60 eßbaren Passiflora-Arten sind die drei bekanntesten die runde, kleine, purpurrote *Passionsfrucht*, die runde, süß schmeckende, orangerote *Grenadilla* (so genannt wegen ihrer Ähnlichkeit mit einen kleinen Granatapfel) und die oval geformte, gelbgrüne *Maracuja*, die ziemlich säuerlich schmeckt. Passionsfrüchte zeichnen sich durch einen hohen Kalium-, Phosphor- und Niacingehalt (bis zu 2 mg) aus. Reif sind Passionsfrüchte, wenn die lederartige Schale schrumpelt und sich eindrücken läßt. Das große Kerngehäuse enthält rund 200 schmale, dunkle eßbare Kerne, deren Samenmantel, eine weiß-gelbliche, geleeartige Masse von erfrischendem süß-säuerlichem, intensiv exotischem Aroma, den eßbaren Teil der Frucht bildet. Passionsfrüchte lassen sich 2–3 Wochen lang in einem kühlen Raum lagern und schmecken auch ausgezeichnet als Saft, dem wie den Früchten krampflösende, beruhigende und schlaffördernde Wirkungen zugeschrieben werden.

Pfirsich *prunus persica*

Im nördlichen China wurden Pfirsiche, die »persischen Pflaumen«, bereits im 2. Jahrtausend v. Chr. angebaut und von den Taoisten als Frucht der Unsterblichkeit verehrt. Heute ist die Poebene der Pfirsichgarten Europas. Zu den Pfirsichen gehören neben den behaarten *Edelpfirsichen* (Pelzpfirsiche) auch die glattschaligen *Nektarinen* und die *Aprikosenpfirsiche,* die sich in ihrer Zusammensetzung und Wirkung kaum unterscheiden. Pfirsiche sind reich an Mineral- und Aromastoffen, Vitaminen (Provitamin A, Vitamine der B-Gruppe), Kalium, Sorbit und Pektin.

Pfirsiche gehören zu den köstlichsten und bekömmlichsten Früchten; sie zeichnen sich durch entgiftende, entwässernde und mild abführende sowie durch beruhigende, aufbauende und belebende Wirkungen aus. Sie regen den Appetit und die Drüsenfunktionen an und sind ein gutes Mittel bei Verdauungsschwäche, Verstopfung, Leber- und Gallenleiden, Nierenentzündungen, Blasensteinen, Blutungen im Urin, Rheuma und Gicht, Herzbeschwerden und Gewebeschwäche (mangelnde Gewebespannung). Ebenso wie Aprikosen haben sich Pfirsiche bei Blutarmut bewährt und sind wertvolle Basenspender. Pfirsiche eignen sich gut für alle Formen der Anwendung, zum Beispiel auch äußerlich bei der Hautpflege.
In der Reifezeit empfiehlt es sich, eine 3tägige reine *Pfirsichkur* zu machen oder in einem Monat 4 *Pfirsichtage* (1 Tag pro Woche) einzulegen. Dabei können Sie täglich bis zu 2 kg Pfirsiche verzehren.
Leider gehören Pfirsiche zu den druck- und transportempfindlichsten Früchten. Deshalb müssen sie für längere Transporte meistens halbreif geerntet werden und reifen

dann nicht mehr vollständig nach. Reife Früchte sind bei kühlen Temperaturen nur ganz kurzfristig lagerfähig. Pfirsichkerne enthalten bis zu 45% Öl; sie dienen zur Herstellung von Öl und Persipan (Marzipanersatz). Wegen ihres Blausäuregehalts eignen sie sich nicht zum Verzehr.

Pflaumen *prunus domestica*

B. Wissenswertes
Der Pflaumenbaum stammt aus Zentralchina und wurde schon lange vor der Zeitenwende im Kaukasus und am Kaspischen Meer angebaut. Die Römer brachten diese Steinobstart über die Alpen; bereits zur Zeit Karls des Großen wurden mehrere Pflaumensorten erwähnt. Mit weltweit über 2000 Varianten weist die Pflaume eine große Vielfalt von verschiedenen Sorten auf. Je nach Fruchtgröße und -form, Färbung, Geschmack und Konsistenz unterscheidet man:

Rund- und Eierpflaumen: Diese saftigen, etwas fade schmeckenden Früchte reifen ab Juli. Sie haben eine deutliche Bauchnaht, sind kugelig geformt und meist blau-violett; es gibt aber auch gelbe und rote Varianten.
Die berühmten Bühler (Früh-)Zwetschgen sind keine Zwetschgen, sondern Pflaumen.
Zwetschgen (Zwetschen/Hauspflaumen): Diese zuletzt reifende Sorte ist länglich geformt und schmeckt süß und aromatisch, denn sie weist den höchsten Fruchtzucker- und den geringsten Wassergehalt unter den Pflaumen auf. Es gibt auch zahlreiche Kreuzungen zwischen Pflaumen und Zwetschgen.
Mirabellen: Diese kirschgroße Pflaumensorte hat eine gelbe

Schale und festes, süßes Fruchtfleisch. Ihre kurze Saison liegt im August.

Renekloden (Reineclauden): Es handelt sich um große, kugelige Früchte mit grün-gelblicher bis rötlicher Schale und wäßrigem, süßem Fruchtfleisch. Sie reifen von Mitte August bis Mitte September.

C. Eigenschaften

Die bei uns gedeihenden Sorten sind reich an Fruchtsäuren (über 4%), Fruktose, Rohfaser, Pektin, Mineralstoffen (K und Spurenelemente) und den Vitaminen A und K. Diese erfrischenden und nahrhaften Früchte sind gute Energiespender mit entwässernden, **abführenden** (vor allem Saft und Trockenpflaumen), entgiftenden, nervenstärkenden und -erneuernden Wirkungen.

D. Indikationen

Schon die »Schule von Salerno« lobte die Pflaumen: »Pflaumen sind erfrischend, abführend und sehr nützlich für deine Gesundheit.« Empfohlen werden Pflaumen bei Müdigkeit, Erschöpfung, Blutarmut und Überanstrengung; bei (chronischer) Verstopfung, Leber- und Galleleiden; bei Harnsäureüberschuß, Rheuma, Gicht, Fettsucht und Nierenleiden; bei Kreislaufbeschwerden und Arterienverkalkung.

E. Anwendungen

Da es bei einem zu reichlichen Genuß von Pflaumen (und anderem Steinobst) zu Gärungen im Magen-Darm-Trakt kommen kann, sollten Sie nicht zu viel frische Pflaumen auf einmal essen und Ihren Organismus langsam an diese Frucht gewöhnen, indem Sie jeden Morgen auf nüchternen Magen ein paar frische Pflaumen essen und die Menge langsam steigern. Bei einer *kombinierten Pflaumenkur* können Sie 1–2 Wochen lang täglich 1–2 Mono-Mahlzeiten mit Pflaumen zu sich nehmen.

Seit der Antike waren Pflaumen in den verschiedensten Verwendungsformen als eines der besten natürlichen **Abführmittel** bekannt. Bei **Darmträgheit** wird empfohlen, jeden Morgen 5–10 (eingeweichte) *Backpflaumen* (Dörr- oder Trockenpflaumen, wie z. B. Prunellen aus Südfrankreich) zu verzehren. Abendmahlzeiten aus Backpflaumen haben gute reinigende und aufbauende Wirkungen. Vor nicht allzu langer Zeit konnte man auch *Pflaumen-Latwerge* (eine Art durch Kochen eingedicktes Mus) als Laxativum in der Apotheke bekommen. Ein französischer Arzt des 17. Jahrhunderts bezeichnete *Pflaumenkompott* als »das notwendigste Nahrungsmittel der Hämorrhoidianer, der Hypochonder, der galligen, hitzigen, reizbaren Menschen und all der Leute, die schwer zu Stuhle gehen«.

F. Hinweise

Wegen der Gärungsgefahr sollten Sie auf keinen Fall unreife Pflaumen essen und zu Pflaumen (Wasser) trinken. Bei der Auswahl der Pflaumen geht Probieren über Studieren. Reife Pflaumen sind frisch und prall und haben keine Risse. Achten Sie darauf, daß der feine, wachsartige Belag, der Duftfilm, unversehrt ist, und waschen Sie deshalb die Früchte erst unmittelbar vor dem Verzehr! Bei Temperaturen von 2–7° C können Sie Pflaumen 1–2 Wochen lagern.

Preiselbeere *vaccinium vitis (idaea)*
(Kronsbeere)

Preiselbeeren wachsen an kleinen, immergrünen Zwerg-
sträuchern, die zur Familie der Erikagewächse gehören und
mit der Heidelbeere verwandt sind. Außer im Mittelmeerraum sind sie über ganz Europa verbreitet und gedeihen
ganz besonders in Skandinavien, wo sie als »rotes Gold des
Waldes« gelten. Da die Nachfrage bei uns recht hoch, die
Ernte der kleinen, roten, in Trauben wachsenden Beeren
aber sehr mühsam und teuer ist, hat man seit den siebziger
Jahren Anbauversuche unternommen, die in Deutschland
inzwischen von Erfolg gekrönt sind.
Preiselbeeren enthalten wirksame Anteile von Spurenelementen (Kupfer, Zink) und sind besonders reich an Frucht-
und Gerbsäuren, die ihnen auch den herbsauren Geschmack verleihen. Deshalb werden sie kaum roh verzehrt,
sondern vor allem zu Kompott und Mus verarbeitet. Trotzdem können Sie die hellrot glänzenden, reifen Beeren
einmal in der freien Natur probieren. Über ihre Wirkungen
ist nur wenig bekannt: Sie gelten als verdauungsfördernd,
entwässernd, zusammenziehend und keimtötend (z. B. bei
Kolibakterien) und werden bei Durchfall, Diabetes und
Infektionen empfohlen.

Sanddorn *hippophaë rhamnoides*
(Sandbeere, Fasanbeere)

Der bis zu 4 Meter hohe Sanddornstrauch ist in ganz Europa
und Asien weit verbreitet. Diese anspruchslose Wildpflanze
liebt sonnige Standorte und gedeiht mit Vorliebe an Fluß-
läufen auf sandigen Böden, in die sie tiefe Wurzeln schlägt.

Sanddornkulturen werden in Rußland und Kasachstan betrieben. Die leuchtend-orangeroten Beeren wachsen nur an den weiblichen Sträuchern; deshalb muß man zu den weiblichen auch immer einen männlichen Strauch pflanzen.

Was die Zusammensetzung der Sandbeeren angeht, so ist dieser *Vitamin-C-Strauch* ein echtes Kleinod und steht bei uns zu Recht unter Naturschutz. Die Beeren sind reich an Fruchtsäuren, Fett (7 g, vor allem Linolsäure), Mineralstoffen (K, Ca, Mg), Vitaminen (A, B, C, E) und Bioflavonoiden (Flavonkörper von gelber Farbe, den sogenannten Vitamin-P-Substanzen, welche die Widerstandskräfte und die Kapillarwände stärken). Besonders hervorzuheben ist der Rekordgehalt an Carotinoiden (darunter das krebshemmende β-Carotin) und an Vitamin C (200–1500 mg). Der Vitamingehalt steigt je nach Standort und Reifezustand: Bergsanddorn und rötere Beeren enthalten am meisten. Mit seiner komplexen Zusammensetzung gehört der Sanddornsaft zu den interessantesten Fruchtsäften überhaupt und ist vor allem ein idealer Vitaminspender.

Der physiologische Wert von Sanddornbeeren oder -produkten ist allen synthetischen Vitaminpräparaten weit überlegen. Sanddorn wirkt vor allem stärkend und aufbauend, anregend und infektionshemmend. Er ist ein ausgezeichnetes Naturheilmittel bei Mangel-, Erschöpfungs- und Schwächezuständen, Rheuma und Gicht, Erkältungen und Entzündungen. Er fördert die Gehirntätigkeit und schützt vor Alterserscheinungen.

Im Spätherbst ist eine vorbeugende und abwehrstärkende *Sanddorn-Kur* sehr zu empfehlen: Dabei nehmen Sie einen Monat lang (z. B. im November) eine halbe Stunde vor dem Frühstück und dem Mittagessen je 2 Eßlöffel Sanddornsaft in $^1/_2$ Glas Wasser verdünnt zu sich.

Sanddorn reift im September/Oktober, kann aber bis zum

ersten Frost geerntet werden. Das Sammeln der kleinen, weichen Beeren an den dornigen, hohen Sträuchern ist recht mühsam; am besten schneidet man die Früchte mit einer Schere vom Zweig, da die prallgefüllten Beeren meist zwischen den Fingern platzen. Sie werden dann meist sofort in der Küche oder in der Industrie zu einer Vielzahl von Produkten verarbeitet.

Schlehe *prunus spinosa*
(Schleh-, Schwarzdorn)

Wie schon der botanische Name »dornige Pflaume« verrät, gehört die Schlehe zu den Pflaumen. Schlehen dienten bereits den Kelten und Germanen als Nahrung; ihre Heilwirkungen waren in der Antike bekannt. Die heutigen Kulturpflaumen sollen aus Kreuzungen von Schlehen mit mediterranen Pflaumenarten hervorgegangen sein. Die dornigen Schlehensträucher und -bäume wachsen bei uns häufig in lichten Gehölzen oder an Waldrändern in dichten Hekken, die uns im Frühling mit ihren frühblühenden, duftigweißen Blüten und im Spätherbst mit ihren kleinen, dunkelblauen Pflaumen erfreuen. Diese kugeligen Steinfrüchte sind von einem dichten, hellblauen Duftfilm überzogen. Das grünliche Fruchtfleisch schmeckt herb-sauer und stark zusammenziehend, doch mildert sich der strenge Geschmack nach den ersten Frösten, die den Zuckergehalt noch einmal steigen lassen. Schlehen werden im Oktober und November geerntet und vor der Verarbeitung meistens sorgfältig getrocknet. Sowohl die Früchte als auch die Blüten gelten als offizinelle Heilmittel.

Über die inhaltliche Zusammensetzung der Schlehen finden sich in den großen Tabellenwerken leider kaum Angaben. In den Blüten dürften Spuren von blausäurehaltigen Substanzen vorhanden sein. Die Früchte enthalten wirksame Anteile von Gerbstoffen, Fruchtsäuren, Pektin, Vitamin C sowie Saccharose (Rohrzucker). Schlehen bilden einen wertvollen Rohstoff für eine Reihe von Verarbeitungsprodukten. In der Naturheilkunde finden vor allem Blüten, Saft (Sirup) und getrocknete Schlehen Verwendung. Sie haben unter anderem kräftigende, abführende, entwässernde, reinigende, schleimlösende, schweißtreibende und zusammenziehende Wirkungen.

Sojabohne *soja hispida*

A. *Wirkungen*
– senkt Cholesterin- und Triglyzerid-Spiegel
– reguliert Blutzucker
– vorbeugend bei Krebs

– Darmbeschwerden und Verstopfung
– verhindert und löst Gallensteine
– Herz- und Gefäßkrankheiten
– Strahlenschäden

B. *Wissenswertes*
Um das Spektrum der Früchte abzurunden und Vergleiche zu ermöglichen, soll auch eine *Hülsenfrucht* vorgestellt werden, und zwar mit der Sojabohne die wichtigste. In Ostasien wird diese anspruchslose, dankbare Pflanze, die ähnlich aussieht wie unsere Buschbohnen, schon seit 5000 Jahren angebaut. Weltweit unterscheidet man heute 500 verschiedene Sorten. Als bester pflanzlicher Eiweiß- und Fettlieferant gehört diese hochwertige und nahrhafte »Wunderboh-

ne« zu den bedeutendsten »Weltwirtschaftspflanzen«. Ihre Produktion hat sich seit 1948 versechsfacht. Dabei stehen die USA mit viermal so viel Anbaufläche wie China an erster Stelle. Die Weltproduktion belief sich im Jahr 1987 auf 95 Millionen Tonnen; davon entfielen mit 55 Mill. Tonnen über die Hälfte auf die USA. Neuerdings werden auch in Europa Anbauversuche unternommen.

Sojabohnen enthalten einen ungewöhnlich hohen Anteil an Eiweißstoffen (etwa 35%), Fetten (etwa 20%) und Kohlenhydraten (etwa 25%); sie sind sehr reich an Vitaminen und Mineralstoffen (besonders Kalium). Sojabohnen sind so hervorragende Stickstoff- und Eiweißproduzenten, daß mit Hilfe dieser Pflanze das Welthungerproblem gelöst werden könnte, Soja-Eiweiß ist der beste Ersatz für tierisches Protein, denn es handelt sich um ausgezeichnetes, hochwertiges pflanzliches Protein, das alle essentiellen Aminosäuren enthält und keine Harnsäurebildung im Stoffwechsel verursacht. Das wertvolle Fett der Sojabohne ist frei von Cholesterin, leicht verdaulich und enthält bis zu 85% an ungesättigten essentiellen Fettsäuren. Nach dem Ei bildet die Sojabohne ferner das lezithinreichste Nahrungsmittel. Sojabohnen sind so vielseitig verwendbar, daß die Fülle der Sojaprodukte in Ost und West kaum noch zu übersehen ist. Zu den wichtigsten Soja-Erzeugnissen gehören Sojamehl, Sojamilch und das ausgezeichnete Sojaöl.

C. Eigenschaften

Auch in bezug auf ihre Eigenschaften und Heilwirkungen kann man von einer Wunderbohne sprechen. Die nahrhafte, gut verdauliche und kräftigende Sojabohne ist ein wertvoller Mineralstoff- und Alkali-Lieferant, der für das Gleichgewicht im Zellstoffwechsel sorgt. Unter allen Hülsenfrüchten helfen Sojabohnen am besten, den Blutcholesterin- und

Blutfettspiegel zu senken, den Insulingehalt des Bluts zu regulieren und das Krebswachstum zu hemmen und zu verhindern. Sie enthalten ferner pflanzliche Östrogene (weibliche Hormone), die bei Östrogenmangel in der Menopause und bei der Empfängnisverhütung von Nutzen sein können. Japanische Wissenschaftler haben in Miso, einem fermentierten Soja-Erzeugnis, Substanzen entdeckt, die radioaktive Stoffe binden und ausscheiden. Für Diabetiker und Fettsüchtige und bei der Umstellung auf vegetarische, tierisch-eiweißfreie Kost sind Tofu und andere Sojaprodukte in Maßen zu empfehlen.

D. Indikationen

Bei den folgenden Krankheiten und Mangelzuständen sollten die aufbauenden Soja-Zubereitungen zum täglichen Speiseplan gehören: Tuberkulose und Infektionskrankheiten; Erschöpfung und Blutarmut; Strahlenschäden und Drüsenunterfunktion. Ihre Wirkstoffe regulieren die Körperfunktionen und helfen bei Verdauungs- und Stoffwechselstörungen, wie Verstopfung, Darmleiden, Divertikel, Hämorrhoiden, Nierenbeschwerden und hohem Blutdruck.
Sojaprodukte empfehlen sich bei allen Beschwerden, die eine kochsalz-, harnsäure- und cholesterinarme Diät verlangen, wie Nierenleiden, Hautkrankheiten, Gicht, Angina pectoris, Arterienverkalkung und Gallensteinen.
Der Ersatz von Kuhmilch durch Sojamilch ist in allen Fällen zu raten, wo Tiermilch nicht vertragen wird. Sojanahrung fördert auch das Wachstum, den Zellaufbau und die Entwicklung der Kinder.

F. Hinweise

Für die menschliche Ernährung und Gesundheit sind Sojabohnen und Sojaprodukte von höchstem Wert, wobei den vielseitig verwendbaren Sprossen (Keimlingen) der erste Rang gebührt. Als hervorragender Fett- und Eiweißlieferant bildet die Sojabohne ein vollständiges Grundnahrungsmittel, das besonders im Fernen Osten in Hunderten von Formen verwendet wird und inzwischen auch in der westlichen Küche Anklang findet. Dabei sollten jedoch die allzusehr verarbeiteten, denaturierten Sojaprodukte, die seit einiger Zeit die Regale der Reformhäuser füllen, eher gemieden werden: Dazu gehören zum Beispiel die TVP-Erzeugnisse (»textured vegetable protein«) – aus Sojafäden gesponnenes, texturiertes Kunstfleisch – und manche der zahlreichen Tofu-Mixturen in Gläschen und Döschen.

Teilweise katastrophal sind die wirtschaftlichen und ökologischen Folgen, die sich aus der Abhängigkeit von unmäßigem Fleischkonsum in den »zivilisierten« Ländern auf der einen Seite und dem forcierten Sojabohnen-Anbau in der dritten Welt auf der anderen Seite ergeben. Denn um bei uns 1 kg tierisches Protein zu erzeugen, müssen bis zu 17 kg pflanzliches Protein verfüttert und damit bei der sogenannten *Veredelung* verschwendet werden. Dieses wertvolle Soja-Viehfutter stammt nur allzu oft aus den Monokulturen in den Dritte-Welt-Ländern, wo diese Exporte die notleidende Bevölkerung eines idealen Nahrungsmittels berauben.

Stachelbeere *ribes uva-crispa*

Die Stachelbeere ist verwandt mit der Johannisbeere und wurde im 19. Jahrhundert vor allem in England kultiviert. Ihre Wildformen sind in allen gemäßigten Zonen Eurasiens bis zum 65° nördlicher Breite verbreitet. Heute wird sie in Hunderten von Sorten angebaut, die meist aus England stammen und mit nordamerikanischen Sorten gekreuzt sind. Mit 65 000 Tonnen im Jahr ist Deutschland weltweit der größte Erzeuger. Je nach Sorte und Reifezustand sind Stachelbeeren grün-weiß, gelb oder rot; die Geschmackskala reicht von sauer bis köstlich süß und aromatisch.

In ihrer Zusammensetzung und ihren Wirkungen gleicht die Stachelbeere der roten Johannisbeere. Sie zeichnet sich aus durch einen hohen Fruchtsäure- und Zuckergehalt; ferner enthält sie recht hohe Anteile an Pektin, Mineralstoffen und Vitaminen. Stachelbeeren wirken appetitanregend, belebend, verdauungsfördernd, abführend, entwässernd, reinigend und entstauend. Ihr Verzehr ist bei folgenden Beschwerden angezeigt: Verstopfung, Leberstau, Fieberzuständen, Darm- und Harnwegsentzündungen, rheumatischen Beschwerden und Gicht. Die Stachelbeere ist die einzige heimische Beerenart, die zum Teil schon grün gepflückt wird und sich in unreifem Zustand gut verarbeiten läßt. Frisch verzehren sollte man aber nur vollreife, weiche und süße Stachelbeeren, denn unreife Früchte können im Darm explosive Gärungen hervorrufen.

Tomate *lycopersicum esculentum*

A. Wirkungen
– Mineralstoffspender und Alkalibildner
– Vitaminspender
– verdauungsfördernd
– entwässernd
– vorbeugend gegen Krebs

– Verdauungsbeschwerden und Darmentzündung
– Gicht und Rheuma
– Nieren- und Blasenbeschwerden und -steine

B. Wissenswertes

»Tomatl«, der aztekische Name dieser Gemüsefrucht, wurde in den meisten Sprachen beibehalten, doch hat man ihr auch so poetische Bezeichnungen wie Liebesapfel (frz. pomme d'amour; wegen ihrer vermeintlichen aphrodisiakischen Wirkung), Goldapfel (ital. pomo d'oro) und Paradiesapfel (Paradeiser in Österreich) gegeben. Die Tomate, eine der wertvollsten und schmackhaftesten Gartenfrüchte aus der Familie der Nachtschattengewächse, kam im 16. Jahrhundert als Zierpflanze aus Mittelamerika nach Europa und galt lange Zeit als giftig. Um 1800 hielt sie Einzug in die italienische Küche und erst zu Beginn des 20. Jahrhunderts erlangte sie ihre heutige Verbreitung und Bedeutung als Lebensmittel. Im Jahre 1986 belief sich die Weltproduktion auf rund 60 Millionen Tonnen; davon entfielen 11 Millionen Tonnen auf den Bereich der EU. Der Jahresverzehr in Deutschland beträgt fast 70 kg pro Kopf (170 kg in Italien). Man unterscheidet bei uns:

Runde Tomaten: Sie sind am meisten verbreitet und schmecken fein-aromatisch.

Fleischtomaten: Sie sind größer und säureärmer und schmecken daher süßer als normale Rundtomaten (Gewicht 150–300 g).

Flaschentomaten: (Eiertomaten) Diese fleischige, würzige Sorte wird meist zu Mark verarbeitet oder eingemacht.

Kirschtomaten: (Cherry- oder Cocktailtomaten) Die kleinen Früchte schmecken süßlich-aromatisch und eignen sich ausgezeichnet zum Dekorieren.

Tomaten zeichnen sich aus durch einen hohen Wasseranteil (fast 95%), ihren Reichtum an Vitaminen und Mineralstoffen (300 mg Kalium/100 g) sowie einen relativ hohen Gehalt an ätherischen Ölen und organischen Säuren.

C. Eigenschaften

Trotz ihrer wunderbaren Heilkräfte scheint die Tomate eine verkannte Frucht zu sein. Entgegen anderslautenden Vermutungen enthalten die Tomaten nur unerhebliche Anteile von Oxalsäure und Nitrat, und auch die Gefahr der Übersäuerung besteht nicht, denn die aromatisch schmekkenden organischen Säuren werden im Stoffwechsel vollständig abgebaut. In der Tat gibt es nur wenige andere Obst- und Gemüsesorten, die den Liebesapfel in seiner erfrischenden und appetitanregenden, belebenden und aufbauenden, regenerierenden und verjüngenden Wirkung übertreffen.

Tomaten entschlacken den Organismus, fördern die Verdauung(ssekretionen), stärken das Immunsystem und versorgen den Körper mit wichtigen basenbildenden Mineralstoffen. Sie fördern die Kohlenhydratverdauung und die Blutbildung und wirken entgiftend, entwässernd, reinigend, entzündungshemmend und keimtötend. Die Wirkstoffe in den Tomaten tragen auch dazu bei, Harnsäure aufzulösen und Harnstoff auszuscheiden. Dank des wirksamen Gehalts an Carotinoiden sinkt das Krebsrisiko bei regelmäßigem Tomatenverzehr ganz erheblich. Tomaten schützen auch vor (akuter) Blinddarmentzündung und enthalten ferner ein pflanzliches Cortison. Sie verschönern die Haut und eignen sich daher auch gut für äußerliche Anwendungen.

D. Indikationen

Tomaten sind ein brauchbares Stärkungsmittel bei der Genesung, bei Erschöpfung und Überanstrengung. Sie fördern die Magensaft- und Bauchspeichelabsonderung und haben sich bei Verdauungsstörungen, Verstopfung, Magenübersäuerung und Leberleiden bewährt. Sie helfen auch bei

Stoffwechselstörungen wie Gicht und Fettsucht sowie bei allen Arten von Steinbildung in den inneren Organen. Sie tragen bei zur Verdünnung von übersäuertem und dickflüssigem Blut: Dadurch werden Herz-, Gefäß- und Kreislaufbeschwerden wie Durchblutungsstörungen, Bluthochdruck und Hämorrhoiden verhindert oder gebessert. Ferner helfen Tomaten bei rheumatischen Erkrankungen (Arthritis und Rheuma) sowie einer Vielzahl von Infektionen, Entzündungen und chronischen Vergiftungszuständen, wie Darm-, Nieren- und Harnwegsentzündungen sowie bei krankhaften Fäulnisvorgängen im Darm.

E. Anwendungen

3-Tage-Tomatenkur:

Zur Vorbereitung dieser Kur trinken Sie eine Woche lang jeweils eine halbe Stunde vor dem Mittagessen und dem Abendessen ein Glas frischgepreßten Tomatensaft. In dieser Woche sollten Sie tierisches Protein und Fett vermeiden. Während der 3 Tomatentage beginnen Sie morgens auf nüchternen Magen mit einem Glas Tomatensaft mit Minze. Zum Frühstück nehmen Sie püriertes, ungesüßtes Tomaten-Mus mit Rosmarin. Mittags essen Sie Tomatensalat mit frischen Kräutern. Nachmittags trinken Sie wieder Saft (mit Minze), und das Abendessen entspricht dem Mittagessen. Die tägliche Ration kann bis zu 2 kg betragen. Zwischen den Tomatenmahlzeiten dürfen Sie nach Bedarf Kräutertee trinken.

3-Wochen-Tomatenkur (alternierend): Zum Frühstück gibt es nur Tomaten. Vor dem Mittagessen verzehren Sie 2–3 Tomaten. Alle 3 oder 4 Tage legen Sie einen reinen Tomatentag ein.

3(4)-Wochen-Tomatenkur (zyklisch):
In der 1. Woche essen Sie morgens nur frische Tomaten; dabei steigern Sie die Menge langsam von Tag zu Tag. Mittags und abends verzehren Sie leichte vegetarische Kost. In der 2. Woche, und nach Belieben auch in der 3. Woche, nehmen Sie auch abends nur Tomaten zu sich (eventuell mit etwas trockenem Vollkornbrot). Mittags bleiben Sie bei vegetarischer Kost. In der Mitte der Kur können Sie auch 2–3 reine Tomatentage einlegen. In der letzten Woche kehren Sie zum Fahrplan der 1. Woche zurück. Statt rohen Tomaten können Sie auch frischen Tomatensaft oder Tomatensalat verwenden.
Bei Magenschwäche ist von Tomatenkuren abzuraten.

F. Hinweise

Während frische, reife Tomaten zu den besten Alkalibildnern gehören, schlägt diese positive Stoffwechselwirkung nach dem Kochen ins Gegenteil um: Gekochte Tomaten werden zu starken Säurebildnern und zu einer Belastung für Magen und Verdauung. Um Vitalstoffverluste zu vermeiden, sollten Sie Tomatensalat erst unmittelbar vor dem Verzehr zubereiten.
Sie sollten stets darauf achten, nur voll ausgereifte Tomaten zu verzehren, da grüne Tomaten wie alle Nachtschattengewächse das Pflanzengift Solanin enthalten. Da die Bundesrepublik nur 5% ihres Bedarfs aus eigener Produktion deckt, sind wir natürlich auf Importe angewiesen. Dabei sind natürlich sonnengereifte Freilandtomaten aus den Mittelmeerländern und den Kanarischen Inseln nicht nur im Geschmack den faden und billigen Glashausprodukten weit überlegen.
Wenn Sie grün geerntete Tomaten kühl und dunkel (und nicht zusammen mit Äpfeln) lagern, sind sie wochenlang

haltbar und reifen nur sehr langsam nach. An sonnigen, warmen Plätzen reifen sie gut nach, auch wenn sie dabei nicht mehr das volle Aroma erreichen. Die Nachreife beschleunigt sich, wenn Sie die Tomaten mit Äpfeln zusammen an einem kühlen, dunklen Platz lagern.

Walnuß *juglans regia*

B. Wissenswertes

Der Nußbaum wächst wild in Griechenland und Vorderasien und wurde wahrscheinlich von den Römern (»welsche Nuß«) über die Alpen gebracht. Die alten Griechen nannten die köstlichen Früchte dieses Baumes »Speise der Götter«. Im alten Rom galt die Walnuß als königliche Frucht, die den Menschen Gesundheit und Glück bringt. Walnüsse und Haselnüsse sind bei uns die typischen Vertreter der *Schalenfrüchte*. In Deutschland gedeihen Walnußbäume vor allem in den Weinbaugebieten. Nußbäume werden über hundert Jahre alt und liefern ein wertvolles Holz. Hauptanbaugebiet dieses ursprünglich aus dem Orient stammenden Baumes ist heute Kalifornien (mit 50% der Weltproduktion). In Deutschland werden jährlich 12 000 Tonnen geerntet und 19 000 Tonnen importiert.

Walnüsse sind besonders reich an Mineralstoffen, Spurenelementen und Vitaminen (B-Gruppe, E) und enthalten insgesamt über 75% hochwertiges Pflanzenfett und Protein. Sie haben daher als konzentriertes Lebensmittel zu gelten, das in seinem Nährwert von fast 700 kcal/100 g jede Form von tierischer Nahrung weit übertrifft. Zum Vergleich sei hier wie bei der Mandel die Zusammensetzung von frischen und von trockenen Nüssen angegeben:

Inhaltsstoffe	Frische Nüsse	Getrocknete Nüsse
Wasser	25,0	4,0
Proteine	11,0	14,0
Fette	42,0	55,0
Kohlenhydrate	17,0	22,0
Zellulose	1,6	2,2
Asche	1,3	1,8
(Mengenangaben in g/100 g)		

D. Indikationen

Der hohe Nährwert macht Nüsse zu einem ausgezeichneten Mittel bei allen Mangel- und Schwächezuständen, wie Blutarmut, Erschöpfung, Schwäche, Rekonvaleszenz, Wachstumsstörungen und Rachitis. Dank des hohen Kalzium-, Phosphor- und Vitamin-B-Gehalts bilden Walnüsse eine ideale Nervennahrung. Nüsse helfen auch bei Durchfall, Darmparasiten (Würmer), niedrigem Blutdruck, Nierenleiden, Hämorrhoiden, Tuberkulose, Blasensteinen, Syphilis und Hautleiden (Skrofulose, Dermatosen). Walnüsse unterstützen die Blut- und Knochenbildung und die Funktionen des Lymphsystems. Auch für Diabetiker sind Nüsse gut geeignet. Wie für die Mandel gilt auch für die Walnuß (und andere Nußarten), daß sie den Blutzuckerspiegel regulieren, den Cholesterinspiegel senken und Krebswachstum verhindern können.

F. Hinweise

Um Verdauung und Leber nicht unnötig zu belasten, sollten Sie nicht zu viele Nüsse, Mandeln und Samenkerne auf einmal essen und diese stets sehr gründlich kauen.

Die äußerst nähr- und faserstoffreichen Nuß- und Mandel-
häute sollten Sie nur ausnahmsweise schälen.
Bei Nüssen gilt die Angabe »aus neuer Ernte« für die Nüsse
eines Jahrgangs bis zum Zeitpunkt der neuen Ernte. Vermeiden Sie nach Möglichkeit den Kauf von offenen Walnußker-
nen! Legen Sie solche eingetrockneten und schrumpeligen
Nußkerne vor dem Verzehr 2–3 Tage in Wasser!

Zitrone und Limette

Zitrone *citrus limon*

A. *Wirkungen*
– Alkalibildner
– verdünnt das Blut
– keimtötend und desinfizierend
– vorbeugend gegen Krebs

– Skorbut
– Gicht und Rheuma
– Steinleiden
– Bluthochdruck
– Erkältungen und Infektionen
– Vergiftungen

B. *Wissenswertes*
Die Zitronat-Zitrone stammt ursprünglich aus Nordindien
und war in China bereits um 500 v. Chr. bekannt. Im Laufe
langer Zuchtversuche ist aus dieser extrem sauren, leicht
bitteren Zitrusfrucht unsere Zitrone mit ihrer angenehmen
Säure entwickelt worden. Diesen *Wunderbaum*, der das ganze

Jahr über gleichzeitig blüht, grünt und (zwei- bis dreimal) Früchte trägt, brachten die Araber im Mittelalter als »limun« nach Europa. Zitronen enthalten reichlich Zitronensäure (3,5–7 g) und einen so hohen Anteil von Vitamin C, daß eine Zitrone den halben Tagesbedarf deckt.

An dieser Stelle soll noch einmal auf einen weitverbreiteten Irrtum hingewiesen werden: Obwohl die Zitrone zu den sauersten Früchten gehört, führt ihr Verzehr nicht zur Säurebildung (Übersäuerung, Azidose) im Organismus. Sie gehört im Gegenteil zu den besten *Basenbildnern*, denn die Fruchtsäuren werden im Stoffwechsel so vollständig verbrannt, daß ein Überschuß an alkalischen Mineralstoffen zurückbleibt.

C. Eigenschaften

Es können nicht einzelne Inhaltsbestandteile der Zitrone sein, die dieser Zitrusfrucht ihre hervorragenden Vorbeuge- und Heilwirkungen verleihen, sondern das harmonisch-lebendige Zusammenwirken aller Inhaltsstoffe und Wirkkräfte, das über die bloße Gesamtsumme aller Einzelwirkungen hinausgeht. Nach Raymond Dextreit, einem französischen Naturheilkundigen und Fachmann für Obstkuren, zeichnet sich die Zitrone durch drei Hauptwirkungen aus: 1. Sie regt die Magensaftsekretion an. 2. Sie wirkt blutstillend und blutbildend. 3. Sie entwässert den Organismus und stärkt das Herz.

Zitronen gelten als bestes Lösungs- und Entgiftungsmittel unter allen Obstarten. Sie sind appetitanregend, durstlöschend, stärkend und beruhigend. Ihre Wirkstoffe nähren das Muskelgewebe, regen den ganzen Stoffwechsel an und versorgen den Organismus mit Basen und Mineralstoffverbindungen. Unter den gelben Farbstoffen (Flavonoiden) findet sich auch das Gefäßschutz-Vitamin P, dem gefäßstär-

kende und entzündungshemmende Eigenschaften zugeschrieben werden. Ferner hat man in Zitronen sogenannte
Antioxidantien nachgewiesen, welche die Zellen vor Krebs
und Alterung schützen. Es gibt kaum eine andere Frucht,
die so ausgezeichnete entwässernde, entgiftende, lösende,
zusammenziehende, blutstillende, keimtötende und wurm-
treibende Wirkungen zeigt wie die Zitrone.

D. Indikationen

Zitronen-Anwendungen und -Kuren sind bei einer solchen
Fülle von Beschwerden angezeigt, daß man schon ganze
Bücher über die Heilkräfte dieser Wunderfrucht geschrieben hat. Hier sollen deshalb wichtige und gesicherte Indikationen der Einfachheit halber in Form einer alphabetischen Liste aufgeführt werden:

Allergien – Angina – Arterienverkalkung – Arthritis – Asth-
ma – Blähungen – Blutarmut – Bluthochdruck – Blutungen
– Blutverdickung – Brechreiz (Erbrechen) – Diabetes –
(chronischer) Durchfall – Entzündungen (Arterien, Venen,
Darm, Harnwege) – Erkältung – Erschöpfung – Fettsucht –
Fieber – Furunkel – Gefäßschwäche – Geschlechtskrankhei-
ten – Gicht – Grippe – Halsentzündungen – Hämorrhoiden
– Harnsäure(ausscheidung) – Hautleiden und Hautpflege
– Herz (Herztonikum) – Husten – Infektionen (z. B. Lunge)
– Insektenstiche – Katarrh – Krebs(vorbeugung) – Krampf-
adern – Leberleiden – Magengeschwüre – Magenschwäche
– Mineralmangel – Mundgeruch und Mundpflege – Nieren-
leiden – Nierensteine (Uratsteine) – Rachitis – Rheuma –
Ruhr – Schleimhautbeschwerden – Seekrankheit – (gestör-
te) Sekretion von Leber, Magen und Bauchspeicheldrüse –
Skorbut – Steinleiden (Uratsteine) – Thrombose (Bluter-
guß) – Tuberkulose – Übergewicht – Übersäuerung – Ve-

nenschwäche und Venenentzündungen – Vergiftungen (Lebensmittel, Alkohol) – Verstopfung – Würmer – Zucker- krankheit (Diabetes)

E. Anwendungen

Zitronen werden im allgemeinen als Saft in mehr oder minder starker Verdünnung getrunken. Viele naturheil- kundliche Autoren geben die Empfehlung, jeden Morgen 1 Glas mit Wasser verdünnten *Zitronensaft* auf nüchternen Magen zu trinken oder das 30–60 Minuten vor jeder Mahl- zeit zu tun. Wenn Sie die entgiftenden Qualitäten der Zitro- ne nutzen wollen, sollten Sie den Saft ungesüßt trinken. Für den Aufbau und die Verdauung ist es dagegen besser, das (warme) Zitronenwasser mit etwas Honig zu süßen.

Bei *Erkältungen* und Grippe können Sie 1–2 Zitronen-Tage einlegen: Dabei trinken Sie alle 1-2 Stunden den Saft von 2 Zitronen ($^1/_8$ l) und verzichten völlig auf andere Nahrung und Getränke.

Bei akuten *Vergiftungen* (Lebensmittel, Alkohol usw.) kön- nen Sie je nach individueller Reaktion und Verträglichkeit folgende Gewaltkur durchführen: Je 3 Zitronen am Vormit- tag um 10 Uhr und am Nachmittag um 16 Uhr; oder auch je 3 Zitronen morgens, mittags und abends. Die entgiften- den Wirkungen der Zitronen sollten Sie durch entsprechen- de Bäder und Abführtees unterstützen.

Zitronenkuren gibt es in vielen Varianten, von denen im folgenden drei Beispiele zusammengefaßt werden:

1. herbstliche Zitronenkur:

Dabei trinken Sie über längere Zeit täglich den mit lauwar- mem Wasser verdünnten Saft von 6 Zitronen, am besten zwischen den Mahlzeiten.

2. *zyklische Zitronenkur:*

a) Bei dieser Form der Zitronenkur steigern Sie die Menge von Woche zu Woche: Beginnen Sie am besten morgens mit dem Saft einer halben Zitrone pro Tag, und steigern Sie die Menge jede Woche um eine halbe Zitrone! Das Zitronenwasser wird mit Honig gesüßt. Diese Kur können Sie beliebig lange fortsetzen; sie ist besonders bei Blutarmut und Rachitis sowie zur Förderung des Wachstums angezeigt.

b) Bei Fettsucht, Gicht, Rheuma, Arteriosklerose, Krampfadern, Kreuzschmerzen und Ischias wird empfohlen, über mehrere Wochen eine zunehmende Menge von Zitronensaft morgens auf nüchternen Magen zu trinken. In der 1. Woche beginnen Sie mit täglich 1 Zitrone; in der 2. Woche nehmen Sie 2 Zitronen und steigern so die Zahl um 1 Zitrone pro Woche bis zu maximal 7 Zitronen. Auf die entsprechende Weise gehen Sie dann zurück, bis Sie wieder bei 1 Zitrone angekommen sind.

3. *reine Zitronensaft-Kur* zum Abnehmen, Entschlacken und Entgiften:

In jüngster Zeit wird eine Art von Wunderkur empfohlen, bei der man sich 10 Tage lang nur mit einer Mischung aus Zitronensaft, kanadischem Grade C-Ahornsirup und 1 Prise Cayenne-Pfeffer »ernährt«. Zu dieser Kur gehören noch ein Vorbereitungstag und drei Aufbautage. Zu der Zitronensaftmischung kommen noch täglich Glaubersalz und reichlich Getränke wie Wasser und Tees. Dabei wird eine Gewichtsreduktion von 5 kg in Aussicht gestellt. Diese Art von Roßkur ist nicht zu empfehlen, da das geschädigte Verdauungs- und Stoffwechselsystem des Zivilisationsmenschen nicht in der Lage sein dürfte, eine so hohe Zufuhr von Zitronensäure zu neutralisieren und basisch zu verstoffwechseln.

F. Hinweise

Da Zitronensäure unter allen Fruchtsäuren im Stoffwechsel am schwersten verbrennt, sollte man beim Verzehr von Zitronen (und sauren Zitrusfrüchten) jedoch ein gewisses Maß einhalten. Bei allen extremen Zitronenkuren ist damit zu rechnen, daß ein Übermaß an Zitronensäure den Zahnschmelz, die Magenschleimhaut und die Alkalireserven angreifen und im Stoffwechsel nicht mehr vollständig verbrannt werden kann, besonders wenn der Organismus an Übersäuerung und anderen Stoffwechselstörungen leidet. Achten Sie deshalb bei größeren Mengen von Zitronensaft auf die Verträglichkeit!

Nehmen Sie nach Möglichkeit nur vollreife Zitronen für eine Kur, erhöhen Sie die »Dosis« niemals abrupt, und benutzen Sie einen Trinkhalm, wenn Sie viel Zitronenwasser trinken und die Mundschleimhaut schonen wollen! Außerdem können Sie Zitronen durch andere Zitrusfrüchte ersetzen.

Zitronen sind vollständig und überaus vielseitig verwendbar. So ist zu raten, den Essig im Salat durch Zitronensaft zu ersetzen und das Trinkwasser durch ein paar Spritzer Zitronensaft aufzubessern und zu desinfizieren. Auch die Schalen von unbehandelten Zitronen lassen sich vielfältig verwenden und haben sich vor allem bei der Hautpflege gut bewährt. Sie sind reich an ätherischen Ölen, die zu 90% aus Limonin bestehen.

Wählen Sie beim Kauf glatte und runde Zitronen aus, denn daran können Sie erkennen, daß sie reif und saftig sind. Um die Saftausbeute zu erhöhen, gibt es folgende Tricks: Rollen Sie die Zitronen mit kräftigem Druck auf dem Tisch; legen Sie sie 10 Minuten in den Ofen oder 5 Minuten in heißes Wasser. Zitronen sind gut haltbar; in Wasser gelegt halten sie noch länger.

Limette *citrus aurantiifolia*
(saure Limette/Limone)

Die kleine, grüne Schwester der Zitrone stammt aus Südostasien und ist ein reines Tropengewächs. Ihrem Saft ist es vor allem zu verdanken, daß die »christliche Seefahrt« von der Geißel der Skorbut befreit wurde, nachdem sie Hunderttausenden von Seeleuten das Leben gekostet hatte. Früher waren alle britischen Schiffe durch Gesetz verpflichtet, einen ausreichenden Vorrat von »lime juice« für die Mannschaften mit sich zu führen. Das hat den Engländern in Nordamerika den Spitznamen »limeys« eingebracht.

Diese rundliche, dünnschalige Zitrusfrucht wird heute vor allem in Mexiko, Brasilien und den USA (Florida, Kalifornien) angebaut. In Mexiko werden jährlich 400 000–500 000 Tonnen geerntet. Man unterscheidet zwei Hauptsorten: die kleineren, rund-ovalen *westindisch-mexikanischen Limonen* mit zahlreichen Kernen (limon mexicana) und die eigroße, kernlose, zitronenähnliche *persisch-tahitianische Limone.*

In ihrer Zusammensetzung, Wirkung und Verwendung unterscheiden sich Limetten kaum von den Zitronen. Sie sind besonders reich an ätherischen Ölen und enthalten mehr Zitronensäure (bis zu 7 g), während ihr Gehalt an Mineralstoffen und Vitaminen (auch Vitamin C) hinter ihrer größeren Schwester zurücksteht. Sie sind saftiger und schmecken aromatischer und säure-intensiver als Zitronen. Ihnen werden besonders gute kühlende und damit beruhigende Wirkungen auf Gehirn und Nerven zugeschrieben.

Limetten werden in den tropischen Ländern meist als Saft und Konzentrat in der Küche verwendet. Unreife Limetten haben eine grüne Schale, die bei der Reifung schrumpelt und gelb wird. Sie lassen sich nicht so lange lagern wie Zitronen. Suchen Sie deshalb grüne, feste Limetten aus!

Erläuterungen zu den Früchtetabellen

Meßwerte: Bei den Zahlenwerten in diesen Tabellen handelt es sich um *Mittelwerte.* Wie schon bei der **Traubentabelle** und bei bestimmten Einzelfrüchten erklärt, können diese Werte ganz erheblich schwanken; und so dürfen Sie sich nicht wundern, wenn Sie in anderen Tabellen mehr oder minder abweichende Zahlen finden. Die Angaben in diesen Tabellen stützen sich im wesentlichen auf den »Großen Souci-Fachmann-Kraut« (Die Zusammensetzung der Lebensmittel, Stuttgart, 1986/7), ein Standardwerk der Lebensmittelanalyse. In diesem Werk nimmt man es allerdings übergenau, und so habe ich aus guten Gründen bei den letzten Stellen oder hinter dem Komma oftmals auf- oder abgerundet.

Mengenangaben in den Tabellen beziehen sich generell auf den eßbaren Teil von 100 Gramm Früchten.

Einfache Zucker im Obst sind Glukose und Fruktose. Wenn man von der Gesamtsumme der Kohlenhydrate diese beiden Werte abzieht, dann kann man ziemlich genau den Saccharose (Rohrzucker)-Anteil der betreffenden Frucht errechnen. Für Diabetiker sind die verschiedenen Zuckerwerte im Obst besonders wichtig.

Basische Wirkung (+): Alle Obstsorten (außer Preiselbeeren) in **Tabelle I** sind im Stoffwechsel basenbildend (+). Dagegen bilden Maronen und Nüsse im Organismus Säuren (–). Die Werte beruhen auf Ascheanalysen der Mineralstoffe und der Verrechnung ihrer Molekulargewichte durch den schwedischen Chemiker Ragnar Berg (Die Nahrungs- und Genußmittel ..., Dresden, 1929).

Faserstoffe: Als Faser- oder Ballaststoffe wird der unverdauliche Anteil der Lebensmittel bezeichnet.

β-Carotin: In Pflanzen kommt Vitamin A (Retinol) nicht in

reiner Form vor, sondern in einer Vorstufe, dem β-Carotin oder Provitamin A, das im Körper zu Vitamin A umgewandelt wird. Der Umrechnungsfaktor beträgt 6:1; das heißt, aus 6 Teilen β-Carotin entsteht im Dünndarm 1 Teil Vitamin A. *Leerstellen* in der Tabelle bedeuten nicht, daß der betreffende Bestandteil in einer bestimmten Frucht fehlt, sondern nur, daß in den Quellen keine Werte zu finden sind. Gerade bei Wildfrüchten oder Exoten sind die Angaben oft lückenhaft und schwankend.

In **Tabelle I** stehen die fünf *besonderen Früchte* am Ende (Sojabohne – Mandel) für sich, weil ihre Werte zu stark vom Obst abweichen und der Vergleich nur innerhalb dieser Fünfergruppe sinnvoll ist.

Hervorhebungen: Um die Orientierung bei den vielen Zahlenwerten zu erleichtern, sind jeweils die (drei) höchsten Werte in einer Spalte (z. B. Brennwert) **hervorgehoben (fett).** In Tabelle I stehen die fünf besonderen »Früchte« am Ende (Sojabohne – Mandel) für sich, weil ihre Werte zu stark vom Obst abweichen und der Vergleich nur innerhalb dieser Fünfer-Gruppe sinnvoll ist.

In Tabelle II gelten die **Hervorhebungen** bei den Trockenfrüchten und Säften jeweils nur für diese und nicht für das frische Ausgangsmaterial. Bei den Vergleichsbeispielen ist jede der drei Gruppen für sich allein zu betrachten.

Früchtetabelle I: Inhaltsstoffe von 50 Früchten

Mengenangaben bezogen auf den eßbaren Teil von 100 Gramm Früchten

Obstarten	Zahl der Sorten	Wasser g	Brennwert (Kalor.) kcal	Kohlenhydrate insges. g	einfache Zucker Glukose g	einfache Zucker Fruktose g	Fruchtsäuren g	basische Wirkung (+)	Faserstoffe g	Reste (Abfälle) %
Ananas	>1000	85,0	50	12,3	2,1	2,4	1,2	3,0	1,4	45
Apfel	20000	85,0	45	10,8	1,7	5,9	1,1	1,0	2,3	5
Apfelsine	400	86,0	43	8,3	2,3	2,5	1,2	10,0	2,2	30
Aprikose	> 50	85,0	43	8,5	1,7	0,9	1,2	5,0	3,1	7
Banane	400	74,0	90	20,4	3,8	3,8	0,6	4,0	2,0	30
Baumtomate	wenige	86,0	50	9,0	3,0	3,0		+		
Birne	5000	84,0	44	9,7	2,3	2,5	0,4	3,0	2,8	5
Brombeere	Hunderte	85,0	44	6,8	3,2	3,1	1,0	7,0	3,2	0
Cherimoya	> 120	75,0	62	**20,0**	**9,0**	**9,0**		+	1,0	35
Clementine	> 10	87,0	49	8,0	2,0	1,3		+		25
Erdbeere	1000	89,0	31	7,0	2,0	2,1	0,7	3,0	2,0	5
Feige	1000	80,0	62	13,0	7,0	6,0		+	2,0	0
Granatapfel	viele	83,0	55	12,5	5,5	6,0	1,0	4,0	0,5	**45**
Grapefruit	> 10	89,0	38	8,0	2,5	2,3	1,6	+	0,6	35
Guave	> 20	81,0	40	7,0	2,0	3,5	1,0	+	**10,0**	5
Gurke	Hunderte	**96,0**	13	1,9	0,9	1,0	0,3	**30,0**	0,9	25
Hagebutte	viele	50,0	**102**	**20,0**	**7,5**	**7,5**	3,1	10,0	**20,0**	35
Heidelbeere	Hunderte	77,0	65	15,0	6,5	**7,5**	1,4	5,5	4,9	3
Himbeere	wenige	85,0	35	7,0	3,0	3,5	1,0	5,0	4,7	0
Holunder		82,0	40	7,5			0,9	+	7,0	30
Johannisb./rot	> 50	85,0	36	7,5	2,1	2,6	2,4	+	3,5	2
Johannisb./sch.	> 50	81,0	50	10,0	3,5	5,0	3,3	1,0	6,8	2
Kaki (frucht)	viele	81,0	69	18,0	7,0	**8,0**	0,3	+	1,4	15
Kaktusfeige		86,0	35	7,0	6,5	0,5		+	5,0	**45**
Karambole		90,0	23	3,5	1,6	1,2	0,1	4,0	3,2	15

Mengenangaben bezogen auf den eßbaren Teil von 100 Gramm Früchten

Obstarten	Zahl der Sorten	Wasser g	Brennwert (Kalor.) kcal	Kohlenhydrate insges. g	einfache Zucker		Fruchtsäuren g	basische Wirkung (+)	Faserstoffe g	Reste (Abfälle) %
					Glukose g	Fruktose g				
Kirsche (süß)	Hunderte	83,0	63	14,0	7,0	6,0	0,1	4,0	2,0	12
Kiwi	40	84,0	50	11,0	4,5	3,5	2,5	+	4,0	15
Limette	viele	91,0	30	1,9	0,8	0,8	5,0	+	4,0	25
Litchi	> 100	80,0	75	17,0	5,0	3,0	0,3	+	1,6	40
Loquat/Mispel	viele	86,0	50	12,0	4,0	4,0		+	0,5	35
Mandarine	Hunderte	87,0	46	10,1	1,7	1,3	1,0	12,0	1,0	35
Mango	> 1000	82,0	56	12,5	0,9	2,6	0,5	+	1,7	35
Nektarine	> 40	82,0	45	14,0			1,0	+	1,0	8
Pfirsich	Hunderte	87,0	39	8,2	1,2	1,3	0,6	5,0	1,0	11
Papaya	> 50	88,0	12	2,3				+	8,5	28
Passionsfrucht	50–60	75,0	70	11,0	2,7	2,1	0,1	+	1,0	40
Pflaume	> 2000	84,0	51	10,7	2,7	0,7	1,3	6,0	1,7	6
Preiselbeere		87,0	26	4,0			1,4	-	1,7	
Sanddorn		82,0	103	7,8				+	1,0	
Stachelbeere	1000	87,0	40	8,5	3,0	3,5	1,6	+	3,0	2
Tomate	Hunderte	94,0	19	3,5	1,2	1,5	0,5	13,0	2,0	0
Wassermelone	> 50	93,0	35	7,7	1,8	3,5	1,0	13,0	0,2	55
Zuckermelone	> 300	87,0	54	12,4	1,6	1,3	0,2	+	1,0	37
Weintraube	> 5000	81,0	67	15,0	7,3	7,3	1,1	7,0	1,6	6
Zitrone	> 120	90,0	36	3,2	1,4	1,4	5,0	10,0	0,9	36
					Fett	Eiweiß				
Sojabohne	500	8,5	385	26,8	18,1	36,9		26,0	25,0	25
Avocado	500	68,0	227	1,9	23,5	1,9		+	3,3	20
Marone	>200	50,0	194	41,0	1,9	2,9		- 4,0		
Walnuß	> 50	4,5	669	12,1	62,5	14,4		-10,0	5,0	53
Mandel (süß)	viele	5,7	598	16,0	54,1	18,3		- 2,0	10,0	49

Obst-arten	Kalium K mg	Magnesium Mg mg	Minerale Kalzium Ca mg	Natrium Na mg	Eisen Fe mg	Phosphor P mg	β-Carotin µg	Vitamine B1 µg	B2 µg	Niacin µg	C mg
Ananas	175	17	16	2	0,4	9	60	80	30	220	25
Apfel	145	6	7	3	0,5	12	45	35	30	300	12
Apfelsine	175	14	40	1	0,4	25	90	80	40	300	50
Aprikose	280	9	16	2	0,7	20	1800	40	55	770	9
Banane	**395**	**35**	9	1	0,6	30	230	45	55	650	12
Baumtomate	320	21	11		0,6	39	2000	**80**	40	**1100**	25
Birne	125	8	10	2,0	0,3	15	30	35	40	220	5
Brombeere	190	30	**45**	3,0	0,9	30	270	30	40	400	17
Cherimoya	250		20		0,5	30		**90**	**110**	800	20
Clementine	190	10	35	1,0	0,3	18	330	45	25	150	36
Erdbeere	145	15	25	3,0	1,0	30	50	30	55	510	65
Feige	240	20	55	2,0	0,6	32	50	45	50	420	3
Granatapfel	145	3	2	2,0	0,2	4		20	20	200	8
Grapefruit	180	10	18	2,0	0,3	17	15	50	25	240	45
Guave	280	10	20	4,0	0,8	30	220	30	40	**1100**	**300**
Gurke	140	8	15	9,0	0,5	25	170	18	30	200	8
Hagebutte	290	**100**	**250**	**150,0**	0,5	**260**	**4500**	60	70	500	**1250**
Heidelbeere	75	5	15	1,0	1,0	13	130	20	20	400	17
Himbeere	170	30	40	1,3	1,0	45	80	25	50	300	25
Holunder	300		37	1,0	**1,6**	57	1000	70	70	1000	18
Joh.b./rot	240	13	30	1,5	1,0	27	40	40	30	230	35
Joh.b./sch.	310	17	**45**	2,0	1,0	40	140	50	45	280	175
Kaki (Frucht)	170	8	8	5,0	0,3	25	1500	25	30	250	16
Kaktusfeige	90		30		0,3	27	40	20	30	380	25
Karambole	180		6	2,0	1,0	15	90	50	30	400	35

Obst-arten	Kalium K mg	Magnesium Mg mg	Minerale Kalzium Ca mg	Natrium Na mg	Eisen Fe mg	Phosphor P mg	Vitamine β-Carotin µg	B₁ µg	B₂ µg	Niacin µg	C mg
Kirsche (süß)	230	11	17	3,0	0,4	20	85	40	40	270	15
Kiwi	60	20	30	4,0	0,7	25	350	15	45	400	150
Limette	100		10		0,2	10	10	30	20	170	45
Litchi	180		10	3,0	0,4	35		50	50	300	40
Loquat/Mispel	250	10	20	4,0	0,4	20	800	20	30	200	4
Mandarine	210	11	33	1,0	0,3	20	340	60	30	200	40
Mango	190	18	12	5,0	0,4	13	4500	45	50	700	40
Nektarine	270	13	4	6,0	0,5	20	450	20	50	1000	12
Pfirsich	205	9	8	1,0	0,5	25	440	25	50	850	10
Papaya	200	40	20	3,5	0,4	15	1500	30	40	300	80
Passionsfr.	340	30	15	15,0	1,2	50	110	20	100	2100	25
Pflaume	220	10	14	2,0	0,5	18	210	70	45	440	5
Preiselbeere	70	6	14	2,0	0,5	10	25	15	25	250	12
Sanddorn							1500	35	210	260	450
Stachelbeere	500	15	30	2,0	0,6	30	210	15	20	250	35
Tomate	300	20	15	6,0	0,5	25	820	55	35	530	25
Wassermel.	160	3	10	1,0	0,4	11	200	45	50	150	5
Zuckermelone	330	10	6	20,0	0,2	20	1750	60	20	600	20
Weintraube	190	10	17	2,0	0,5	20	30	45	25	230	5
Zitrone	150	30	11	3,0	0,5	16	15	50	20	170	50
Sojabohne	1750	240	250	4,0	9,0	590	380	1000	450	2500	0
Avocado	500	30	10	3,0	0,6	40	70	80	150	1000	13
Marone	705	45	35	2,0	1,0	85	25	200	210	870	25
Walnuß	545	130	85	2,0	3,0	410	50	340	120	1000	3
Mandel	835	170	250	20,0	4,0	455	120	220	620	4000	3

Früchtetabelle II: Trockenfrüchte, Säfte, Vergleichsbeispiele

Mengenangaben bezogen auf den eßbaren Teil von 100 Gramm Früchten

Obstarten	Wasser g	Brennwert (Kalor.) kcal	Kohlenhydrate (insges.) g	einfache Zucker		Fruchtsäuren g	basische Wirkung (+)	Faserstoffe g
				Glukose g	Fruktose g			
Trockenfrüchte								
Apfel	85	50	10,8	1,7	5,9	1,1	1	2,3
– getrocknet	25	260	60,0	11,0	30,0	2,8	+	8,0
Aprikose	85	43	8,5	1,7	0,9	1,2	5	3,1
– getrocknet	17	250	55,0	10,0	5,0	**8,0**	+	8,0
Birne	84	44	9,7	2,3	2,5	0,4	3	2,8
– getrocknet	25	**300**	**70,0**				+	6,0
Dattel getrocknet	20	280	65,0	25,0	25,0	1,3	4	9,0
Feige	80	62	13,0	7,0	6,0	0,5	+	2,0
– getrocknet	25	250	60,0			1,1	5	**10,0**
Pfirsich	87	39	8,2	1,2	1,3	0,6	+	0,7
– getrocknet	25	245	57,0	6,0	7,5	3,5		**10,0**
Pflaume	84	51	10,7	2,7	2,1	1,3	6	1,7
– getrocknet	25	240	65,0	20,0	15,0	6,0	+	9,0
Weintraube	81	67	15,0	7,3	7,3	1,1	7	1,6
– Rosine	16	275	65,0	**32,0**	**32,0**	4,6	**15**	5,5
– Korinthe	25		67,0				8	
Fruchtsäfte								
Ananas	85	50	12,3	2,1	2,4	1,2	3	1,4
– Saft in Dosen	85	55	13,5					0,1
Apfel	85	50	10,8	1,7	5,9	1,1	1	2,3
– Saft, Handelsware	88	47	11,8	2,5	6,5	0,8		0,0
Apfelsine	86	43	8,3	2,3	2,5	1,2	10	2,2
– Saft, frisch	88	47	10,7	2,3	2,8	1,4	+	0,1
– Saft, Handelsware	88	45	10,0	2,5	2,6	1,2		0,0

Mengenangaben bezogen auf den eßbaren Teil von 100 Gramm Früchten

Obstarten	Wasser g	Brennwert (Kalor.) kcal	Kohlenhydrate (insges.) g	einfache Zucker Glukose g	einfache Zucker Fruktose g	Fruchtsäuren g	basische Wirkung (+)	Faserstoffe g
Grapefruit	89	38	8,0	2,5	2,3	1,6	+	0,6
– Saft, frisch	90	38	8,6	2,4	2,3	1,5	+	0,1
– Saft, Hand.w.	89	48	11,3	4,3	4,2	1,3		
Himbeere	85	35	7,0	3,0	3,5	1,0	5,0	4,7
– Saft	90	30	7,2	2,4	3,0	1,7	0,5	Spuren
Holunder	82	40	12,0			0,9	+	6,8
– Muttersaft	87	38	7,5			1,0	+	Spuren
Johannisb., rot	85	36	7,5	2,1	2,6	2,4	+	3,5
– Nektar, Hand.w.	85	54	13,2	2,7	2,9	0,9		
Johannisb., sch.	81	50	10,0	3,5	5,0	3,3		6,8
– Nektar, Hand.w.	85	55	13,5	4,5	4,6	1,0	1,0	
Kirsche, sauer	85	55	11,7	5,2	4,3	1,9	+	1,0
– Muttersaft	86	66	14,0	6,5	5,3	2,2	+	
Mandarine	87	46	10,1	1,7	1,3	1,0	12,0	1,0
– Saft, frisch	89	47	10,0	1,6	3,0	0,6	+	
Passionsfrucht	75	70	11,0	3,8	3,2	3,5	+	0,5
– Saft, frisch	82	61	13,5				+	0,7
Tomate	94	19	3,5	1,2	1,5	0,5	13,0	2,0
– Saft, Hand.w.	85	17	3,4	1,3	1,5	0,5	+	Spuren
Traube	81	67	15,0	7,3	7,3	1,1	7,0	1,6
– Saft	82	73	18,0	8,0	8,0	0,9	4,0	Spuren
Zitrone	90	36	3,2	1,4	1,4	5,0	10,0	0,9
– Saft, frisch	91	31	2,5	1,0	1,0	4,8	+	0,0

Mengenangaben bezogen auf den eßbaren Teil von 100 Gramm Früchten

Obstarten	Wasser g	Brennwert (Kalor.) kcal	Kohlen-hydrate (insges.) g	einfache Zucker Glukose g	Fruktose g	Fruchtsäuren g	basische Wirkung (+)	Faserstoffe g
Vergleichsbeispiele								
Johannisbeeren								
Johannisb. sch.	81	**47**	**10,0**	2,8	**3,7**	**3,3**	1,0	**6,8**
Johannisb. rot	85	36	7,5	2,1	2,6	2,4	+	3,5
– weiß	85	40	9,2	**3,1**	3,0		+	
Stachelbeere	**87**	40	8,5	3,0	3,5	1,6	+	3,0
Zitrusfrüchte								
Apfelsine	86	43	8,3	2,3	**2,5**	1,2	10,0	2,2
Clementine	87	**49**	8,0	2,0	1,3		+	
Grapefruit	89	38	8,0	**2,5**	2,3	1,6	+	0,6
Mandarine	87	46	**10,1**	1,7	1,3	1,0	**12,0**	1,0
Zitrone	**90**	36	3,2	1,4	1,4	5,0	10,0	0,9
Limette	**91**	30	1,9	0,8	0,8	**6,0**	+	**4,0**
Tomate								
Tomate	94	19	3,5	1,2	1,5	0,5	13,0	1,8
– in Dosen	94	21	3,6					
– Mark	86	51	9,5					
– Saft, Handelsware	94	17	3,4	1,3	1,5	0,5		Spuren

Obstsorten	Minerale						β-Carotin µg	Vitamine				Sonstiges
	Kalium K mg	Magnesium Mg mg	Kalzium Ca mg	Natrium Na mg	Eisen Fe mg	Phosphor P/mg		B_1 µg	B_2 µg	Niacin µg	C mg	
Trockenfrüchte												
Apfel	145	6	7	3,0	0,5	12		35	30	300	12,0	Pektin
– getrocknet	620		30	10,0	1,2	50	45	100	100	800	12,0	
Aprikose	280	9	16	2,0	0,7	20	1800	40	55	770	9,0	
– getrocknet	**1400**	50	80	11,0	4,4	115	**4600**	7	110	3200	11,0	
Birne	125	8	10	2,0	0,3	15	30	35	40	220	5,0	
– getrocknet			30		5,4	**165**	45	70	**150**		0	
Dattel	650	50	65	35,0	2,0	55	30	35	75	1900	3,0	Serotonin
Feige	240	20	55	2,0	0,6	32	50	45	50	420	3,0	Sterole
– getrocknet	850	**70**	**195**	**40,0**	3,3	110	50	120	85	1150	3,0	J, B, B_6
Pfirsich	205	9	8	1,0	0,5	25	440	25	50	850	10,0	
– getrocknet	1350	55	45	9,0	7,0	125	500	10	140	**3300**	**17,0**	Sorbit 5 g
Pflaume	220	10	14	2,0	0,5	18	210	70	45	440	5,0	P, B_6
– getrocknet	825	27	40	8,0	2,3	75	670	**150**	120	1750	4,0	
Weintraube	190	10	17	2,0	0,5	20	30	45	25	230	5,0	
– Rosine	750	15	30	20,0	1,5	110	30	120	60	500	1,0	
– Korinthe												
Fruchtsäfte												
Ananas	175	17	16	2,0	0,4	9	60	80	30	220	25,0	
– Saft in Do.	140	15	15	1,0	0,5	9		50	20	200	7,0	
Apfel	145	6	7	3,0	0,5	12	45	35	30	300	12,0	
– Saft, Hw.	115	4	7	2,0	0,3	7	45	20	25	300	1,5	Ethanol
Apfelsinen	175	14	40	1,0	0,4	25	90	80	40	300	50,0	viele
– Saft, frisch	160	12	11	1,0	0,2	15	70	**95**	30	290	**54,0**	
– Saft, Hw.	170	12	15	1,5	0,3	15	75	75	20	250	45,0	

Obstsorten	Kalium K mg	Magnesium Mg mg	Kalzium Ca mg	Natrium Na mg	Eisen Fe mg	Phosphor P/mg	β-Carotin µg	B₁ µg	B₂ µg	Niacin µg	C mg	Sonstiges
Grapefruit	180	10	18	2,0	0,3	17	15	50	25	240	45,0	
– Saft, frisch	140	9	10	1,0	0,2	14	6	40	20	200	43,0	
– Saft, Hw.	150	8	9	1,0	0,6	13	6	35	20	210	35,0	
Himbeere	170	30	40	1,3	1,0	45	80	25	50	300	25	
– Saft	150	15	20	3,0	2,6	45	60	30			25	B_6
Holunder	300		37	1,0	1,6	57	1000	70	70	1000	18	
– Saft	290		5	0,5		50		30	60	430	25	
Joh.b. sch.	240	13	30	1,5	1,0	27	40	40	30	230	35	E, B_6, P
– Nektar	110		7	Spuren	0,3	7	25	2	2		6	Ethanol
Joh.b. rot	310	17	45	2,0	1,0	40	140	50	45	280	175	
– Nektar	100		15	5,0	0,3	10	25	5	2	30	30	Ethanol
Kirsche	115	8	15	2,0	0,6	20	300	50	60	400	12	E
– Saft	200	13	33	1,0		17						
Mandarine	210	11	19	1,0	0,3	20	340	60	30	200	40	
– Saft					0,2	16	250	70	30	200	32	
Passionsfr.	340	30	15	15,0	1,2	50	110	20	100	2100	25	
– Saft	215		9	1,0	0,3	20	1500	20	110	2000	30	Seroton.
Tomate	300	20	15	6,0	0,5	25	820	55	35	530	25	
– Saft	235	10	15	5,0	0,5	16	540	55	25	720	15	Cu, B_6, P

Vitamine (Spalten: β-Carotin, B₁, B₂, Niacin, C, Sonstiges) — *Minerale* (Spalten: Kalium, Magnesium, Kalzium, Natrium, Eisen, Phosphor)

342

Obstarten	Minerale						β-Carotin µg	Vitamine				
	Kalium K mg	Magnesium Mg mg	Kalzium Ca mg	Natrium Na mg	Eisen Fe mg	Phosphor P/mg		B_1 µg	B_2 µg	Niacin µg	C mg	Sonstiges
Traube	190	10	17	2,0	0,5	20	30	45	25	230	5	viele
– Saft	150	8	16	2,0	0,5	15	Spuren	25	25	170	1,5	
Zitrone	150	30	11	3,0	0,5	16	15	50	20	170	50	
– Saft	140	10	11	1,0	0,15	11	40	40	10	100	53	Cu, B_6
Vergleichsbeispiele												
Johannisbeeren												
Joh.b. sch.	**310**	**17**	**40**	**2,0**	**1,0**	**40**	140	50	**45**	**280**	**175**	E, B_6, P
Joh.b. rot	240	13	30	1,5	1,0	27	40	40	30	230	35	
Joh.b. wß.	270	9	30	2,0	1,0	23		**80**	20	200	35	
Stachelb.	200	15	30	2,0	0,6	30	**210**	15	20	250	35	
Zitrusfrüchte												
Apfelsine	175	14	**40**	1,0	0,4	**25**	90	**80**	**40**	**300**	**50**	
Clement.	190	10	35	1,0	0,3	18	330	45	25	150	36	
Grapefr.	180	10	18	2,0	0,3	17	15	50	25	240	45	
Mandar.	**210**	11	33	2,0	0,3	20	**340**	60	30	200	40	
Zitrone	150	**30**	11	**3,0**	**0,5**	16	15	50	20	170	50	
Limette	100		10		0,2	10	10	30	20	170	45	
Tomaten												
Tomate	300	25	15	6,0	0,5	25	820	55	35	530	25	viele
– Dosen	230	32		9,0	0,2	12	610	60	30	700	16	B_6
– Mark	1150		60	590,0	1,0	34	1240	95	60	1500	9	
– Saft	235	10	15	5,0	0,5	16	540	55	25	720	15	Cu, B_6

Zu guter Letzt …

Der leere Tisch

Eines Tages erblickte ein Sufi einen Tisch, fiel in Ekstase und begann zu tanzen. Dabei zerriß er sich die Kleider und schrie: »Hier ist sie, die Speise aller Speisen! Hier ist es, das Mittel gegen jeden Hunger!«
Andere Sufis kamen herbei und gesellten sich zu ihm, erfüllt von trunkener Rührung. Ein Dummkopf ging vorüber und sagte zu ihnen:
»Was soll denn dieser Unsinn? Da ist wohl ein Tisch, aber nicht einmal ein Stück Brot darauf!«
Der Sufi erwiderte:
»Geh weg, du hirnlose Gestalt! Wenn du nichts von der Liebe weißt, dann störe die Liebenden nicht! Denn die Speise der Liebenden, das ist die Liebe des Brotes ohne Brot. Der Getreue hat nichts für sich. Er macht Gewinn ohne Kapital. Wie sollte ein trotziges Kind etwas zu essen bekommen!«

Rumi, Masnavi

Das Fasten des Herzens

Yen Hui sagte: »Darf ich fragen, was das Fasten des Herzens ist?«
Konfuzius erwiderte: »Dein Geist muß sich auf das Eine ausrichten. Lausche nicht mit deinem Ohr, sondern mit

deinem Verstand. Lausche nicht mit deinem Verstand, sondern mit deiner Lebensenergie. Das Ohr kann nur hören, der Verstand kann nur denken – die Lebensenergie aber ist leer und für alle Dinge empfänglich. Das Tao (das Höchste) verweilt in der Leerheit. Die Leerheit ist das Fasten des Herzens.«

Chuang-tzu

»Die Ernährung ist nicht das Höchste, aber sie ist der Boden, auf dem das Höchste gedeihen oder verderben kann.«

Bircher-Benner

Literaturhinweise

Aivanhov, M. O.: *Yoga der Ernährung*, Fréjus 1989

Bircher-Benner, Max: *Frischsäfte, Rohkost und Früchtespeisen*, Zürich o. J.

Brücker, H.: *Tropische Nutzpflanzen*, Berlin 1977

Bruker, Max Otto: *Unsere Nahrung – unser Schicksal*, Lahnstein 1989[21]

Buchinger, Otto: *Das Heilfasten*, Stuttgart 1982

Burger, Guy Claude: *Die Rohkosttherapie*, München 1992

Carper, Jean: *Nahrung ist die beste Medizin*, Düsseldorf 1991[3]

David, Marc: *Vom Segen der Nahrung*, Interlaken 1991

Diamond, H. und M.: *Fit fürs Leben* (in 2 Bänden), München 1992/3

Ehret, Arnold: *Die schleimfreie Heilkost*, Ritterhude 1990[3]

Franke, Wolfgang: *Nutzpflanzenkunde*, Stuttgart 1989

Gerhard, Hermann: *Medizin aus der Küche*, Stuttgart 1980

Glaesel, Karl O.: *Heilung ohne Wunder und Nebenwirkungen*, Konstanz 1989[2]

Glaesel, Karl O., und Nolfi, K.: *Geheilt durch lebendige Nahrung*, Konstanz 1989[2]

Gray, Robert: *Das Darm-Heilungsbuch*, Knaur Tb. 76119

Grusdew-Wroblewski, D.: *Modifiziertes Heilfasten ...*, Zimmern o.R. 1993

Herrmann, Karl: *Exotische Lebensmittel*, Berlin 1983

Hubert, W., und Reith, H.: *Obst und Gemüse aus aller Welt – ein Marktführer*, München 1992

von Körber / Männle / Leitzmann: *Vollwert-Ernährung –*

Grundlagen einer vernünftigen Ernährungsweise, Heidelberg 1981

Kranz, Brigitte: *Exotische Früchte & Gemüse,* München 1977[3]

Krebs, S. und Tempelmann, Y.: *Die Jahreszeiten-Küche – Früchte und Beeren,* Zürich 1989

Lebenskunde-Schriftenreihe Nr. 4 und Lebenskunde-Studienreihe, Ritterhude

Leibold, Gerhard: *Heilfasten,* Niedernhausen 1990

Liebster, Günther: *Warenkunde Obst und Gemüse* (2 Bände), Düsseldorf 1988

Lützner, Helmut: *Wie neugeboren durch das Fasten,* Düsseldorf 1989

Mar, Lisa: *Früchte aus aller Welt,* Stuttgart 1984

Mazel, Judy: *Die Hollywood-Star-Diät,* München 1990

May, Wolfgang: *Die Heilkräfte in unserer Nahrung,* Regensburg 1989

Mayr, Ine: *Ein Korb voller Beeren,* Gütersloh 1982

Moeller, M. L.: *Gesundheit ist eßbar,* Ritterhude 1991[3]

Münzing-Ruef, I.: *Kursbuch für gesunde Ernährung,* München 1991[4]

Peiter, Jamila: *Die Heilkraft der Vital-Ernährung,* Königstein 1990

Preuschoff, Gisela: *Die heilende Kraft der Bäume,* München 1994

Rauch, Erich: *Die F. X. Mayr-Kur ... und danach gesünder leben,* Heidelberg 1990

Schneider, Ernst: *Nutze die Heilkraft unserer Nahrung,* Hamburg 1990

Scholz, H. und Herzog, F.: *Schlank und gesund mit Gemüse,* Küttigen (CH) 1991

Vollmer, G. u.a.: *Lebensmittelführer Obst, Gemüse,* Stuttgart 1990

Walker, Norman: *Frische Frucht- und Gemüsesäfte,* Ritterhude 1992[2]

Wandmaker, Helmut: *Willst du gesund sein,* Ritterhude 1990

Wendt, Lothar: *Die Eiweiß-Speicherkrankheiten,* Heidelberg 1987

Wilz, Gregor: *Die vegetarische Rohkost,* München 1991

Winter, A. und R.: *Brain Food – Nahrung fürs Gehirn,* München 1989

Kürzere Artikel zu den Themen »Fasten« und »Früchte« aus **Gesundheitszeitschriften** und **Broschüren** wie

AID-Verbraucherdienst – Der Gesundheitsberater – Fit fürs Leben – Lebenskunde-Magazin – Natur – Der Naturarzt – Natürlich – Natürlich/Chrüteregge (CH) – Neuform-Kurier – Öko-Test – Reform-Rundschau – Schrot & Korn – UGB-Forum – Warentest

»Wenn Blüten und Blätter verwelken, bleiben die Früchte.«
Sri Ramakrishna

Information und Beratung

Wenn Sie sich für Kursprogramme mit Früchte-Fasten interessieren oder wenn Sie Fragen und Probleme beim Fasten
mit Früchten haben, können Sie sich an folgende Adressen
wenden:

Samariter-Werk
Katholische Fastenzentren
D-78269 Volkertshausen
Tel. 0 77 74/73 04
Fax 0 77 74/67 38

Kurhaus Prasura
CH-7050 Arosa (Gr.)
Tel. 00 41/81/378 82 82
Fax 00 41/81/378 82 92

Wolfgang Höhn
Kirchstr. 49
D-74915 Waibstadt-Daisbach

Dr. Natalie Calame
21, Rue Haute
CH-2013 Colombier